2024

大学生の
健康ナビ

キャンパスライフの健康管理

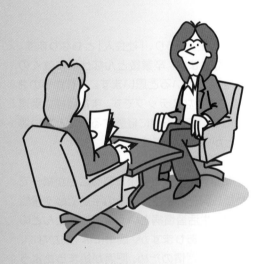

はじめに

岐阜大学学長　吉田和弘

　大学入学おめでとうございます。岐阜県大学保健管理研究会からお祝いを申し上げます。本研究会は岐阜県下の大学、短期大学、高等専門学校が合同し、学生の健康管理に資するという共通の目標に向け 1995 年に立ち上げたもので、岐阜大学が会長を務めています。この冊子は県下で学び始める新入生の皆さんに自分の健康を考えるためのナビとしてお使い頂くため、山本眞由美教授（岐阜大学保健管理センター長）監修のもと、各施設の関係者が分担執筆しまとめ上げ、2010 年から現在の『大学生の健康ナビ』刊行を開始しました。2015 年版からは特に第 4 章「大学生のこころの健康」の拡充など大幅な改訂が行われ、現代の学生生活に一層適した内容になっています。最近は岐阜県に限らず全国の大学でも利用して頂いています。また英語版の提供も開始しました。ぜひ一読の上、健康で充実した大学生活の手引きにして頂きたいと思います。

　さて皆さんは本年 4 月からもう「生徒」ではなく「学生」であり、「社会人」ともなります。自分の将来に向け自分で責任を持つことが必要になります。卒業後どんな仕事に就くのか、何を生きがいとしていくのか、さまざまな志を持っていると思います。これからの 2 〜 6 年間はそれぞれが持つ志の実現に向けた極めて重要なステップです。また目標に到達するための勉学のみでなく、社会人としての交流についても実地に経験するまたとない場にもなります。学生時代の付き合いが一生続くことが多いからです。

　充実した学生生活を送り、将来につなげるためには、何よりも健康であることが第一です。スポーツをお勧めするのもその一環です。ただし現在の学生にはその手前で必ず確認して頂きたい事柄があります。普段の生活態度です。生活習慣病という言葉はほとんどの学生が知っていると思います。詳しい説明は本冊子中にありますが、簡単には「動かない、運動しない」、「三食ではなく間食に偏る」といった生活習慣のため、肥満が始まったような状態を指します。現在の日本における成人はおよそ 3 割が生活習慣病であるといわれます。卒業後 40 歳、50 歳、60 歳となる頃、生活習慣病は糖尿病、がん、心筋梗塞、脳梗塞といった形で身体を侵します。こうなってしまうと、もう志も何も二の次になってしまうかもしれません。そうならないためには、学生時代からきちんと健康管理を行うことが第一です。各人の健康管理は個々人の責任ですが、各施設にはベストのお手伝いをすることを任務とする健康管理センターが設けられています。まずこのナビに目を通し、各施設が行う定期健康診断は必ず受け、何か問題があれば遠慮なく健康管理センターを訪れる、これが自分の健康管理を上手に進める基本です。

　私ども岐阜県大学保健管理研究会のメンバーは皆さんが健康で快適な学生生活を送ることができるよう支援すべく、最大限の努力を続けます。

発刊によせて　　生涯の健康を守るための自己健康管理能力

岐阜大学保健管理センター長　　山本眞由美

　生涯の健康を維持するためには、「自分の健康を自分で管理する」という考え方がとても大事です。たとえば、適度に休養を取り体調を整えること、定期健康診断を受けて結果に基づいて健康行動につなげること、体調不良の時は無理をせず医療機関を受診することなど、自分自身をコントロールする能力です。ストレスをため込まないように人間関係を構築すること、自分の所属する組織を居心地良くすることなど、毎日の生活や生き方も関係します。好ましい生活習慣は、将来の病気を予防するだけでなく、人生の満足度や生活の質も向上させることにもつながります。

　バスの中でお年寄りを見かけたら、思い切って席を譲ってみましょう。学校で清掃をしてくれている人を見かけたら、思い切って挨拶と御礼を言ってみましょう。なんとなく、すがすがしい気持ちになるはずです。自分自身にも思いきって何かしてみましょう。早起きをして栄養バランスの良い朝食を食べてみましょう。勉強を早く仕上げ心地よい運動に汗をかいてみましょう。なんとなく充実感を得るはずです。自分の生活習慣を好ましく管理する能力は、人間力の強化につながります。健康に生きる知恵の蓄積は、自己健康管理能力を磨いていく人間力の成長過程と言えます。

　2011年3月11日、わが国は東日本大震災を経験しました。日本中が悲しみに包まれ、暗く落ち込んでいた時に、世界中からお褒めの言葉をいただきました。「大災害の中でも、皆が冷静に行動している。」「他人に配慮しながら、助け合っている。」「物資が不足して苦しいにもかかわらず、皆が礼儀正しく並んで順番を待っている。」「独り占めや便乗値上げもなかった。」「津波で流された金庫がほとんど戻ってきた。」「あのような大災害でも伝染病の蔓延がなかった。」などなど。震災の直後、わが国は世界中（163カ国と43の国際機関）から応援をいただきました。国民一人当たりの所得が年750米ドル以下と推定される後発開発途上国からも次々に義援金が届きました。深刻な貧困に直面しているにもかかわらず、国をあげて日本の復興を支援し祈ってくれたのです。このような国々は、内戦からの復興、経済発展、人材育成などに日本が積極的に貢献してきたことを忘れずにいてくれたのです。この世界中からの応援が、われわれ日本人を勇気づけてくれたことを忘れてはなりません。

　私たちは年を取るにしたがって、自分の病気、肉親や友人に起こった悲しい出来事を経験します。この悲しみを乗りこえることによって、私たちは、またひとつ知恵を身につけていきます。家族・友人・学校・社会との人間関係は、この経験を支えてくれます。東日本大震災の時にわが国が世界中から支えられたように。

　本書は、皆さんが健康に関する系統的な知識を得るために作られたハンドブックです。学生生活の中で、健康に生きる知恵を身につけていくとき、必ず役に立つことが書かれているはずです。大いに活用してください。

第 1 章 健康診断について

山本眞由美 / 岐阜大学 ………… 7

第 2 章 健康的な生活習慣

第 1 節 睡眠について　　　　　　　　　　　　　　深尾琢 / 岐阜大学 ……… 14
第 2 節 食生活について　　……　山田紀子 / 椙山女学園大学　長屋郁子 / 岐阜市立女子短期大学 ……… 18
第 3 節 運動のすすめ　　　　　　　　　　田中邦彦 / 岐阜医療科学大学 ……… 22
第 4 節 タバコの害について　…………　飯田真美 / 岐阜県総合医療センター ……… 25

第 3 章 大学生活のけがや病気

第 1 節 日常生活のいろいろな症状　…………　森田浩之 / 岐阜大学 ……… 33
第 2 節 救急時の対応
　　　　　　　　　牛越博昭・小倉真治・吉田隆浩 / 岐阜大学医学部附属病院
　　　　　　　　　山田法顕 / 島根大学　名知祥 / 中濃厚生病院 ……… 42
第 3 節 実験・実習の安全対策　…………　山本眞由美 / 岐阜大学 ……… 52
第 4 節 スポーツ外傷・障害
　　　　　　　　　　　　　　　寺林伸夫・小川寛恭 / 岐阜大学 ……… 56
第 5 節 けがの処置…………　木下幸子 / 中部学院大学 ……… 61

第 4 章 大学生のこころの健康

第 1 節 大学生によく見られる心の病気　……　田中生雅 / 愛知教育大学 ……… 67
第 2 節 ストレス・マネジメント　…………　佐々木恵理 / 岐阜女子大学 ……… 73
第 3 節 お酒とドラッグの危険について　…………　天野雄平 / 各務原病院 ……… 79
第 4 節 拒食・過食について　…………　柴田明彦 / 岐阜市民病院 ……… 85
第 5 節 ギャンブル依存・インターネット依存　……　西尾彰泰 / 沖縄科学技術大学院大学 ……… 91
第 6 節 発達の個人差　　　　　　　　　　別府哲 / 岐阜大学 ……… 95
第 7 節 ひきこもり / 不登校になったら　……　西尾彰泰 / 沖縄科学技術大学院大学 ……… 101
第 8 節 大学生の悩みの特徴と心の相談窓口　………　堀田亮 / 岐阜大学 ……… 106

第５章　大学生のための病気の知識

第１節　肺の病気 ……………………………………… 大野康 / 中濃厚生病院 …… 113

第２節　心臓の病気 ……………………… 西垣和彦 / 岐阜県立下呂温泉病院 …… 119

第３節　腎臓の病気 …………………… 村田一知朗 / 岐阜県総合医療センター …… 124

第４節　血液の病気 ………… 鶴見寿 / 岐阜大学医学部附属病院・松波総合病院 …… 129

第５節　消化器・肝臓の病気 …………………… 田尻下聡子 / 岐阜大学 …… 134

第６節　内分泌・代謝の病気 …………………… 山本眞由美 / 岐阜大学 …… 140

第７節　神経の病気 …………………………… 田中優司 / 愛知教育大学 …… 146

第８節　膠原病 ………… 加納克徳 / 加納内科リウマチ科・糖尿病内科クリニック …… 153

第９節　アレルギーの病気 ………………… 松井永子 / まつおかクリニック …… 156

第10節　皮膚の病気 ……………………… 周円 / 岐阜大学医学部附属病院 …… 160

第11節　歯・口の中の病気 …………………… 辰巳順一 / 朝日大学 …… 165

第12節　目の病気 ………………… 澤田明 / 岐阜大学医学部附属病院 …… 169

第13節　耳・鼻・のどの病気 ……………… 飯沼亮太・小川武則・奥田弘・

………………………… 小原奈津子・寺澤耕祐・森健一 / 岐阜大学医学部附属病院 …… 173

第14節　感染症 ………………………… 馬場尚志 / 岐阜大学医学部附属病院 …… 182

第15節　性感染症・エイズ …… 鶴見寿 / 岐阜大学医学部附属病院・松波総合病院 …… 188

第16節　月経のトラブル・妊孕力 ………………… 杉山三知代 / 岐阜大学 …… 194

第17節　性の悩み(同性愛、性同一性障害などについて)

………………………………………………… 天野雄平 / 各務原病院 …… 201

第６章　日本の医療制度

…………………………………………… 山本眞由美 / 岐阜大学 …… 205

著者一覧

（50音順・2023年12月現在）

天野雄平　　　各務原病院　診療部長

飯田真美　　　岐阜県総合医療センター　副院長・内科部長

飯沼亮太　　　岐阜大学　医学部附属病院耳鼻咽喉科　臨床講師

牛越博昭　　　岐阜大学　医学部附属地域医療医学センター　センター長・教授

大野康　　　　中濃厚生病院　副院長・呼吸器内科部長

小川武則　　　岐阜大学　大学院医学系研究科感覚運動医学講座耳鼻咽喉科・頭頸部外科学　教授

小川寛恭　　　岐阜大学　医学部附属病院 整形外科　講師

奥田弘　　　　岐阜大学　医学部附属病院耳鼻咽喉科　臨床講師

小倉真治　　　岐阜大学　医学部附属病院高次救命治療センター　センター長・教授

小原奈津子　　岐阜大学　医学部附属病院耳鼻咽喉科　臨床講師

加納克徳　　　加納内科リウマチ科・糖尿病内科クリニック　院長

木下幸子　　　中部学院大学　看護リハビリテーション学部 看護学科　教授

佐々木恵理　　岐阜女子大学　文化創造学部文化創造学科　准教授

澤田明　　　　岐阜大学　医学部附属病院 眼科　臨床准教授

柴田明彦　　　岐阜市民病院 精神科　部長

周円　　　　　岐阜大学　医学部附属病院 皮膚科　准教授

杉山三知代　　岐阜大学　医学部 産科婦人科　非常勤講師

田尻下聡子　　岐阜大学　保健管理センター　助教

辰巳順一　　　朝日大学　歯学部口腔感染医療学講座歯周病学分野　教授

田中邦彦　　　岐阜医療科学大学　保健管理センター　センター長

田中生雅　　　愛知教育大学　健康支援センター　教授

田中優司　　　愛知教育大学　健康支援センター　センター長・教授

鶴見寿　　　　岐阜大学　医学部附属病院血液感染症内科　客員臨床系医学教授／社会医療法人 松波総合病院　院長代理

寺澤耕祐　　　岐阜大学　医学部附属病院耳鼻咽喉科　臨床講師

寺林伸夫　　　岐阜大学　医学部附属病院 整形外科　地域医療運動器医学講座　特任准教授

長屋郁子　　　岐阜市立女子短期大学　食物栄養学科　専任講師

名知祥　　　　中濃厚生病院　救命救急センター　センター長

西尾彰泰　　　沖縄科学技術大学院大学　保健センター　センター長

西垣和彦　　　岐阜県立下呂温泉病院　副院長

馬場尚志　　　岐阜大学　医学部附属病院生体支援センター　センター長・教授

深尾琢　　　　岐阜大学　保健管理センター　教授

別府哲　　　　岐阜大学　教育学部　教授

堀田亮　　　　岐阜大学　保健管理センター　准教授

松井永子　　　まつおかクリニック 小児科

村田一知朗　　岐阜県総合医療センター 腎臓内科　部長

森健一　　　　岐阜大学　医学部附属病院耳鼻咽喉科　講師

森田浩之　　　岐阜大学　大学院医学系研究科総合診療科・総合内科学　教授

山田法顕　　　島根大学　医学部救急医学講座　准教授

山田紀子　　　椙山女学園大学　生活科学部　講師

山本眞由美　　岐阜大学　保健管理センター　センター長・教授

吉田隆浩　　　岐阜大学　医学部附属病院高次救命治療センター　准教授

健康診断について

日本では、妊婦健診（胎児）に始まり、学校健診（生徒、学生）、職場健診（勤労者）、住民健診（地域住民）と、一生を通じて自己負担金の発生しない形で定期的に健康診断を受けることのできる仕組みが整備されています。症状が出る前に早く病気を見つける（早期発見）、あるいは、病気にならないように工夫する（疾病予防）ことを目的としています。小さい頃から健康診断を受けてきた皆さんにとっては当たり前に感じるかもしれませんが、国民全員が生涯にわたり定期的に健康診断を受けることができる国は他にほとんどなく、とても素晴らしいことなのです。

1. 学校保健

学校保健とは学生の皆さんに、心も身体も社会的にも健康を増進してもらうことを目的にした活動です。そして、保健教育と保健管理の大きく二つの役割を担っています。生涯にわたって健康を維持するための知識や、自己管理能力を教育するのが「保健教育」です。一方、「保健管理」は、①体調不良やケガに対する応急措置、②健康診断の実施とその結果に基づく対応措置、③健康障害をかかえた学生の支援（健康相談、疾病管理など）、④すべての学生を対象とした健康の保持増進（疾病予防、健康増進）、⑤学内の安全衛生管理（事故防止、感染症予防）などの役割です。この役割を担うために、どんな学校にも保健管理センターや保健室などの施設があるのです。

2. 健康診断の意味

健康診断を毎年受診する意味について考えてみましょう。

①病気の早期発見・早期治療

進行しないと症状が出ない病気は、検査をしないと発見できません。例えば、若い年代の肺結核や肺サルコイドーシスという病気は、健康診断の胸部X線写真で初めて見つかることが多いのです。慢性腎炎や糖尿病なども健康診断の尿検査で、初めて見つかることがあります。病気を早く見つけて、早く治療するために、健康診断はとても重要なのです。

②病気の予防

若い世代のわずかな健康不良状態や好ましくない生活習慣は、将来の健康障害や疾病につながることが少なくありません。例えば、「喫煙」という生活習慣は、がんや脳卒中、心筋梗塞など多くの病気の危険度を高くすることが分かっています。「禁煙」という生活習慣の改善が、このような将来の病気を予防することにつながります。

健康診断では毎年の変化を見ることができます。例えば、体重測定の結果で、体重が毎年少しずつ増えていることが判明することがあります。体重が少々増えても病気ではありませんが、そのまま増え続けてしまったら、将来は肥満症による健康障害を引き起こすかもしれません。毎年、定期的に自分の体調をモニターして、健康管理改善につなげることは、病気の発症予防のためにとても重要なのです。

③自己健康管理

　自分の健康診断の結果は、健康記録としても重要です。卒業後、社会に出てからも、職場や地域で健康診断を受けますから、続けて経過を追うことができるよう手元に保存しておきましょう。将来にわたって健康データを比較できることは、一生の健康を維持する上でとても重要です。

④多くの学生さんの健康問題を知ることができる

　皆さんが受診した健康診断の結果を統計的、疫学的に解析すると、学生の皆さんに起こっている健康問題が浮かび上がってきます。例えば、大学生の喫煙率は大学入学時と比較すると卒業時の方が高くなります。仕学中にタバコを覚えて吸い出し、やめられなくなってしまう人がいるのです。そこで、在学中に吸い始める機会を減らすことの重要性が提唱されてきました。キャンパス内全面禁煙の措置をとる大学が増えてきたのは、そのためです。

　その他、受験勉強中に体重が増えてしまう学生が多いことも分かってきました。そこで、入学直後から受験勉強時代の運動不足や過食を解消する指導をすることに取り組む大学も増えています。このように健康診断の結果は、科学的根拠に基づいた健康診断・指導につなげるために生かされています。健康診断には、定期的に実施される「定期健康診断」と、必要に応じて行われる「臨時健康診断」があります。放射線取扱者や特定化学物質取扱者などを対象とした「特殊健康診断」を実施している大学もあります。

3.定期健康診断について

　定期健康診断では、以下のような項目が実施されます。全員に実施する項目と、必要時または必要者に実施する項目とがあります（P.11－12 **表1**）。

①保健調査

　質問用紙記入や聞き取りによって調査されます。最近は、web入力のシステムを持つ大学もあります。今まで大きな病気をしたことがあるか（既往歴）、現在治療中の病気があるか（現病歴）、食べ物や薬のアレルギーはないか、などの質問が含まれます。もし、健康上の不安や症状（例えば頭痛、腰痛、下痢をしやすいなど）で、気になることがあれば、遠慮なく相談しましょう。保健調査の内容によって、就学に不利益や差別を受けることは一切ありません。また、障害をもっている人は、保健管理担当者に伝えて下さい。就学に際し、できる限りの支援や配慮を学校側が提供するために、必要な情報だからです。そのほか、現在の健康状態に関するアンケートを行うこともあります。皆さんの健康管理に役立てるための調査ですから、協力しましょう。

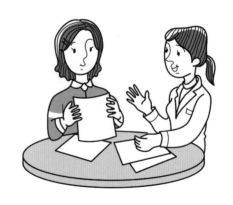

②身長・体重・栄養状態（身体計測）

BMI（Body Mass Index：体重指数）＝体重（kg）÷〔身長（m）〕^{2}で計算されます。18.5以上25.0未満が「普通体重」と判定されます。個人差があるので「普通体重」以外が異常というわけではありませんが、体重が増え続けたり、減り続けたり、あるいは急に体重が増減した人（±5kg以上/年）は、生活習慣に問題がないか見直しましょう。時には、体重が増える病気（内分泌異常、浮腫など）、体重が減る病気（甲状腺機能亢進症、胃腸の病気など）、摂食障害（食行動症、摂食症群）などがみつかることもあります。特に、BMIが16.5未満や30.0以上の人は、学校医やかかりつけ医に相談しましょう。

③脊柱・胸郭・四肢・骨・関節

脊柱側弯症やリウマチなどの関節の病気の早期発見を目的としています。骨や関節で心配な症状があれば伝えましょう。

④視力（裸眼視力・矯正視力）、聴力

コンピューターやスマートフォンなどの使用増加により、大学生の視力は変化しやすくなっています。健康診断の機会を利用して、視力に変化がないか確認しましょう。視力や聴力の低下のために、就学に不自由を感じる時は遠慮なく保健管理担当者や学校医に伝え、支援や配慮を受けられるよう相談しましょう。

⑤胸部X線撮影

結核をはじめとする、肺の病気を早期発見することが大きな目的ですが、脊柱（背骨）や心臓の所見も指摘されます。学校は人口密度が高いので、結核のような感染症を持った人がいると、集団感染を引き起こす危険が高くなります。このような事態を防ぐ目的もありますから、必ず受診しましょう。最近はデジタル撮影が普及し、放射線被曝量も少なくなっていますが、妊娠の可能性がある人は検査の前に必ず伝えて下さい。

⑥尿検査（タンパク、糖）

慢性腎炎や糖尿病など、症状が出にくい病気を早期発見するために重要な検査です。尿に血液の成分が混ざっていないか調べる尿潜血の検査も一緒に行うことがあります。常用薬がある人や生理中の人は、検査結果に影響が出ることがあるので伝えて下さい。

⑦医師による診察

眼、耳鼻咽喉器、皮膚、呼吸器、循環器、消化器、神経系について問診と診察を受けます。眼の診察では、眼の病気や貧血・黄疸がないか、首の診察では、リンパ節や甲状腺が腫れていないか確認されます。胸部では、聴診器で肺の呼吸音や心臓の心拍と心音に異常がないかを診察されます。日頃から、喘息、心雑音、不整脈などを指摘されている人は医師に伝えて下さい。医師が聴診している間は、しゃべったりしないで静かにしましょう。不要な音が出やすいアクセサリーなどは外し、髪の毛が長い場合は、まとめてください。診察時、医師は聴診をするだけでなく、皮膚に異常はないか、脊椎、胸郭などの骨に異常がないかな

ど、さまざまな観点から診察をしています。診察時には、上半身裸になるか、ランニングシャツやタンクトップなど袖のない下着姿で受診できるように準備してください。女性の方は、ブラジャーやボディスーツは診察の邪魔になりやすいので、事前に外して受診するようにしましょう。

⑧歯および口腔

歯周病は動脈硬化や糖尿病などの全身疾患と関係があることがわかってきました。初期のうちは症状に気づきにくいので、歯科健康診断を定期的に受けることはとても重要です。学校で実施されなかった場合は年に1回程度、かかりつけの歯科医で定期チェックを受けるようにしましょう。

⑨血圧測定

腕を圧迫しないように厚手の衣類は脱いで、裸腕または薄手のシャツで受けましょう。測定中は、話したり、動いたりしないようにしましょう。運動した直後は高くなることもあります。余裕を持ち、リラックスして健康診断を受けましょう。健康診断という環境で測定すると高くなってしまう人がいます。そういう人は、別の日に他の場所で測定し直してみましょう。それでも、いつも高い場合は精密検査が必要です。

⑩心電図検査

心臓が動くことで起こる電圧の変動を調べることにより、心臓の動きや心臓の筋肉への酸素の供給状態を調べます。両手首、両足首の4つと胸の6つ、合計10個の電極を付けるので、着脱しやすい服装で準備

しましょう。特に女性は、ブラジャーやパンティーストッキングなどをはずしておきましょう。何か所見を指摘されたら、学校医の説明を受けてください。心臓超音波（心エコー）検査や24時間心電図（ホルター心電図）などの精密検査の指示があれば医療機関で必ず受けましょう。

⑪採血検査

血液一般検査、脂質検査、肝機能検査、感染症の抗体検査など必要に応じ設定されます。基準値をはずれたらすぐ異常というわけではありませんが、症状がなく気付かなかった健康障害が見つかることもあります。異常値を指摘されたら、学校医の説明を受け、医療機関で相談して解決しましょう。

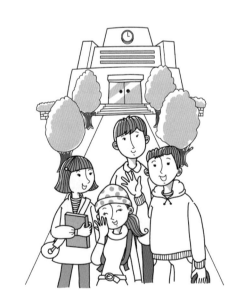

表1. 健康診断で実施される主な検査項目

身体測定	身長・体重	毎年測定することで、変化も分かります。
	腹囲	軽く足を開いて立ち、力を抜いて楽にし、臍の真上の腹回りをメジャーで測定します。内臓脂肪の蓄積が疑われる基準は、男性85cm以上、女性90cm以上（日本人の基準）とされています。
	体脂肪率	体脂肪計（生体インピーダンス法）などで測定します。男性20%未満、女性30%未満が適切とされますが、測定条件で変化しますから、ひとつの目安と考えましょう。
	体格指数（BMI）	BMI=体重（kg）÷[身長（m）]^{2}で計算します。体重が増える病気（クッシング症候群や甲状腺機能低下症などの内分泌疾患、浮腫など）、体重が減る病気（甲状腺機能亢進症、胃腸の病気など）、摂食障害（食行動症、摂食症群）が見つかることもあります。特に16.5未満、30以上の人は、専門医に相談しましょう。
視力測定	裸眼 矯正視力	矯正視力が0.7未満だと教室などで不自由があるかもしれません。眼科の先生に相談しましょう。頭痛の原因が視力低下による眼の疲れだったということもあります。眼鏡やコンタクトレンズの調整が必要かどうかの目安にもなりますから、日頃使用しているものを必ず持参しましょう。
聴力測定		授業中に聞き取りにくいなど不自由がある人は伝えてください。聴力計を使って検査することもあります。各周波数（250〜2000Hz）で60dB（音の強さを表す単位）以上が聞こえない場合、補聴器が必要とされます。
胸部X線撮影		肺の病気（結核、肺炎など）に加え、脊椎や縦隔の異常も指摘されます。指摘を受けたら、医療機関で精密検査を受けてください。
尿検査	尿タンパク	激しい運動や発熱などでも（+）になることはありますし、起立性タンパク尿（起床時の尿は（−））といってあまり心配のないこともあります。しかし、いつも（+）の場合は腎炎など腎臓の病気がかくれている場合があります。腎臓内科など医療機関で精密検査を受けましょう。
	尿糖	（+）の場合、糖尿病などがかくれていないか精密検査が必要です。ビタミン剤などの内服で偽陽性になることがあるので常用薬がある人は申し出て下さい。
	尿潜血	（+）の場合、腎炎、尿路結石、膀胱炎など腎臓や尿路の病気がかくれていることがあるので精密検査を受けて下さい。あまり心配ない（ナッツクラッカー症候群、遊走腎など）場合もありますので、精密検査の結果はよく確認しておきましょう。女性で生理中の場合は正確に判定できないので再検査を受けて下さい。
医師による診察	問診	学生生活を送るうえで心配なことがあれば遠慮しないで伝えましょう。
	眼	感染や炎症がないか調べます。結膜の色調で貧血や黄疸がないかも確認します。ブドウ膜炎のように全身の病気が眼の炎症の原因になっている場合もあるので注意深く診察されます。
	皮膚	気になっている症状があれば伝えましょう。
	呼吸音・心音	脈拍の異常（不整脈、頻脈など）、心雑音、呼吸音の異常などがないかを調べます。以前から指摘されていることがある場合は伝えましょう。
	甲状腺	甲状腺の病気は、若い女性にも多いので、甲状腺の腫れがないか、前頸部を触って注意深く診察されます。
	その他の症状	気になっている症状があれば、遠慮なく質問しましょう。

歯科	歯、口腔		むし歯、歯周病の原因となる歯垢や歯石、歯肉の状況を診察します。あごのかみ合わせの異常（顎関節症）や、口腔粘膜の異常が見つかる場合もあります。
血圧測定	自動血圧計（家庭血圧測定や24時間血圧測定も）		心臓から血液を送り出す圧力を反映しています。医療機関で測定すると高くなってしまう人（白衣高血圧）は、家庭で測定してみましょう。血圧が常時高いと心臓にも血管にも障害を起こしますから放置してはいけません。10〜20歳代の若い頃からの高血圧症は、二次性高血圧（ほかに原因のある高血圧）といって原因を治療すると治る可能性もありますから、体質だろうなどと決めつけないで精密検査を受けて下さい。
心電図			心拍数やリズム（不整脈の有無）、心筋の厚さ、心臓への酸素供給状態などを見ています。異常所見があったら、医療機関で、心臓超音波（心エコー）検査や24時間心電図（ホルター心電図）などの精密検査を受けて下さい。
採血検査	血液一般検査	白血球数	身体の炎症、細菌の感染などで増加します。ウイルス感染や膠原病では減少することもあります。
		赤血球数 血色素量 ヘマトクリット	貧血の時に減少します。貧血はゆっくり進むと症状に乏しく気付かないこともあります。体内の鉄分の不足や、消化管からの出血などが貧血の原因になっていることがあります。医療機関で精密検査を受けてきちんと治療しましょう。
	脂質検査	中性脂肪	食後は値の変動が大きいので、空腹時に判定します。甘い物、油物、アルコールで増えますが、体質も関係します。150 mg/dl までが正常の目安です。値が高いと動脈硬化や脂肪肝の原因となるので、医療機関で相談しましょう。
		HDL コレステロール	善玉コレステロールと呼ばれます。血管壁についたコレステロールを運び去る働きがあります。40 mg/dl 以上が正常の目安です。
		LDL コレステロール	悪玉コレステロールと呼ばれます。血管の壁にたまって動脈硬化の原因となります。140 mg/dl までが正常の目安です。家族性高コレステロール血症といって体質で高くなる場合もあります。高いときは、医療機関を受診しましょう。
		総コレステロール	220 mg/dl までが正常の目安です。
	肝機能検査	AST (GOT) ALT (GPT) γ-GTP	肝臓に多く含まれる酵素です。肝臓の細胞が何らかの病変により壊れると、これらの酵素が血液中に放出されるので増加します。したがって、これらの値が高いときは、精密検査が必要です。脂肪肝、ウイルス性肝炎などの肝臓の病気がみつかることも多いので、症状が無くても放置してはいけません。
	糖代謝検査	血糖	血液中の糖分の濃度でエネルギー源です。食事や運動などで変動しますが、空腹時 110 mg/dl 未満、随時 140 mg/dl 未満が正常値です。
		ヘモグロビン A1c (HbA1c)	食事に関係なく、過去1〜2カ月間の血糖の平均レベルをみることができます。平均血糖が高くなると、ヘモグロビン A1c 値が上昇します。6.5% 以上では糖尿病が強く疑われます。
	尿酸値検査		7.0 mg/dl 以下が目安です。高い状態が続くと痛風発作を引き起こし、腎臓障害につながります。体質と食生活の両方の要因が影響しているので、高かった場合は医療機関で相談しましょう。体質が強い場合は、薬物治療が必要なこともあります。
	腎機能検査	尿素窒素 クレアチニン	どちらも体の老廃物で腎臓から排泄されるべき成分です。腎臓の働きが落ちると、だんだん血液中にたまって高い値になるので、腎臓の排泄機能の指標となります。高い場合は、医療機関で精密検査が必要です。

4. 健康診断の結果について

　健康診断の結果は自分の健康状態の記録です。結果をよく見て、それぞれの意味を理解しましょう。毎年の経過を追うことによって、わずかな変化が見つかることもありますから、毎年の結果はファイルなどにまとめて保存しておきましょう。たとえ、異常値であっても一時的なもので、再検査で正常であれば、あまり心配いらない項目もあります。再検査が必要とされたら必ず受けましょう。人間ドック学会の判定で説明されている時もあります。意味をよく理解して、自分の健康管理に役立てましょう（**表2**）。

表2. 人間ドック学会の判定区分

A［異常なし］…今回の検査では異常は認められませんでした。
B［軽度異常］…軽度の異常がありますが、心配ない範囲です。
C［要再検査・生活改善］…生活習慣の改善が必要です。○カ月後（または1年後）に再検査を受けてください。
D［要精密検査・治療］…医療機関を受診して精密検査や治療を受けてください。
E［治療中］…今後も主治医の指示に従って、治療を続けてください。

　全く症状がなくても、異常値の原因がはっきりしていなければ、病院での精密検査が必要な項目もあります。精密検査を受けるように言われたら、必ず医療機関を受診しましょう。胸部X線写真で結核が疑われた場合や、尿糖から糖尿病が疑われた場合など、すぐに受診しなくてはいけない場合もありますし、夏休みなどを利用してゆっくりと調べてもらえばよい項目もあります。学校医やかかりつけ医に相談して計画を立てましょう。

　精密検査の結果が出たら、学校の保健管理担当者にも報告をして下さい。検査や治療に通院が必要な場合や、就学に際して配慮や支援が必要となる場合は、各方面の調整を手伝ってくれます。

（岐阜大学　山本眞由美）

<もっと知りたい人のためのURL>
・学校保健安全法
　https://elaws.e-gov.go.jp/search/elawsSearch/elaws_search/lsg0500/detail?lawId=333AC0000000056
・公益社団法人 日本人間ドック学会
　https://www.ningen-dock.jp/other/inspection

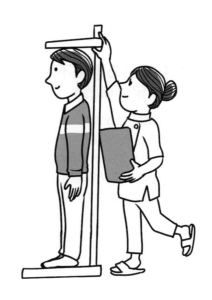

第１節　睡眠について

わが国では、睡眠を犠牲にして勉学や仕事に励むことが美徳とされてきました。しかし、睡眠が足りないことは、万病のもととなり、日中の生活の質を低下させることが分かってきています。今日を生きる私たちは、朝に起き夕に眠るという人類の長期にわたる生活習慣から大きくかけ離れた生活をしています。この100年で日本人の1日当たりの睡眠時間は1.5時間以上短縮し、1960年には22時に就床している人が70%近くを占めていましたが、2010年には25%に減っています。そして、睡眠時間に関しては、先進国の中でも際立って少ない特徴があります。この状況は、睡眠に関連したさまざまな問題を引き起こしています。

これらの問題を念頭において、大学における睡眠障害の実態を見ていき、睡眠の大切さを再認識する機会にしたいと思います。

1.増大している睡眠不足（睡眠不足症候群）

慢性的な睡眠不足が続き、日中の過剰な眠気を生じるものを睡眠不足症候群といいます。病的かどうかの見極めのポイントは、①普段の睡眠時間が年齢相応のものより短く、②少なくとも3カ月ほぼ毎日過剰な眠気を認め、③週末にはいつもよりかなり長く（通常2時間以上）眠る、の3点です。「自分は睡眠不足ではない」と、自覚がないのも特徴です。

単科工科大学で調査したところ、女子学生の9%、男子学生の8%にこの状態が認められました。勉学、アルバイト、娯楽などで生活は夜型化し、平日は4～5時間の睡眠で、電車や講義で居眠りをし、週末に10時間以上寝て睡眠不足を補おうと努めます。しかし、寝だめは無効なため、慢性的な睡眠不足が昼間の活動に影響を及ぼしている病態です。やらねばならないこと、やりたいことのために、眠りを削っているのです。眠気は、疲労感や集中力の低下、気分の沈み込み、さらに、深刻なミスや事故にもつながります。睡眠不足に今一度注意を向けることが、社会全体で必要です。

2.睡眠不足は肥満の原因にも

最近、睡眠不足や不眠が、肥満を引き起こすという報告がたくさん出ています。これには、食欲をコントロールするホルモンが関係しています。睡眠時間が短いと食欲を抑制するレプチンの分泌が低下し、増加させるグレリンが増加するのです。そのため、体重が増えるというわけです。図1に示します。

図1.睡眠時間が短いと食欲が増す

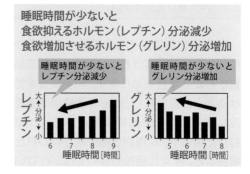

睡眠時間が少ないと
食欲抑えるホルモン（レプチン）分泌減少
食欲増加させるホルモン（グレリン）分泌増加

3.睡眠不足と生活習慣病

睡眠は、疲労回復や体内環境の調節に大きな役割を果たしています。睡眠不足により、血圧上昇、耐糖能低下、ホルモン分泌のリズム異常などが生じるという報告が多数見られます。睡眠不足が、循環器疾患や糖尿病などの生活習慣病の発症に関わっている可能性があるのです。

4.不眠にはうつ病がひそんでいることに注意

大学生など若い世代は、どれだけでも眠れるという人が多いのですが、中には不眠を訴える人もいます。不眠には、①入眠障害（寝付きが悪い）、②中途覚醒（途中で何度も目が覚める）、③早朝覚醒（朝早くに目が覚める）、④熟眠感の欠如（十分眠った感じがない）という睡眠の問題がありますが、これらが持続している場合、うつ病の可能性があるので注意が必要です。慢性的な不眠を訴える人の約20%がうつ病と考えられています。

名古屋工業大学保健センターの麻生看護師らが、2004年に単科工科大学における抑うつと睡眠の関係を調べたところ、不眠を訴える群における抑うつの頻度は良眠群の5倍、過眠（日中に過度の眠気を呈する）を訴える群では良眠群の2倍という結果でした。不眠を訴えた人を数年から数十年追跡した結果、うつ病の発症率が2〜5倍であったという報告が世界でもなされており、不眠自体がうつ病発症のリスクファクターの一つであることが指摘されています。

5.概日リズム睡眠障害

遅い時間にしか寝付けず定時に起床できない、睡眠時刻が日によってバラバラ、昼夜逆転など、睡眠覚醒リズムの異常を示すものを指します。覚醒しているべき時間に過剰な眠気が生じたり、眠るべき時に不眠が生じたりして、遅刻、欠席など、青年期の学業や就業に大きな支障を来します。入眠時刻と起床時刻が数時間遅れて固定する睡眠相後退型のタイプが最も多く、深夜から明け方でないと入眠できず、目覚ましや声掛けでは容易に覚醒できず、起床後も生活動作の開始までに時間がかかります。

どのタイプにしても、不規則な学業やアルバイト、夜遊び、不規則な食習慣など基本的な生活習慣の乱れも大きく関連しています。まずは、朝に光を取り入れ、夜間にはテレビやパソコンなどの光暴露をさけること、夕方以降のカフェイン制限などに留意し、規則正しい生活習慣を目指すことが必要です。その上で、投薬や光療法などの治療が有効です。

6.睡眠時無呼吸症候群

睡眠時無呼吸症候群は、睡眠中の大きないびき、呼吸停止、夜間の不眠、日中の眠気などを示します。中高年の男性に多いとされますが、若年でも見られることがあります。いびきをかいて昼間眠くて仕方がないという場合、睡眠時無呼吸症候群である場合があります。肥満がリスクファクターですが、アジア系人種では、欧米に比べて肥満度が低くても睡眠時の無呼吸を認めま

す。下あごの小ささが原因と考えられています。睡眠時無呼吸症候群は、治療により改善し、眠気の劇的な改善をみることがめずらしくありません。お酒は無呼吸を悪化させるので注意しましょう。

7.大学生における快眠対策

①光の利用でよい睡眠

起床後にしっかり日光を浴びることで体内時計が切り替わります。日光は目を

通して体内時計を刺激し、1日のリズムを作ります。朝の光は覚醒を助け、14〜16時間後に眠気を生じさせます。朝の光は快眠にもつながるのです。良い眠りのために、夜間の明るすぎない照明を心がけてください。テレビやパソコン、ゲームなどの制限も必要です。

②同じ時刻に毎日起床

早起きが早寝に通じます。早起き早寝です。休日に平日より極端に長く床で過

図2. 快適睡眠のポイント

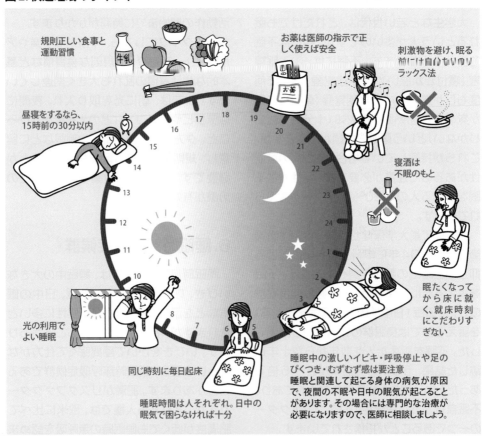

規則正しい食事と運動習慣

お薬は医師の指示で正しく使えば安全

刺激物を避け、眠る前には自分なりのリラックス法

昼寝をするなら、15時前の30分以内

寝酒は不眠のもと

光の利用でよい睡眠

眠たくなってから床に就く、就床時刻にこだわりすぎない

同じ時刻に毎日起床

睡眠時間は人それぞれ。日中の眠気で困らなければ十分

睡眠中の激しいイビキ・呼吸停止や足のぴくつき・むずむず感は要注意
睡眠と関連して起こる身体の病気が原因で、夜間の不眠や日中の眠気が起こることがあります。その場合には専門的な治療が必要になりますので、医師に相談しましょう。

出典：厚生労働省　精神・神経疾患研究委託費　睡眠障害の診断・治療ガイドライン作成とその実証的研究班
平成13年度研究報告書より「睡眠障害対処12の指針」を参照に改編

ごすと、睡眠覚醒のリズムが崩れブルーマンデーにつながりかねません。

③規則正しい食事と運動習慣

　朝食は、朝の体温を上昇させ、すっきりした目覚めにつながります。夕方から夜にかけての適度な運動は熟睡を促進します。

④自分なりのリラックス法

　ぬるめの入浴、軽い読書や音楽、香り、ゆったりとしたストレッチなど、快眠の手助けになります。室温は20℃前後、湿度は50 ～ 70%がベストです。

⑤昼寝をするなら15時前の20 ～ 30分

　人体の睡眠リズムとして、午後2時くらいに眠気が生じることが明らかになっています。昼休み、15分程度のわずかな昼寝が午後の眠気を減らし、活動の効率を上げることが証明されています。あまり遅い昼寝は夜間の不眠につながり、長すぎる昼寝は目覚めた後にすっきりしません。

⑥睡眠薬がわりの寝酒は不眠のもと

　アルコールは一時的に寝付きをよくするだけです。次第に効果は弱まり、夜中に目覚めやすくなって深い眠りも減ってしまいます。逆効果なのです。

⑦カフェイン、ニコチンに注意

　就寝の4時間前からカフェインの入ったものは摂らないようにしましょう（日本茶、コーヒー、紅茶、コーラ、チョコレート、健康飲料など）。眠る前の喫煙も不眠につながります。

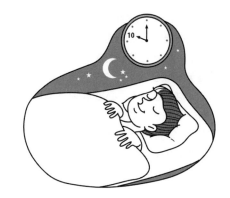

8. それでも眠れない時、眠い時には

　毎晩眠れなくて悩んでいる方は4人に1人という多さですが、そのうちの10人に1人も医師の診察を受けていません。そして、睡眠医学の知識が普及していないせいで、寝酒や市販薬の使用という誤った対処行動をとっている場合も少なくないようです。

　3週間以上寝付けない日が続く、熟睡感がない、朝起きられない、十分眠っても日中の眠気が強い、などが見られる場合、まず、大学の保健（管理）センターの看護師、保健師、医師に相談してください。これまで述べてきたように、うつ病、睡眠時無呼吸症候群、概日リズム障害、慢性的な睡眠不足などが原因になっている場合があります。

（岐阜大学　深尾琢）

<もっと知りたい人のためのURL>
・日本睡眠学会
http://www.jssr.jp/data/kiso.html
・厚生労働省 睡眠対策
https://www.mhlw.go.jp/stf/seisakunitsuite/bunya/kenkou_iryou/kenkou/suimin/index.html

第２節　食生活について

学生の皆さんは、今は若くて健康ですが、この健康を維持していくためには、「正しい食生活」が必要です。生きていくためには毎日食事を取り、必要な栄養素を取り入れなくてはなりません。必要な栄養素は多すぎても少なすぎても体によくないことは明らかです。栄養バランスを考えて食べることが重要なのです。食生活を自分で管理することができるようになりたいものです。

1.バランスのとれた食事とは

私たちが生きていくためにはエネルギーが必要です。横になっているときも、呼吸したり、心臓を動かしたり、常にエネルギーが消費されています。また、私たちの体を構成している細胞は、一生の間ずっと、古いものから新しいものに生まれ変わっています。この細胞の生まれ変わりには材料、つまり「食べ物」が必要です。このような理由を知ると食べることがとても大切であることが理解できると思います。

ヒトの体は、食べ物の中に含まれている、炭水化物、脂質、タンパク質、ビタミン、ミネラルなどの栄養素でつくられています。皆さんに知ってほしい栄養素を表1にまとめました。これらの栄養素が不足すると、貧血になったり、骨や歯が弱くなったり、体力がなくなって病気にかかりやすくなります。勉学や仕事を続けていくには健康を保たなくてはならず、食事の質にも量にも気を配り、バランスよく食べるよう心掛ける必要があります。栄養素を過不足なく摂取するために、どのような食品をどれくらい食べるとよいのか覚えておくと便利です。

表2に18〜29歳の日本人の標準の体格と1日に取るべき栄養素量を載せました。表3には1日で摂取するべき食品の種類と量の一例を示しました。正しい食生活を始め、一人前の大人へのステップ第一歩を踏み出しましょう。

表1. 栄養素のはたらき

栄養素	はたらき	
タンパク質	骨や筋肉のもとになる。体を構成している細胞の主要成分（1gあたり4kcal）。	鉄欠乏性貧血は鉄のみでなく、タンパク質不足によっても。体力低下や免疫力低下を起こす。
脂質	炭水化物の約2倍のエネルギーを産生する栄養源（1gあたり9kcal）。	食べ過ぎるとエネルギー過剰で肥満の原因に。脂質過剰は動脈硬化の原因ともなる。
炭水化物	ブドウ糖になり体の主要なエネルギー源となる（1gあたり4kcal）。	食べ過ぎると中性脂肪として体に蓄えられ、肥満の原因となる。
ビタミン	さまざまな体のはたらきを助ける。体内で合成することができないので不足すると欠乏症に。	ビタミンA欠乏では夜盲症、ビタミンB1欠乏では脚気が有名。
ミネラル	カルシウム、鉄、銅、ナトリウム、カリウム、リン、亜鉛など、無機物の栄養素で体に欠かせない。	鉄不足で貧血、カルシウムが不足すると骨粗しょう症、ナトリウム過剰だと高血圧に。

表2. 日本人の食事摂取基準（2020年版）より（18 〜 29歳） （厚生労働省）

性　別	基準身長 (cm)	基準体重 (kg)	エネルギー (kcal/日)※1	たんぱく質 (g/日)※2	カルシウム (mg/日)※2	鉄 (mg/日)※2	脂肪エネルギー比 (%)※4
男	171.0	64.5	2650	65	800	7.5	20 〜 30
女	158.0	50.3	2000	50	650	10.5※3	20 〜 30

※1：身体活動レベルⅡ（座位中心だが、立位作業、軽スポーツを含む）、※2：推奨量、※3：月経あり、※4：目標量

表3. 食品目安量（例：2,000 kcal　1日あたりの摂取量として）

穀類	ご飯3杯（米220 g） 食パン1枚	緑黄色野菜	ほうれん草,小松菜,かぼちゃ にんじん,トマト ブロッコリーなど150 g
肉類	豚ロース1枚（80 g）	その他の野菜 いも類・藻類 きのこ類	その他の野菜200 g じゃがいも 1/2個（70 g） ひじき 小さじ1（4 g） しいたけ1個（15 g）
魚介類	アジ1尾（70 g）		
卵・乳類	卵1個（50 g） 牛乳コップ2杯（400 g）	果実類	みかん1個（100 g）
豆類	豆腐1/10丁（40 g） 納豆1/2パック（20 g） みそ 大さじ1強（20 g）	砂糖類・油脂類	砂糖 大さじ1弱（8 g） 油脂類 大さじ1強（13 g）

2. 毎日の食事で気を付けたいこと

　食事は人によって好みがあり、脂っこい食事が好きな人やあっさりした食事が好きな人などさまざまですが、同じものばかり食べるなど、偏った食事をしていると、栄養素の過不足が起こって体の調子が悪くなります。バランスを考えて食べるということはとても重要なのです。しかし、毎日このようなことばかり、一口食べるたびに、これは何kcalかなとか、食塩は何g？などと考えていると、食事が楽しくなくなってきますね。「食事」は本来楽しいものです。大学生活では、時々食べ過ぎたり飲み過ぎたりすることもあるでしょう。食生活が乱れているなと思ったときは、栄養バランスを一食

で取るようにするのではなく、1日や1週間の単位で食事摂取基準にあるような栄養摂取量の値（**表3**）に合わせていけばよいと考えてください。つまり、昨日は飲み会があって野菜を食べられなかったなと思ったら、今日のお昼に野菜を多めに食べてください。小鉢に入った野菜料理などがお勧めです。

　ただ、次のことはいつも心掛けてください。毎日1日3回食事を取ること、主食・主菜・副菜をそろえることです。1日3回規則正しく食事することで生活にリズムが生まれます。主食・主菜・副菜をそろえることで、必然的にさまざまな食品を食べることができ、バランスの良い食事を摂取できることになるのです。

　不足しやすいミネラルやビタミンも十分

19

図1. 主食、主菜、副菜の分類

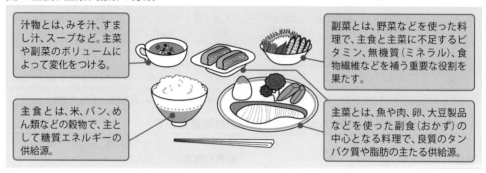

汁物とは、みそ汁、すまし汁、スープなど。主菜や副菜のボリュームによって変化をつける。

副菜とは、野菜などを使った料理で、主食と主菜に不足するビタミン、無機質（ミネラル）、食物繊維などを補う重要な役割を果たす。

主食とは、米、パン、めん類などの穀物で、主として糖質エネルギーの供給源。

主菜とは、魚や肉、卵、大豆製品などを使った副食（おかず）の中心となる料理で、良質のタンパク質や脂肪の主たる供給源。

摂取できるようになります。毎回の食事で汁物や飲み物を飲むことで水分を体内に補給することもできます。牛乳・乳製品、果物などは間食に取り入れてください。

3. 外食・ファストフード

　私たちの普段の食事は、外食、インスタント食品やレトルト食品などの加工食品に囲まれています。いつでもどこででもおいしいものが食べられる便利な現代、このような食事ばかり取っていませんか？ 卒論や試験前で時間がないと自炊することができず、このような食事に頼りがちです。外食やファストフードばかり食べていると、栄養が偏り、健康に問題が起こることがあります。厚生労働省が行っている国民・健康栄養調査の近年の結果では、外食は女性より男性で利用する人が多く、昼食が最も多いことがわかっています。20 ～ 29歳の男女や30 ～ 39歳の男性は半数以上の人が、毎日外食や給食、調理済み食（持ち帰り弁当など）を食べています。最近は栄養バランスが考えられている商品もありま

すが、多くは丼物、麺類、パンなど、単品で簡単に済ませることができるものが多く、炭水化物中心で、タンパク質や野菜が不足しがちになります。外食では、ハンバーグなどの洋風料理が好まれる傾向があり、脂肪の取り過ぎになりがちです。外食やファストフードを利用するときにも、同じメニューばかり食べるなど偏った食事でなく、さまざまな食品を組み合わせて食べるように心掛けてください。

4. 肥満とダイエット

　現代は食べたいものが何でも手に入る便利な時代であり、おいしい食べ物を際限なく食べていると「肥満」になる危険があります。肥満の原因は、摂取エネルギーが消費エネルギーより多い状態が続くことです。好きなものをたくさん食べ、運動不足の状態でいると肥満になりやすくなります。肥満は、医学的にも問題であり、糖尿病、高血圧、動脈硬化、がんなどの生活習慣病のリスクを上げることが最近の研究で明らかにされてきています。つまり、肥

満の状態で生活していると、若い現在は問題がなくても、将来皆さんが社会の中心的存在として活躍が期待される年齢（40〜50歳代）に生活習慣病を発病する可能性が非常に高くなります。肥満を予防するためには食事と運動の両方に気を付けることが必要です。もし、自分の体重が健康体重より上回ってしまったら、必要な栄養素が不足にならないよう注意しながら、適切な減量をしていきましょう。

　一方で現代の若い女性のやせが問題になっています。日本人女性は、普通の体格でもやせたいと思っている人が多くいることが、調査によって明らかになっています。やせ過ぎは女性ホルモンの分泌を悪くし、月経不順や体調不良を起こす原因となります。やせ過ぎが続くと、今は症状がなくても、将来妊娠出産の時期に、不妊に悩まされたり、生まれてくる子が糖尿病や肥満になりやすかったりするなど医学的に問題が起こってきます。食事の量を必要以上に減らさず、適切に食べることはとても重要です。

5. 朝食を食べましょう

　朝食を食べない食習慣の人もいますが、できるだけ朝食は食べましょう。朝食を食べないと、前夜の夕食からその日の昼食まで食事をしないことになり、とても長い時間エネルギー源が得られないことになります。特に脳の栄養が不足します。脳はブドウ糖をエネルギー源にしており、眠っている間でも活動しているので、ブドウ糖を消費しています。従って、朝食を食べないと、特に午前中に脳の働きが悪くなって、集中

力がなくなり、やる気が起こらなくなってしまいます。

　「食べる」ためには「食べるもの」と「食べる時間」と「食べたいという気持ち（食欲）」という３つの条件が必要です。朝、食欲がないわけではないけれど、食べるものがないという人は、手軽に食べられるものを家に買い置きしましょう。食べる時間がない人は生活時間を見直してください。余裕を持って起床できるようになりましょう。食欲がない人は、前夜遅く食べたり、飲んだりしていませんか。明日からすぐにしっかりした朝食を取るのは難しいので、まずは、牛乳１杯、バナナ１本、トースト１枚という朝食で大丈夫です。徐々に朝食を取るように努力をしてみましょう。

6. 最後に

　自分で自分の食事を考えることは大変で面倒なことです。忙しい毎日だと思いますが、学生の皆さんは「選ぶ、作る、食べる」ことをこれからの目標にしてみてください。生活費のやりくり、買い物の工夫、バランスのとれた食事の取り方、調理や後片付けなど、これからの人生にきっと役に立ちます。大学生活から学べることはたくさんありますね。がんばってください。

（椙山女学園大学　山田紀子）
（岐阜市立女子短期大学　長屋郁子）

<もっと知りたい人のためのURL>
・厚生労働省 日本人の食事摂取基準
https://www.mhlw.go.jp/stf/seisakunitsuite/bunya/kenkou_iryou/kenkou/eiyou/syokuji_kijyun.html

第２章
健康的な生活習慣

第3節　運動のすすめ

　大学生活での運動の必要性について書いてみたいと思います。ここでいう運動とは、体育会系の部活動のような運動も含みますが、一般的には体を動かすこと、つまり身体活動を活発にするという意味で用いています。そもそも、人間は狩猟や農耕をして食物を得て生きてきた動物です。常に身体活動を行うことによって食料を得て生き延びてきています。体の中の仕組みは、狩猟や農耕を行っていた頃のままとなっています。つまり、飢餓に対して体を守る仕組みとなっています。言い換えれば、飢餓に備えて少しでも多く栄養を取れたときには、グリコーゲンや皮下脂肪（中性脂肪）を将来のエネルギー源として蓄えておく、飢餓状態が続いた時には血液中の糖の濃度を上げるさまざまなホルモンが分泌される仕組みとなっています。現在の生活は、身体活動をしなくても食べることができます。つまり、現在の普通の大学生活をしていると、運動不足による体の不調が生じ、病気につながることがあるのです。現在の自分の大学生活を省みて、運動不足だなと思ったら少しでも改善していくきっかけになれば幸いです。

1.運動不足はなぜいけないの？

　最近は、生活習慣病、メタボリックシンドローム、サルコペニアといった運動不足が主な原因となる疾病群がマスコミなどで報道され、テレビ番組でも特集が組まれています。

　生活習慣病とは、高血圧や脂質異常症（高コレステロール血症や高中性脂肪血症

など）が、動脈硬化を促進して、最終的には脳梗塞や心筋梗塞を引き起こします。以前は「成人病」と言われていた概念ですが、若年者でもすでに動脈硬化性変化が生じることが明らかとなったため、生活習慣病とよばれるようになりました。

　メタボリックシンドロームは肥満を中心とした概念となります。腹囲が男性で85cm以上、女性で90cm以上あるとその可能性があります。肥満の中でも皮下脂肪型肥満でなく、特に内臓脂肪型肥満は、糖尿病をはじめさまざまな疾患の原因となり得るという概念です。

　サルコペニアとは、骨格筋・筋肉（Sarco）が減少（penia）していることです。主に加齢による変化で、大学生には直接的には関係ありませんが、大学生から運動習慣をつけることが、将来的にサルコペニアの予防につながると考えられています。

2.運動のメリット

1）心肺機能が改善する

　人間は酸素を取り込み、組織で酸素を使用します。運動により、心臓の拍出量（1回の収縮で送り出す血液の量）が増加し、毛細血管も増加することからより酸素が利用しやすい状態になります。有酸素運動能力や最大酸素摂取量が増加することで、運動しても疲れが軽減され、より強い運動が可能となります。

2）血液がサラサラになる

　運動することにより、コレステロールの中の善玉コレステロール（HDLコレステ

ロール）が増加します。HDLコレステロールは血管の中にたまったコレステロールを肝臓に戻してくれる働きがあり、動脈硬化の予防となります。また、中性脂肪を減らす作用があり、血液をサラサラにします。

3）痩せる（体重減少）

運動中は普段よりもエネルギーを多く消費します。特に有酸素運動は、20分ほど続けると、糖やグリコーゲンの利用が低下するので、皮下脂肪として蓄えてある中性脂肪を分解・燃焼してエネルギー源とするため痩せることができます。また、運動後はしばらく基礎代謝量が増加するため、運動をしていなくてもある程度の消費カロリー増加を期待することができます。有酸素運動にて皮下脂肪を燃焼して痩せるためには20分以上続けることが理想ですが、短時間でもそれなりの効果はあります。

4）筋肉量が増加する

腹筋運動や腕立て伏せなど、筋力トレーニングをした経験はあると思います。大学生（特に男子）では、筋力トレーニングの効果は顕著で、運動による刺激で筋線維が増え、その結果筋肉量が増加し、より男性らしい魅力的な体になります。加齢に伴い、筋肉量は減少しますので、将来に備えて、若い時に筋肉を蓄えておくのも大切です。

5）骨が強くなる

筋肉を動かすと骨に力（刺激）が加わります。そのため骨をつくる細胞の働きが活性化され骨が強くなります。骨の強さは大学生の頃が最大となり、その後徐々に低下

していきます。将来の骨粗しょう症を予防するためにも、今のうちに強い骨を手に入れておくことが大切です。

6）気分転換になる

現在の大学生にとっては、大きな運動のメリットのひとつと考えるかもしれません。運動後は気分的にスッキリした経験は誰もがあると思います。運動はストレスを発散し、不安や抑うつを軽減することができます。ストレスや不安を感じたときは、軽く運動をして気持ちを楽にすることが大切です。勉強の疲れをとるにも運動は最適です。

3. どのような運動をすればいいのか

表1に有酸素運動とレジスタンス運動の効果の特徴を示します。有酸素運動とは、ウォーキングや軽いジョギングのような、長時間持続可能な運動です。一般的に推奨されている運動であり、持病を持った方でも有酸素運動であれば比較的安全に行えるとされています。持久力の向上と体脂肪の減少に対する効果が大きいことが特徴です。レジスタンス運動とは、一般的には筋力トレーニングです。最近はダンベル体操などレジスタンス運動が見直されています。何よりも、骨密度の増強作用が大きいことが特徴です。また、基礎代謝の増量効果もあるので、トレーニング後にもある程度カロリーが消費します。

有酸素運動、レジスタンス運動の両方に同じような効果があるものとして、インスリン感受性の改善があります。つまり、イ

23

表1. 有酸素運動とレジスタンス運動

	有酸素運動	レジスタンス運動
骨密度	↑	↑↑↑
体脂肪量	↓↓	↓
筋肉量	⇔	↑↑
インスリン感受性	↑↑	↑↑
善玉コレステロール値	↑⇔	↑⇔
血圧	↓↓	↓
持久力	↑↑↑	↑↑
基礎代謝量	↑	↑↑

↑… 増加　↓… 減少　⇔… 変化なし

ンスリンの働きがよくなり、より少ないインスリンで済むようになるのです。糖尿病の予防や治療にも重要だけでなく、インスリンの過剰分泌は皮下脂肪の増大など肥満につながりますので、インスリン感受性の改善は肥満にならないためにも重要です。

　何を目的に運動をするかですが、**表1**を参考に考えてみてください。

4. どれくらいの運動強度で

　運動強度のモニターには、自覚的運動強度と心拍数が簡便な方法です。自覚的運動強度は、自覚する強度を「非常に楽である」「かなり楽である」「楽である」「ややきつい」「きつい」「かなりきつい」「非常にきつい」と分けたものです。有酸素運動は「ややきつい」レベルであると言われています。

　運動により心拍数は上昇します。最大運動強度の心拍数は個人差もありますが、おおよそ年齢で決まっており、（220 －年齢）拍／分の式で算出できます。20歳であれば、最大運動をしたときには心拍数は200拍／分まで上昇します。有酸素運動ではその6 ～ 7割の心拍数なので、心拍数が120 ～ 140／分が目安となります。

5. 最後に

　この節は、あまり運動習慣のない学生さんを頭に浮かべて書きました。運動のすすめとして、運動不足について、運動のメリット、運動の方法について述べましたが、何も運動は苦しんでやるものではありません。楽しく行うのがいいと思います。仲間を誘い合ってスポーツをしてみませんか。また、スポーツ活動だけでなく、通学でいつも使用するエスカレーターを、健康のためにあえて階段にするのもいいと思います。意識的に身体活動を増やしていくことが健康な体へとつながります。

（岐阜医療科学大学　田中邦彦）

第４節　タバコの害について

1. 世界で広がる禁煙の流れ

1) なぜ禁煙が広がっているのか

　喫煙は、世界保健機関（WHO）が指摘するように、予防可能な単一で最大の「病気（喫煙関連疾患）の原因」です。たばこの規制に関する世界保健機関枠組条約（WHO FCTC）を批准するわが国を含む182か国では、レストランなどのサービス産業を含めて、屋内施設の100％を完全禁煙にする法律を成立させることが求められており、受動喫煙防止に向けた法律や条約が次々と施行されています。わが国では受動喫煙防止対策を盛り込んだ改正健康増進法が施行され、2017年7月から「学校・病院・児童福祉施設等・行政機関の庁舎等」では原則として敷地内が禁煙になりました。2020年4月からは、多数の人が利用するすべての施設が原則屋内禁煙となり、20歳未満の人は喫煙エリアへの立ち入りが禁止になりました。

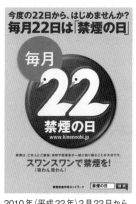

2010年（平成22年）2月22日から、毎月22日は「スワンスワン（吸わん吸わん）で禁煙を！」をスローガンに「禁煙の日」に制定されました。

2) 喫煙と新型コロナウイルス感染症

　喫煙者は新型コロナウイルス感染症（COVID-19）にかかりやすく、またかかった場合に重症化しやすいことがわかりました。喫煙がウイルスの細胞侵入と関連する体内の蛋白質（ACE2受容体）を増加させるとされ、死亡するリスクも非喫煙者の1.5倍程度になることも報告されました（Zhang H, 2021）。年齢や基礎疾患（糖尿病、高血圧など）という因子と比べても、重症化の最大のリスクと考えられています（Liu W, 2020）。

　WHOはCOVID-19対策として「禁煙すること」を強く推奨する声明を出しています。また、国内の「新型コロナウイルス感染症（COVID-19）診療の手引き」でも重症化のリスク因子として喫煙が挙げられており、喫煙者は禁煙が重要と記載されています。たばこを吸うと何度も口元に汚染された可能性のある手を近づけることになるため、感染リスクを高めることになります。また、喫煙室では狭い空間でマスクを外した人が密集する状況がしばしば起こります。また、喫煙者ではワクチン接種後の抗体価上昇が非喫煙者の半分程度であるといった報告もあり（Watanabe M, 2022）、禁煙の重要性が指摘されています。

2. タバコの影響と病気

1) タバコには何が含まれているでしょうか。軽いタバコは害の少ないタバコでしょうか。加熱式タバコも、もちろんタバコです！

　タバコの煙には約5,300種類の化学物質および250種類以上の毒性物質、約70種類の発がん性物質が含まれています。たとえば、アセトン、アンモニアおよびトルエンのようにペンキ除去剤、クリーナーなどに含まれる刺激性物質、カーバッテリー

に用いられるカドミウム、毒性物質にあたるヒ素、不完全燃焼時に発生する一酸化炭素、依存性のあるニコチンなどです。さらに中国からの越境汚染が問題になったPM2.5はタバコの燃焼でも発生し、喫煙可能な室内では米国環境保護庁による空気の質の指標で「危険」レベルに達することが分かっています。また、低ニコチンタバコ（いわゆる軽いタバコ）はフィルター部分に空気穴があり、機械によるニコチン量測定※では、ニコチン量は少なくなります。空気穴の閉鎖状態、吸入回数や１回の吸入量、吸い殻の長さによって、タバコ煙の有害物質の実際の吸入量は異なります。心筋梗塞罹患率や肺がん死亡率の検討で、軽いタバコが疾患リスクを減らさないことが明らかにされています。さらに、現在急速に広まっている加熱式タバコにもニコチンはもちろん、多くの有害物質が含まれています。人

体に害のないタバコはありません（**写真**）。

２）タバコを吸うのは病気です。

　タバコは麻薬と同じように依存症となり、さまざまな病気を引き起こします。

　喫煙者はしばらくタバコを吸わないでいると「ニコチン」が体から少なくなってきます。すると、イライラする、仕事に集中できない、怒りっぽくなるなどの、離脱症状が起こるため、また吸わずにはいられなくなります。ニコチンは、麻薬や覚せい剤などと同じように中毒を起こし、依存症を起こす物質です（**図１**）。

　やめられなくて喫煙し続けると、次に述べるようなさまざまな喫煙関連の病気が発症します。厚生労働省は「ニコチン依存症（喫煙）は病気」であるとし、2006年４月からニコチン依存症治療に対する保険適応を認めました。

写真・諸外国の警告表示例

① O Ministério da Saúde adverte: AO FUMAR VOCÊ INALA ARSÊNICO E NAFTALINA, USADOS EM VENENOS CONTRA RATOS E BARATAS.
② O Ministério da Saúde adverte: FUMAR CAUSA CÂNCER DE PULMÃO.
③ O Ministério da Saúde adverte: FUMAR CAUSA IMPOTÊNCIA SEXUAL.
④ CIGARETTES Brand Smoking kills

①（ネズミ、ゴキブリの死骸写真と）喫煙時あなたはヒ素：ナフタレンなどネズミやゴキブリ用の駆除剤と同じものを吸入している　②喫煙は肺がんの原因になる　③喫煙はインポテンツを起こす　④喫煙で死にます

※ニコチンおよびタールの収量（国際基準）／人工喫煙装置を用いて発生させた一定量の煙の中に含まれるニコチン量およびタール量（１分間に１服２秒間で35mlを吸入し、吸殻が３cmになるまでの煙中に含まれるニコチン・タール量を測定）。

図１. ニコチン依存症

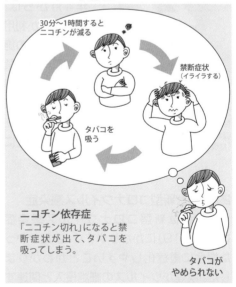

30分〜１時間するとニコチンが減る

禁断症状（イライラする）

タバコを吸う

ニコチン依存症
「ニコチン切れ」になると禁断症状が出て、タバコを吸ってしまう。

タバコがやめられない

3) 全身におよぶ喫煙の健康被害

　喫煙は全身にわたるがんだけでなく、循環器、呼吸器、生殖、そのほか多くの重篤な病態を引き起こします（**図2**）。

　これらの病態は若年および中年の喫煙者の健康にも影響を与え、加齢と共に健康被害の頻度はさらに上昇します。

図2. 喫煙による健康被害

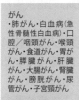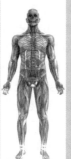

がん
・肺がん・白血病（急性骨髄性白血病）・口腔／咽頭がん・喉頭がん・食道がん・胃がん・膵臓がん・肝臓がん・大腸がん・腎臓がん・膀胱がん・尿管がん・子宮頸がん

循環器疾患
・冠動脈疾患・脳卒中・末梢動脈疾患・腹部大動脈瘤

呼吸器疾患
・慢性閉塞性肺疾患（COPD）・肺炎・喘息・肺結核・自然気胸

生殖
・低出生体重・妊娠合併症・不妊・乳幼児突然死症候群（SIDS）・妊孕力低下・勃起機能不全・子宮外妊娠・先天性口唇口蓋裂

その他
・手術結果／治療不良・股関節部骨折・骨粗しょう症・白内障・胃潰瘍（ヘリコバクタピロリ陽性患者における）・2型糖尿病・関節リウマチ・加齢黄斑変性

（Surgeon General's Report. The Health Consequences of Smoking:2014）

a) 喫煙によって寿命は約10年短縮

　喫煙するか否かによってどれほど生存率に差がでるのか、寿命の差はどの程度かという研究が、英国で行われたところ、70歳時の生存率は非喫煙者が81％に対し、喫煙者では58％でした。喫煙者では早期死亡割合が高く、寿命に約10年の差があることがはっきりと示されています（**図3**）。

b) 喫煙とがん

　がん治療法は日々進歩していますが、いまだに他の慢性疾患に対する治療ほど、死亡率を減少させることはできていないのが現状です。

　喫煙はほとんどすべての部位のがんのリスクを高めることが分かっており、喫煙は

図3. 喫煙者と非喫煙者の生存率の検討

英国人男性医師34,439名（開始時21～51歳）の50年間（1951-2001）の追跡調査

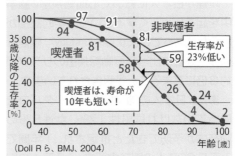

（Doll Rら、BMJ、2004）

単独で、がんの原因の約30％を占めます。日本人男性では喫煙により、がん死亡リスクが最も高まるのは喉頭がん、次いで肺がん、口腔・咽頭がん、食道がんであり、女性では喉頭がん、肺がん、膀胱がんの順に高いリスクを示しています（Hirayama T,1990）。

　また、わが国の特徴として喫煙によって肝がん、乳がんの罹患・死亡リスクが高まることが報告されています。

c) 喫煙と呼吸器疾患

　喫煙は呼吸器系の形態的・機能的変化をきたし、呼吸器のさまざまな疾患や症状を引き起こします。喫煙者は非喫煙者に比べて、咳、痰、喘鳴、息切れなどの自覚症状が多く、喫煙により呼吸器疾患のリスクは高まります。このうち特に顕著なのは肺がん、慢性閉塞性肺疾患（COPD）とぜん息です。COPDは進行すると在宅酸素治療が必要となり、呼吸が苦しいのはもちろん、生活の質（QOL）を損なうことになります。

　また、呼吸器疾患に至らない状態でも、タバコ煙に含まれる一酸化炭素は軽い酸欠状態をもたらし、運動能力を落とします。アスリートが能力を発揮するためにはタバ

コは厳禁といえます。

d) 喫煙と心血管疾患、脳卒中などの血管病

喫煙が日本人において心血管疾患、脳卒中を起こしやすくするという医学的証拠が明らかになっています (JPHC study)。喫煙者は非喫煙者に比べて冠動脈疾患のリスクが約3倍に高まることが報告されています。

また、日本人の脳卒中のうち、タバコを吸っていなければ男性17%、女性5%の脳卒中が予防できたと推定され、1年間で1万5,000人の脳卒中死亡、16万人の脳卒中罹患が防げることになります。脳卒中は寝たきりや手足の麻痺、言語障害などを生じ、QOLを確実に悪くする疾患です。

e) 喫煙すると糖尿病、脂質異常症、メタボリックシンドロームを発症しやすい

喫煙すると約1.5倍糖尿病を発症しやすくなることが日本人男性を対象とした調査で報告されています (Ucahimoto Sら Diab et Med, 1999)。また、喫煙は血清脂質にも変化をもたらします。1989～2003年まで約10万4,400人の日本人男女（高脂血症治療薬服用者は除く）で分析した結果、喫煙者はすべての年齢で非喫煙者よりHDLコレステロール（いわゆる善玉コレステロール）が低く、中性脂肪は高くなっていることが分かりました (Kazuya Mら Atherosclerosis, 2006)。さらに、喫煙はメタボリックシンドロームのリスクを高めることも、日本人対象の調査で報告されています (Nakanishi Nら Ind Health, 2005)。

f) 喫煙と女性の疾患

喫煙は女性に特有のさまざまな影響を及ぼします。

喫煙は月経時痛、月経周期不整、早期閉経に関与しています。胎児発育遅延と早産、胎盤に関連した合併症、前期破水・早期破水、周産期死亡、流産、子宮外妊娠増加、母乳分泌の減少など、喫煙により胎児や妊娠に関連したさまざまな合併症を引き起こします。

また喫煙は、子宮頸がんが発症する要因の一つに挙げられており、さらに経口避妊薬使用時に狭心症発作などの心血管疾患が起こりやすくなります。

家族に喫煙者がいると周囲の人はその4分の1くらいの本数のタバコを吸っている状態になります。乳幼児突然死 (SIDS) が、両親の喫煙で数倍に増え、人工栄養やうつ伏せ寝による増加率を上回るとの報告 (**図4**) があり、母子手帳にも警告されています。

g) 喫煙と男性不妊症

タバコを吸うと勃起機能不全になると警告されています (**写真・図2**)。タバコ煙は末梢の血管を収縮させ血流を減少する作用があるためと考えられています。

h) 喫煙と皮膚の老化

喫煙によって皮膚の弾性が低下し、頭髪

図4. 両親の喫煙による乳幼児突然死 (SIDS) の増加

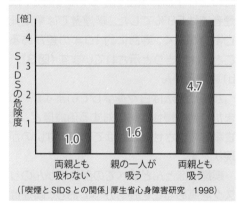

（「喫煙とSIDSとの関係」厚生省心身障害研究　1998）

の変化（白髪、脱毛）、口唇の乾燥、歯および歯肉の着色、口臭、声の変化などが起こり、実際の年齢よりも老けて見えるスモーカーズフェイス（smoker's face）となります。

i）喫煙と精神神経疾患

喫煙によってうつ病のリスクが増加します。思春期に1日に20本以上喫煙した若者は、広場恐怖6.8倍、全般的不安障害5.5倍、パニック障害15.6倍と発症リスクが非常に高いことが報告されています（Johnson JGら JAMA, 2000）。

j）喫煙と歯科口腔疾患

喫煙と歯周病、口腔がんの関係は確立しています。20〜39歳の日本人の調査で喫煙と歯の早期喪失との関連が調査され、若い人も、喫煙者は早く歯を失っていることが明らかになりました（Ojima Mら BMC Public Health, 2007）。喫煙はまた、歯茎のメラニン色素沈着（歯茎が青黒くなる）に関係しており、笑顔が魅力的できれいな口元になるためには、タバコは厳禁といえます。

3. 上手に禁煙するには

吸い始めなければやめる苦労もしなくてすむわけですが、すでに吸い始めてしまいやめられなくなってしまった人には、次に示す上手に禁煙する方法を参考に、早速禁煙にチャレンジしてほしいと思います。

1）薬やアプリを使って禁煙する方法が、医学的に有用

喫煙習慣は程度の差はありますが、これまで述べたように「ニコチン依存」が深く関係しており、喫煙習慣から脱却するため

には、治療としての（a）薬物療法が有効であり、心理的社会的要因に対する（b）行動療法との併用が効果的です。喫煙は病気なので、治療する必要があるわけです。

a）薬物療法と禁煙治療アプリ

①ニコチン代替療法（ニコチンパッチとニコチンガム）

禁煙開始に有効性が高く、容易に利用できる方法として、ニコチン代替療法があります。皮膚や口腔粘膜の接触面からニコチンを徐々に体内に吸収させ、ニコチン切れが起こらないようにして禁煙に際して起こる離脱症状を軽減し、禁煙を補助します。日本ではニコチンガムとニコチンパッチが使用できます。

ニコチンガムもニコチンパッチも薬局で買い求めることができますので、使い方については薬局で指導を受けましょう。また、ニコチンパッチは医療機関でも処方してもらえます。

②ニコチンを含まない飲み薬

ニコチンを含まない経口禁煙治療薬は、離脱症状を抑えてくれると共に、ニコチンの作用をブロックするという画期的な薬で、医療機関の禁煙外来で処方してもらえます。（注：2024年1月時点で一時的に出荷停止中）

③禁煙治療アプリ

ニコチンを含まない飲み薬に加えて、スマートフォン対応の禁煙治療アプリで毎日サポートをうけることによって禁煙成功率が上がることがわかり、保険適応になりました。医療機関の禁煙外来で処方をうけます。

第2章

健康的な生活習慣

b) 心理的依存への対処

　習慣や条件反射など心理的依存からくる喫煙要求の軽減には行動療法を併用します。喫煙しない環境を整え、禁煙スタート時は2～3日先まで禁煙を続けることに目標を持ち、気持ちを喫煙からそらせる行動を実行します（ガムを噛む、お茶を飲む、深呼吸をする、歯磨きをする、軽い体操をするなど）。

　1本でも再喫煙につながるのであらかじめ気をつけておくことも大切です。

2) 禁煙外来で専門の禁煙治療を受ける

　ニコチン依存症と診断された禁煙希望がある人は、12週間の禁煙治療を保険診療で受けられるようになりました。

①ニコチン依存症のスクリーニングテスト「TDS」（表1）でニコチン依存症と診断される

②35歳以上の人は1日の喫煙本数×喫煙年数（ブリンクマン指数）が200以上

など保険診療の条件があり、全員が必ずしも保険診療になるとは限りませんが、専門の禁煙治療を受けられますので、禁煙外来を受診するのも効果的なことです。12週間にわたり、医師や看護師の支援を受けると禁煙成功率は格段に高くなります。外来その他、受診しない日も毎日禁煙のサポートをしてくれる「禁煙アプリ」が利用できるようになりました。将来ずっとタバコを吸い続ける場合の健康被害やタバコ代を考えると、今禁煙できるなら決して高くないのではないでしょうか。

　大学の保健管理センターで、禁煙のアドバイスを受けられるところもありますので、相談してみるのもよいでしょう。

4. タバコを吸うと損をする。自分を大切にしましょう

　喫煙者はタバコを吸うために時間を使います。最近は禁煙の職場も増えていますので、喫煙可能な場所まで吸いに行く必要があります。その往復時間を含めて、勤務時間を喫煙のために使うことになりますが、もしあなたが企業のトップなら、喫煙者と非喫煙者のどちらを雇用するでしょうか。仕事中は喫煙しないことを求める、また非喫煙者を雇うという職場もでてきています。タバコに縛られる生活をあなたは望みますか？

　最近、わが国より一歩先に公共の場・職場の法的な全面的喫煙規制を行った世界各地から、心臓病、脳血管障害、喘息などが大幅に減少したという驚くべきデータが、次々と報告されています。それも、禁煙の範囲が職場だけから、飲食店、それに加えてバーなどまで広がるほどその効果が高いことが分かってきました（図5）。

　今後ますます、禁煙の場所は増えていくことでしょう。喫煙しないこと、受動喫煙を受けないことは、今日最も確実に大量の重篤な疾病を劇的に減らすことのできる方法であることを再認識し、自分のために、家族のために、無煙の生活を送りましょう。

（岐阜県総合医療センター　飯田真美）

表1.ニコチン依存症のスクリーニングテスト「TDS」

「はい」を1点、「いいえ」を0点とし、合計得点を計算する。質問に該当しない場合は0点と計算する。
TDSスコア（0〜10点）が5点以上をニコチン依存症と診断する。

設問内容	はい 1点	いいえ 0点
問1：自分が吸うつもりよりも、ずっと多くタバコを吸ってしまうことがありましたか。		
問2：禁煙や本数を減らそうと試みて、できなかったことがありましたか。		
問3：禁煙したり本数を減らそうとしたときに、タバコがほしくてほしくてたまらなくなることがありましたか。		
問4：禁煙したり本数を減らしたときに、次のどれかがありましたか。（イライラ、神経質、落ちつかない、集中しにくい、ゆううつ、頭痛、眠気、胃のむかつき、脈が遅い、手のふるえ、食欲または体重増加）		
問5：問4でうかがった症状を消すために、またタバコを吸い始めることがありましたか。		
問6：重い病気にかかったときに、タバコはよくないとわかっているのに吸うことがありましたか。		
問7：タバコのために自分に健康問題が起きているとわかっていても、吸うことがありましたか。		
問8：タバコのために自分に精神的問題※が起きているとわかっていても、吸うことがありましたか。		
問9：自分はタバコに依存していると感じることがありましたか。		
問10：タバコが吸えないような仕事やつきあいを避けることが何度かありましたか。		
合　計		

※禁煙や本数を減らした時に出現する離脱症状（いわゆる禁断症状）ではなく、喫煙することによって神経質になったり、不安や抑うつなどの症状が出現している状態。

（川上憲人：TDSスコア.治療, 88（10）：2491-2497, 2006.より）

図5.法律による全面禁煙化の範囲と病気の減少（入院リスク）

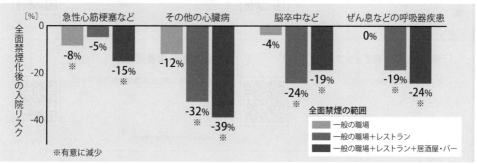

（Tan C, et al. Circulation 2012；126：2177-2183 より一部改変）

＜もっと知りたい人のためのURL＞

・世界保健機関・たばこ規制枠組条約
https://www.who.int/fctc/en/
・厚生労働省 eヘルスネット（たばこ）
https://www.e-healthnet.mhlw.go.jp/information/tobacco

・禁煙推進学術ネットワーク
https://www.tobacco-control-research-net.jp
・禁煙の日　https://kinennohi.jp
・日本禁煙学会　http://www.jstc.or.jp

関連サイト

文部科学省 (公式サイト)

www.mext.go.jp

厚生労働省 (公式サイト)

www.mhlw.go.jp

広域災害救急医療情報システム (EMIS)

厚生労働省が提供する広域災害救急医療情報です。災害対策や救命救急・応急手当の予備知識の情報もあります。

www.wds.emis.go.jp

日本中毒情報センター (中毒110番)

中毒に関する情報を幅広く提供しています。

www.j-poison-ic.jp

海外渡航者のための感染症情報 (厚生労働省検疫所)

海外渡航者が渡航先で感染症にかからないために、渡航者向け、旅行関係者、医療従事者向けに海外での感染症情報や医療情報の提供を行っています。

www.forth.go.jp

国立感染症研究所感染症疫学センター

感染症流行情報、各感染症の解説をしています。

www.niid.go.jp/niid/ja/from-idsc.html

世界の医療事情 (外務省)

衛生・医療情報、かかりやすい病気・けが、健康上心がけること、予防接種などについて地域ごとに各種の情報を掲載しています。

www.mofa.go.jp/mofaj/toko/medi/

海外安全ホームページ (外務省)

国・地域別の海外安全情報を提供しています。

www.anzen.mofa.go.jp

赤ちゃん＆子育てインフォ

小児の予防接種情報もあります。

www.mcfh.or.jp/jouhou/yobousessyu

国立健康・栄養研究所

健康と栄養に関して各種情報提供を行っています。

www.nibiohn.go.jp/eiken/

医薬品医療機器総合機構 (PMDA)

医療用医薬品の添付文書情報などを検索することができます。

www.pmda.go.jp

第1節　日常生活のいろいろな症状

生まれて初めて経験する体調の悪さが、比較的長期間続く症状の場合には、自己判断をせず、これを読んでください。また、何らかの病気の心当たりがあるとき、体調に不安を感じるときには、遠慮することなく、ぜひ近くの医療機関（最初は内科）を受診して下さい。

1. 発熱

1）原因

発熱とは、体温が平熱（元気なときの体温）よりも高くなることです。体のどこかに何らかの炎症が起きると、炎症部位で作られる発熱物質が血液を介して脳の体温中枢に作用し、体温を上げます。つまり、体のどこかに感染などの炎症があることを教えてくれる重要なサインです。

2）多い病気

10歳代後半〜30歳代では、ほとんどが何らかのウイルス感染症ですが、まれにリウマチ性の病気や血液の病気のこともあります。

①風邪（ウイルス性上気道炎）
②インフルエンザ（冬から春にかけて流行）
③扁桃腺炎、咽頭炎、リンパ節炎
④気管支炎、肺炎
⑤腎盂腎炎（女性に多い）
⑥ウイルス感染症（健康な異性からキスによってうつる病気もある）
⑦HIV感染症　⑧種々の膠原病
⑨新型コロナウイルス感染症（COVID-19）

3）医療機関へ行く必要があるとき

①体のだるさとともに、急に38℃以上の熱が出たとき（インフルエンザ）
②発熱が2〜3日続いて、体調が良くなる傾向がないとき
③発熱のほかに、普段には無い症状（発疹、関節痛、腰痛、残尿感、喉や首の腫れなど）を伴うとき
④（他人が見て）意識や行動に異常があるとき
⑤37℃台の微熱でも、1週間以上続くとき、もしくは何回も繰り返すとき
⑥発疹があるとき（ウイルス感染症が多い）
⑦海外旅行から帰国したばかりのとき
⑧虫に刺された痕があるとき
⑨動物に噛まれたり、引っかかれたとき
⑩首などのリンパ節が腫れているとき

4）注意点

体温は測らないとわからないので、体温計を買っておきましょう。インフルエンザにはワクチンが有効ですが、効果がでるまでに1カ月程度かかりますから、11月中に受けておくとよいでしょう。

COVID-19ワクチンも大学の指示に従い、接種しておきましょう。感染予防のためにアルコールによる頻繁な手指消毒、マスクの着用、三密の回避を厳守しましょう。

2. 咳

1）原因

痰がよく出るかどうかで病気が異なります。咳の原因で最も多いのがウイルスによる気道感染によるもので、その次に多いのが気管支喘息をはじめとするアレルギーによるものです。痰がどの程度出るかによって原因が異なります。

2）多い病気

①痰を多く伴う場合：喫煙者、気管支炎、肺炎、結核

②痰をあまり伴わない場合：気管支喘息、咳喘息、アトピー咳嗽（咳）、逆流性食道炎、副鼻腔炎、肺炎、インフルエンザ、COVID-19

3) 医療機関へ行く必要があるとき

①息苦しさ、高熱、胸痛を伴うとき

②１週間以上咳が止まらないとき

③痰に血が混じったとき、血痰が出たとき

4) 注意点

咳が出る時には、必ずマスクをしましょう。

3. 頭痛

1) 原因

主に脳に異常があり緊急に治療の必要がある症候性頭痛と、脳以外に原因があり緊急性がない機能性頭痛があります。症候性頭痛より機能性頭痛の方が圧倒的に多いのですが、頭痛の強さでは必ずしもこの区別がつきません。脳そのものには痛みの感覚はなく、頭痛の多くは頭の周りの筋肉や血管の痛みによるものです。

2) 多い病気

①機能性頭痛：緊張型頭痛、片頭痛など

②症候性頭痛：くも膜下出血、ずい膜炎、脳腫瘍、緑内障、デング熱、副鼻腔炎、大後頭神経痛など

3) 医療機関へ行く必要があるとき

①突然起こった今まで経験したことがない強い頭痛

②発熱や目の見にくさなどを伴う頭痛

③（他人が見て）意識、会話や行動に異常がある頭痛

④日常生活に支障がある頭痛

⑤嘔吐や吐き気などを伴って食事摂取ができないとき

4) 注意点

①鎮痛薬を頻繁に使うと、かえってそれが頭痛を引き起こす原因となることがあり

ます（薬物乱用性頭痛）。鎮痛剤は、月に９日以上内服しないようにしましょう。

②頻繁に頭痛がある場合には、一度医療機関で診てもらうとよいでしょう。

③片頭痛には、非常に効果のある薬があります。この薬は市販されていないので、医療機関を受診して相談して下さい。

4. 喉や首の痛み

1) 原因

飲み込む際に痛むときは、たいていは扁桃腺や咽頭の痛みです。喉の下の方の正中の痛みならば甲状腺、首の横やあごの下にしこりを触れる場合はリンパ節の痛みのことが多いです。

2) 多い病気

①咽頭炎・扁桃腺炎　　②リンパ節炎

③甲状腺炎　　④頚椎症・頚椎椎間板炎

⑤耳下腺炎　　⑥COVID-19

3) 医療機関に行く必要があるとき

①発熱や倦怠感を伴うとき

②喉が赤く腫れているとき、飲み込むと痛いとき

③息苦しさを伴うとき

④腕にしびれがあるとき

4) 注意点

①喉の奥の左右が赤く腫れている場合は扁桃腺炎です。ウイルスが原因のものと細菌が原因のものがあり、治療方法が異なります。

②ウイルスの場合、肝炎を合併していることがあります。医療機関で受けた血液検査結果はきちんと説明を受けましょう。

③細菌による場合、細菌によっては後で腎炎を起こすことがあります。医療機関の指示をきちんと守りましょう。

5. 首のしこり

1) 原因
　首の側面に触れる「しこり（できもの）」のほとんどはリンパ節です。両側もしくは一側のリンパ節が複数もしくは1つ腫れることがあります。顎の下や首と顎の境界部分が腫れることもあります。感染症、肉芽腫症、腫瘍などが原因となります。

2) 多い病気
①ウイルス性リンパ節炎
②組織球性壊死性リンパ節炎（菊池病）
③アトピー性皮膚炎などの頭頸部の皮膚の炎症
④結核
⑤サルコイドーシス
⑥IgG4関連リンパ増殖性疾患
⑦リンパ腫
⑧癌の転移

3) 医療機関へ行く必要があるとき
①熱、発疹、または喉の痛みを伴うとき
②大きさが1.5cm以上あるとき、だんだん大きくなるとき
③痛みが強いとき、触るととても痛いとき
④体重が減ったり、寝汗をかいたりするとき

4) 注意点
①1cm以下の小さいものが複数あっても、形が扁平で、熱や痛みなどの症状がなければ様子をみていて大丈夫です。
②1.5cm以上の大きなものを触れたり、熱や痛みを伴ったりする時には、すぐに病院に行くことを勧めます。
③病院では、原因を調べるために、腫れているリンパ節に針を刺して中の細胞を取ったり、手術でリンパ節の1つを摘出したりすることがあります。

6. 甲状腺（前頸部）の腫れ

1) 原因
　甲状腺は、首の前面正中にあり、甲状軟骨（のどぼとけ）と鎖骨や胸骨の間にあります（図）。正常ではほとんど触っても分かりませんが、腫れている場合は、たまたま触って気づくことが多いです。甲状腺全体が腫れる場合（下記の①〜④）と甲状腺の一部が腫れる場合（下記の⑤〜⑨）があります。また、痛みや発熱を伴うもの（下記⑤、⑥）もあります。

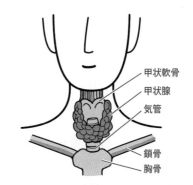

甲状軟骨
甲状腺
気管
鎖骨
胸骨

2) 多い病気
①Graves病（Basedow病、甲状腺機能亢進症）
②慢性甲状腺炎（橋本病）
③腺腫様甲状腺腫　　④無痛性甲状腺炎
⑤亜急性甲状腺炎
⑥急性化膿性甲状腺炎
⑦甲状腺腺腫　　⑧甲状腺嚢胞
⑨甲状腺癌

3) 医療機関へ行く必要があるとき
①前頸部を触って、腫れているのではと気になるとき
②甲状腺の痛みや発熱を伴うとき

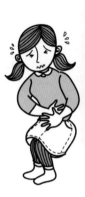

③動悸、発汗、体重減少を伴うとき

④いつもより、寒がったり暑がったりするとき

4）注意点

　甲状腺は内分泌臓器の1つで、甲状腺ホルモンを分泌しています。血液中の甲状腺ホルモンが増えている、減っている、正常のままの病気があります。いずれも治療によって良くなります。

7. 胸痛

1）原因

　胸部の臓器は、心臓、肺、大動脈、食道などです。痛みを起こすのは、そのほかに胸壁の肋骨、脊柱、筋肉、肋間神経があります。10歳代後半〜30歳代では、中高年に多い動脈硬化による病気（狭心症、心筋梗塞、解離性大動脈瘤など）はまず起こりません。

2）多い病気

①肋間神経痛　　②自然気胸

③食道痙攣・好酸球性食道炎

④胸膜炎　　⑤帯状疱疹

3）医療機関へ行く必要のあるとき

①突然痛くなったとき

②咳、息苦しさや熱など、他の症状を伴うとき

③発疹が体の片側だけに出ているとき

8. 腹痛

1）原因

　腹部には、胃、小腸、大腸、胆嚢、胆管、尿管、膀胱、肝、膵、脾、腎、大動脈などの大血管、さらに女性では子宮、卵管、卵巣、男性では前立腺など多くの内臓が存在します。原因も、消化管機能異常・潰瘍・穿孔、炎症、結石、寄生虫、外傷など、多種多様です。

2）多い病気

①上腹部の場合：胃炎、胃・十二指腸潰瘍、胆石症、膵炎など

②下腹部の場合：腸炎、虫垂炎、子宮外妊娠、クラミジア感染症（女性の場合）など

③側腹部の場合：尿路結石症、腸炎、大腸憩室炎、帯状疱疹など

④場所が変わる場合：腸炎・血管浮腫など

3）医療機関へ行く必要があるとき

①下痢が止まらないとき

②脚や背筋を伸ばしたり、歩いたりすると痛みが強くなるとき（腹膜炎の可能性があります）

③血尿や血便があるとき

④不整性器出血や月経遅延があるとき

⑤発疹が体の片側だけに出ているとき

⑥腹痛を繰り返すとき

4）注意点

①内臓の痛みの場合、実際の病気の場所とは別の場所に痛みを感じることがあります。例えば、虫垂炎の場合、最初はみぞおちの辺りが痛くなることがしばしばあります。痛みの場所だけで判断することはよくありません。

②胃腸の病気だけでなく、結石症による痛みの場合にもしばしば嘔吐を伴います。

9. 腰痛・背部痛

1）原因

　脊柱やそれに付随する筋肉、椎間板が原因によるものと、膵臓や腎臓などの背中側にある内臓に原因があるものがあります。

第3章　大学生活のけがや病気

2) 多い病気
①脊柱関連：椎間板ヘルニア、脊椎分離症、脊椎周囲の筋肉痛、脊椎炎、脊椎関節炎
②内臓関連：尿路結石症、膵炎、胃・十二指腸潰瘍、食道炎
3) 医療機関へ行く必要があるとき
①数日の安静でも痛みが改善しないとき
②血尿や腹痛を伴うとき
③発熱を伴うとき

10. 関節痛

1) 原因
　関節そのものが痛む場合と、関節周囲の筋肉・腱付着部・骨が痛む場合があり、病気が異なります。また、1カ所の関節だけが痛む場合（単発性）と、数カ所が同時に痛む場合（多発性）があります。
2) 多い病気
①多発性：風邪などのウイルス感染症に伴うもの、関節リウマチ、種々の膠原病、反応性関節炎、線維筋痛症
②単発性：半月板損傷などの外傷、腱しょう炎、痛風
3) 医療機関へ行く必要があるとき
①関節が痛いだけでなく、腫れたりむくんだりしているとき
②発熱や発疹を伴うとき
③痛みが強く、日常生活に支障があるとき

11. 下痢

1) 原因
　一時的なものや軽いものの大半が感染症や機能異常ですから、通常あまり心配は要りません。まれに炎症性腸疾患のときがあ

ります。ビールなどの水分を多量に摂取したときにも下痢になることがあります。
2) 多い病気
①過敏性腸症候群（精神的緊張によって下痢をする）
②乳糖不耐症（牛乳を飲むと下痢をする）
③感染性胃腸炎（食中毒、ノロウイルスを含む）
④炎症性腸疾患（潰瘍性大腸炎、クローン病）
⑤腸管ベーチェット病
3) 医療機関へ行く必要があるとき
①下痢がなかなか止まらないとき
②食事が摂れないとき
③血便、腹痛や体重減少を伴うとき
④海外旅行から帰ったばかりのとき
⑤数名に同じ症状（下痢、嘔吐、発熱など）があるとき
4) 注意点
①海外旅行後の下痢の場合は、必ず医療機関に行って原因を特定してもらう必要があります。海外旅行中は生水を飲まない、不衛生な食品を食べないなど、食事や水には十分に注意しましょう。
②同じものを食べた数名に下痢があるときには、食中毒の疑いがあります。軽症でも必ず医療機関を受診しましょう。
③ノロウイルスは感染力が強く集団発生することがあります。トイレ後の手洗いが最も大切です。嘔吐に続いて下痢が起き、3日以内に改善します。
④頻繁に下痢がある場合にも医療機関を受診しましょう。過敏性腸症候群や乳糖不耐症には有効な治療薬があります。

12. 動悸

1) 原因
　心臓に原因があるものと、体の他の部位に原

因があるもの、精神的なものが三大原因です。

2）多い病気

①心臓に原因があるもの：心房細動・期外収縮・発作性上室性頻拍症などの不整脈

②心臓以外に原因があるもの：貧血、発熱、脱水、甲状腺機能亢進症

③精神的なもの：精神的緊張、うつ病、不安症、パニック症候群

3）医療機関へ行く必要があるとき

①原因に思い当たるものが無いとき

②頻繁に起こるとき

③脈が飛んだり、不整（不規則な脈）があったりするとき

④脈がいつもより非常に速かったり遅かったりするとき

⑤発熱があったり、疲れやすいとき

4）注意点

①動悸があるときに、手首の親指の付け根を触って、脈に乱れがないかを確認しましょう。乱れていれば不整脈です。

②不整脈であれば、起こっているときに医療機関で心電図をとってもらうと不整脈の原因がはっきりします。

13. むくみ（浮腫）

1）原因

むくみの多くは、皮下に過剰な水分が溜まってみられます。長時間立っていると誰でもある程度のむくみが足や下腿に出てきます。しばらく、足や下腿の皮膚を押さえてみると凹むことでわかります。また、靴下の痕がはっきり残ることで気付くこともあります。これが通常より顕著に出たり、範囲が広がったり、痛みを伴うときは異常です。

腎臓・心臓・肝臓の病気や、静脈・リンパ管の閉塞、薬などによって起こります。

急に顔面（特に口唇やまぶた）、舌、のどや手足が腫れる血管浮腫は特定の薬や遺伝によって起こります。腸が腫れて、腹痛となることもあります。

2）多い病気

①腎不全、ネフローゼ　　②心不全

③深部静脈血栓症（エコノミークラス症候群）

④痛み止めや利尿剤による浮腫

⑤特発性（原因不明のもの）

⑥腕や脚の皮下の炎症（蜂窩織炎）

⑦血管浮腫

3）医療機関へ行く必要があるとき

①尿の出が悪いとき、血尿があるとき

②動くと息苦しいとき

③片脚だけが腫れているとき

④急に体の一部が腫れるとき

4）注意点

①むくみのために利尿剤を内服すると、その後かえってむくみがひどくなることがあります。利尿剤は医師の指示に従って飲んでください。

②片脚だけが腫れる場合は要注意です。すぐに医療機関を受診して検査を受けましょう。

③両親に同じような急なむくみがあったり、口の内が急に腫れる時は必ず医療機関を受診しましょう。

14. 倦怠感（体のだるさ）

1）病的な倦怠感

倦怠感は、精神的・肉体的な負荷の後には誰でも経験するものです。しかし、睡眠など十分な休息を取っても改善がみられない

場合や、非常に疲れやすいため日頃の活動に支障があって十分にできないことが続くのは病的です。しばしば食欲低下を伴います。

2) 多い病気
①肝炎
②下垂体・甲状腺・副腎疾患（ホルモンの異常）
③貧血・血液疾患　　④うつ病
⑤糖尿病
⑥睡眠時無呼吸症候群（肥満の人や扁桃腺が腫れている人に多い）
⑦慢性疲労症候群　　⑧インフルエンザ
⑨栄養不足（特に亜鉛・ビタミン）

3) 医療機関へ行く必要があるとき
①十分睡眠を取っても改善しないとき
②疲れやすくて授業や実習に出席できないとき
③発熱や首などのリンパ節が腫れているとき
④毎日気分が落ち込んだり、好きなことが楽しめなかったりするとき
⑤体重が減ってくるとき
⑥いびきが非常に大きいとき（特に睡眠中に息が急に止まるとき）

15. 動物咬傷

1) 原因
　犬や猫などの動物に咬まれたり、引っ掻かれたりした時に、動物から細菌などの病原体が体内に入ることによって病気が起こることがあります。

2) 多い病気
①パスツエラ感染症
②黄色ブドウ球菌感染症
③連鎖球菌感染症
④バルトネラ感染症（猫ひっかき病）
⑤破傷風

3) 医療機関へ行く必要があるとき
　動物に咬まれたら、必ず医療機関で受診しましょう。たとえ小さい傷でも安心せず、下記の状態になったら緊急事態です。
①傷が化膿してきたとき、腫れてきたとき
②熱が出てきたとき、寒気があるとき
③口が開けにくくなったり、肩が異常に凝ったりするとき

4) 注意点
　咬まれたら、できるだけ早急に傷口を水道水で十分に洗いましょう。ペットであっても動物の口の中には細菌が多数いるため、安心はできません。

16. 虫刺症

1) 原因
　昆虫、特に蜂、ムカデ、ダニ、蚊などに刺された結果、それらが持っている毒そのものや、病原体が感染して病気が発症するものです。蜂に刺されたり、ダニに咬まれたりした場合、その後重篤な状態になることがありますから、特に注意が必要です。

2) 多い病気
①蜂刺傷…蜂に刺されて起こるアナフィラキシーショック（血圧低下や意識消失）。2回目以降に発症することが多く、特にスズメバチやアシナガバチで多い。
②ムカデ咬傷…ムカデに咬まれて起こる激しい痛みと腫脹
③ダニ咬傷…ダニに刺されてから約1週間で発症するツツガムシ病、日本紅斑熱、重症熱性血小板減少症候群（SFTS）などのダニ媒介感染症
④蚊刺傷…蚊に刺されてから約1週間で発

症するデング熱、マラリア（日本にはない）

⑤トコジラミ（南京虫）咬傷…トコジラミ（成虫の大きさは、5〜8mmで円形）が、主に夜間にヒトの四肢や首などの露出部を刺して吸血する際、トコジラミの唾液が皮膚に注入され、そのアレルギーによって痒く赤く腫れます。

3）医療機関へ行く必要があるとき
①刺された痛みや痒みが強いとき
②めまいや冷や汗がでるとき
③ダニやトコジラミに刺されたことに気が付いたとき
④熱が出てきたとき
⑤発疹が出てきたとき

4）注意点
　とにかく虫に咬まれないように注意しましょう。ダニに対しては、草むらや藪に入らないことです。もし、このような場所に入る場合には、長袖や長ズボンを着用しズボンの裾は靴下の中に入れる、首にはタオルを巻く、帽子や手袋を着用するなど、肌の露出部分を出来るだけ少なくすることが大切です。吸血虫のマダニに気が付いた際は、無理に引き抜くと一部が体内に残る場合があるため、皮膚科などに行って除去してもらってください。

　トコジラミは家具、寝具、カーテンなどに潜伏しています。専門業者による駆除が必要となることがあります。

17. 味覚障害

1）原因
　味を感じる舌の味蕾（みらい）の異常や薬、亜鉛不足、感染によって起こります。

2）多い病気
①ビタミンＢ12欠乏、亜鉛欠乏
②シェーグレン症候群（唾液分泌低下）
③COVID-19
④口腔カンジタ症
⑤歯周病
⑥甲状腺機能低下症
⑦抗アレルギー薬、抗うつ薬などの薬剤の副作用

3）医療機関へ行く必要があるとき
①味が急に分からなくなったとき
②発熱・咽頭痛・咳などを伴うとき
③味覚がなかなか改善しないとき

4）注意点
　急な味覚障害とともに発熱・咽頭痛や咳があればCOVID-19が疑われます。COVID-19の検査を受けましょう。それ以外は内科・歯科・耳鼻咽喉科を受診しましょう。

18. 発疹

1）原因
　ウイルスによる感染、アレルギー、膠原病など原因は様々で、急に起きるものと持続するもの、痒みや痛みを伴うものと伴わないものがあります。色や大きさも原因によって様々です。

2）多い病気
①感染症（風疹、伝染性単核球症、パルボウイルスB19感染症、急性HIV感染症、デング熱、ツツガムシ病、日本紅斑熱、梅毒など。全身に出て発熱を伴う）
②帯状疱疹（体の左右どちらかの一部に出て、ヒリヒリした痛みを伴う）
③蕁麻疹（急に盛り上がったもので、かな

り痒い。アレルギー反応の 1 つ）

④湿疹（肌荒れ、かぶれ。原因はアトピー
　性皮膚炎、接触性皮膚炎など）

⑤薬疹（薬の副作用）

⑥膠原病による発疹（全身性エリテマトー
　デス、皮膚筋炎、成人スティル病など）

3）医療機関へ行く必要があるとき

①熱もしくは痛みを伴うとき

②すぐに治らないとき、悪化してゆくと
　き、繰り返し起こるとき

③虫に刺されたり嚙まれたりした後

4）注意点

　原因が非常にたくさんあり、治療を急ぐ
必要がある場合もあるので、皮膚科もしく
は内科を受診しましょう。

（岐阜大学　森田浩之）

19. 不眠

→ 第 2 章第 1 節（P14）へ

20. めまい

→ 第 5 章第 13 節（P173）へ

21. 視力障害・眼の痛み・違和感

→ 第 5 章第 12 節（P169）へ

22. 鼻出血

→ 第 5 章第 13 節（P173）へ

23. 難聴・嗅覚障害

→ 第 5 章第 13 節（P173）へ

第 3 章

大学生活のけがや病気

第2節　救急時の対応

はじめに

　大学生活で起こりうる救急時の対応をあげています。あわてずに適切に対応するとともに命を大切にしましょう。

1.人が倒れたら　救急車の呼び方

　皆さんにとって119番通報をする（救急車もしくは消防車を呼ぶ）ことは、非日常であり大変勇気のいることかもしれません。また、そのような傷病者（要救助者）に遭遇した場合、どのように内容を伝えればよいか非常に悩むことでしょう。時には何を話すべきかを考えるあまり、通報を躊躇してしまうかもしれません。しかし、目の前で起きている傷病者の状況は刻々と変化します。できる限り早く、正確な通報をしましょう。

携帯電話・スマートホンからの119番通報については下記の点に留意してください。

● 市境付近での通報は、場所によって他の消防本部に電話がつながることがあります。その場合には、管轄の消防本部に転送します。電話をかけている場所の市町村名を把握してから通報しましょう。
● 住所であれば番地、近くの目標物などできるだけ詳しい場所を通報しましょう。
● 車を運転中に通報する場合、必ず安全な場所に停車してから通報しましょう。
● 再確認などのため、消防本部情報指令課から電話をする場合もあるので、通報後も電源を切らないようにしましょう。
● 地下街やトンネルなどからは、電話がかかりにくくなるので注意しましょう。

一般的な通報例　　119番のかけ方	
119番はあわてず、正確にすることが大切です。係員の質問に対して落ち着いて応えるようにしてください。	
■火事ですか、救急ですか？	
火事です。	救急です。
■場所はどこですか？	
岐阜市○○町○番○号です。（できるだけ番地まで応えて下さい。アパートやマンションであれば部屋番号までお願いします）道路であれば、信号機の住所表示等。	
■何が燃えていますか？	■何がありましたか？
○○さんの家が火事です。（燃えている状況や避難の状況についても係員の質問に協力をお願いします）	友人が倒れました。（意識の状態や既往症等についてもわかる範囲で応えて下さい。応急手当てが必要な場合、係員の指示に従ってください）
■名前と電話番号を教えて下さい。	
名前は○○です。電話番号は○○○-××××です。	

写真1.消防本部の救急指令台の様子

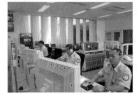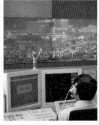

写真2.救急車の外観と内部の様子

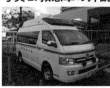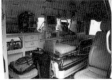

血圧計、心電図モニター、点滴や薬、酸素ボンベ、除細動器も装備されています
撮影協力：岐阜市消防本部

（岐阜大学　吉田隆浩・牛越博昭・小倉真治）

2. やけどをしたら

ひとくちにやけどと言っても、その原因はさまざまです。夏の日焼け、熱いポットのお湯、そして火事、これらはいずれもやけどを負います。

このようにやけどとは原因の如何に関わらず、熱刺激が皮膚を傷害する外傷（けが）であり、その範囲や傷害の深さによって重症度はさまざまです。軽症のやけどは家庭でも様子を見られますが、重症のやけどは病院で適切な治療を受ける必要があります。熱の刺激は皮膚の中をゆっくりと進行しますので、やけどは受傷後数日間は、悪化する可能性があることにも注意しましょう。

1) 比較的軽症のやけどへの対応

夏の日焼け、瞬間的な熱いものとの接触（調理中のフライパンに触った、ポットのお湯が飛んだ、など）によって負うやけどが該当します。通常、皮膚は赤くなり、熱感や痛みを伴います。また、水ぶくれができることもあります。

このような場合は、まず十分な量の流水による患部の冷却が有効です。流水は水道水で結構です。十分に冷却することにより、熱刺激が軽減され、やけどの進行が防げるとともに痛みも和らげます。

水ぶくれができている場合は、なるべく破らないようにします。絆創膏や清潔なガーゼで保護しましょう。水ぶくれが大きい場合や、痛みが強いときは十分に冷却した後に病院で手当を受けましょう。

これら比較的軽症のやけどは数日から数週間できれいに治ることが多いです。

2) 重症のやけどへの対応

加熱しすぎたお風呂に誤って入ってしまった、火事に遭遇し着衣に引火した、などによって負うやけどです。

受傷後早期から大きな水ぶくれを形成したり、皮膚が白く硬くなったりします（羊皮紙様（ようひししょう）と表現されたりします）。また、痛みを感じないこともあります。このような場合は、患部を冷却することも大切ですが、速やかに病院で手当てを受ける必要があります。特に、皮膚が白く、痛みを感じないやけどは重症のことがあり、適切に治療を受けないと悪化するので注意が必要です。

やけどの範囲（面積）も重要です。通常、手のひらの大きさは成人の体表面積の 1% に相当します。10% を超えるような広範囲のやけどは専門医療機関での治療が必要です。範囲の広いやけどでは冷却することによって体温が低下してしまいますので、医療機関を受診することを優先して下さい。重症の場合は、救急車を要請することも必要です。また、重症のやけどは軟膏治療で治癒しない場合、植皮手術が必要になることもあります。

やけどは通常、形成外科、皮膚科、外科などで診療を行っています。重症のやけどは地域の病院の救命救急センターが対応しています。

（岐阜大学　牛越博昭・小倉真治）

3. ヘビに咬まれたら・ハチに刺されたら

最も大事なことは予防です。ヘビであれば、不用意に茂みに入ったりしないこと、

ハチならば巣のあるところにむやみに近づかないなどです。また野外での活動では、長袖の衣服を着用することも重要です。

1）まず症状を確認しましょう

のどが詰まる感じがする、息がしにくい、喘息（ぜんそく）になったような呼吸の音がする、立つことができないほど体がだるい、繰り返し吐く、全身が赤くなるなどの症状がないか確認しましょう。このような症状がある場合は、「アナフィラキシー」といってショック症状を来し、命にかかわることがあります。必ず救急車を呼んで医療機関を受診してください。多くの場合は、咬まれた、または刺された後1時間程度で症状が現れます。なお、以前に同じような症状があった場合は危険性が高いので、十分注意しましょう。

現在では、アナフィラキシーに対して応急処置が可能な薬剤、エピペン®（アドレナリン自己注射薬）が携帯できるようになっています。アナフィラキシーの経験がある人は、医師に相談してください。ハチ以外の食物アレルギーにも使用されます。

2）ヘビに咬まれた場合

ヘビに咬まれた場合は、毒ヘビであるかどうかが問題になります。まずは咬み傷の歯形を確認してみましょう。11～13mm程度の幅で虫の刺し傷のような2つの歯形があれば毒ヘビであることが多く、早急な対応が必要です。特にマムシ、ヤマカガシ、ハブ（※ハブの生息域は奄美大島以南）では命にかかわることがあります。特に、咬まれた場所からの腫れのひろがりが早い場合、物が二重に見える場合、立つことができない程体がだるいなどの場合は、重症のサインです。

口で毒を吸い出すことや咬まれた部位の心臓に近い側を縛ることは、有効性が確認されていないため、勧められません。何より医療機関を早く受診して診察を受けることが重要です。症状の程度によっては、毒を中和するために抗血清を使用しなければならない場合や、集中治療室での治療を要することがあります。

3）ハチに刺された場合

ハチに刺された場合、まずは刺されたところをよく冷やしましょう。そのうえで刺された場所を安静にして医療機関を受診してください。多くはすぐに腫れてきますが、ときに1日近く経ってからも腫れてきたりすることがあります。特に、刺された部分から関節を2つ以上こえて腫れがひろがる場合は要注意です。

いずれの場合も、症状が軽いからといって安易に自己判断をせず、少しでも「おかしいな」と感じた場合は、必ず医療機関を受診するようにしてください。

（岐阜大学　牛越博昭・小倉真治）
（島根大学　山田法顕）

4.熱中症になったら

暑い夏、スポーツの試合やイベント中に熱中症で病院へ救急車で運ばれ、時には死亡したという事例が報道されています。熱中症は夏だけでなく冬でも、また屋外に限らず室内でも起こり得ることがわかっています。命にもかかわることですので予防、早期発見、早期対処ができるようにしておきましょう。

立ちくらみ、足がつる、だるい、目がまわる、歩くときにふらつくなど、これらはすべて熱中症の症状です。病院に行かなくても治るものから、命にかかわるものまでさまざまです。表のように、熱中症は重症度に応じてⅠ度〜Ⅲ度に分類されます。

熱中症の重症度分類

A. Ⅰ度
温熱による血管拡張や体内の塩分が足りなくなることが原因です。熱失神、熱けいれんと呼ばれることもあります。
【症　状】めまい、多量の発汗、欠伸（なまあくび）、筋肉痛、筋肉の硬直（こむら返り）、立ちくらみ
【対処法】涼しいところに移して安静にし、スポーツドリンクや経口補水液（水分のみでなくミネラルを含む）を飲ませましょう。症状が改善しない場合や悪化する場合は病院にかかりましょう。

B. Ⅱ度
熱疲労とも呼ばれます。脱水、塩分の喪失が原因です。
【症　状】頭痛、めまい、悪心・嘔吐、倦怠感、集中力や判断力の低下など
【対処法】点滴治療が必要ですので、すぐに病院に連れて行きましょう。

C. Ⅲ度
熱中症の最重症型であり、熱射病とも呼ばれます。全身の多臓器障害を起こすため、死亡率が高い怖い病気です。急に発症することもあり、要注意です。
【症　状】高熱、ボーっとしている、つじつまの合わない行動、ふらついた歩き方、けいれん、呼びかけても反応がない
【対処法】意識や呼吸を確認しながら、すぐに救急車を呼びましょう。意識が無い人にスポーツドリンクを飲ませようとしてはいけません。救急車が来るまでに余裕があれば、冷たいペットボトルやぬれたタオルで体を冷やしてください。ほかの病気の可能性もありますので、暑いところで倒れていたからといって、熱中症と決めつけるのは危険です。意識、呼吸がなければ心肺蘇生を開始してください。

1）熱中症の症状
症状、重症度ともにさまざまで、発熱、発汗だけではありません。汗をかかない、体温が上がらない熱中症もありますから注意が必要です。

2）熱中症になりやすい人
労働現場、スポーツ活動時、暑い夏だけでなく、春や秋、まれに室内では冬でも起こります。高齢者、幼児、体調の悪い人では特に注意が必要です。

3）熱中症を避けるために
体調が悪いときは無理をしないこと、また炎天下での長時間の運動は避けましょう。屋外では日よけや帽子を着用したり、日陰を利用したり、室内ではエアコンなどを使用して、室温、通気の環境整備に気を付けましょう。定期的に休憩をとり、発汗時には十分な水分と塩分（経口補水液、スポーツドリンクなど）をとるように心掛けましょう。

（岐阜大学　牛越博昭・小倉真治）

5. ひきつけ・けいれんを起こしたら

1）ひきつけ・けいれんとは
ひきつけは「強直性痙攣」といって全身が硬くなり反り返るような状態、けいれんは「間代性痙攣」といい手足をガクガクと震わせるものをいいます。ひきつけ・けいれんとも、「痙攣」という病気の中の一つです。手足が小刻みに震える「振戦」とは異なり、動きは関節をこえての大きな運動になるのが特徴です。もともとてんかんなどの病気のために、ひきつけやけいれんを起こしやすい人はいます。そのような人はけいれんを抑える薬を飲んでいることが多

いので、その情報がわかりやすいようにしておくとよいでしょう。また、身近にそういった人がいる場合には、どんな薬を飲んでいるかを知っておくとよいでしょう。

そのほか心臓発作（不整脈）により、けいれんを起こすことがあります。その場合は心肺蘇生処置が必要となります。

2）ひきつけ・けいれんが起こったら

けいれん、ひきつけを生じた場合は緊急事態です。すぐに救急車を呼びましょう。

けいれん・ひきつけが治まらなければ生命に関わりますし、一度止まっても再発することがあるためです。救急車を呼んだあとは、けいれん・ひきつけによるけがを防ぐためにも、できれば周囲の安全も確保しましょう。

すでにけいれんの原因が分かっている場合を除いては、何らかの病気を発症している可能性が高いため、医療機関を受診して精密検査をすることが必要です。

けいれんは止まっても、その後も意識がはっきりせず、手足の一部がうまく動かなくなることがありますが、あわてずに気道確保と呼吸に注意しながら、救急車を安全な場所で待ちましょう。呼吸が停止したままや意識がない場合は再度119番通報して指示を受けてください。

（岐阜大学　牛越博昭・小倉真治）
（島根大学　山田法顕）

6. 心肺停止になったら

心肺停止は誰でもなる可能性があります。テレビのドラマや映画などで心肺蘇生を行っている現場を見たことがありませんか？　も

し、心肺停止の人に遭遇したら皆さんがそれを行わなければなりません。万が一家族や友人、先輩など、大事な人が倒れたときあなたは助けることができますか？

心肺停止になった人を助けるために、あなたがどうすればよいかを説明します。

●心肺蘇生とは

突然心肺停止になったときに胸骨圧迫（心臓マッサージ）および人工呼吸を行うことを心肺蘇生（Cardio Pulmonary Resuscitation：CPR）といいます。心肺停止になった人に対して、すぐに心肺蘇生処置を行うことが、その人が助かるかどうかに大きく影響します。脳は心停止になって15秒で意識が消失、3〜4分で回復困難なダメージを受けるといわれています。このため、心肺停止に遭遇した場合は救急通報をするとともに、一刻も早く心肺蘇生を開始して、胸骨圧迫によって脳や全身の臓器に血液を送り込む必要があります。

● 自動体外式除細動器（Automated External Defibrillator：AED）の必要性

成人における突然の心停止は、「心室細動」といわれる致死的不整脈によって生じることが多いです。「心室細動」とは心臓が細かく震えてしまい全身に血液を送り出すことができない状態で、これを治療するには電気ショックによる「除細動」が必要となります。「心室細動」になってから電気ショックを行うまで、1分遅れるごとに社会復帰率が7〜10％ずつ低下するといわれています。そのためには一刻も早い（心停止から5分以内）電気ショックが必要ですが、日本で119番通報してから救

急車が現場に到着するまでは、平均で8分以上かかると報告されています。

このため、現場に居合わせた人がAED（自動体外式除細動器：**写真3**）を用いて電気ショックを行う必要があります。AEDは音声メッセージで操作法を指示し、粘着パッドを貼ることによりコンピューターが、電気ショックが必要かどうかを自動解析して、電気ショックをボタン1つで簡単に行うことができます（**写真4**）。

7. 心肺蘇生の方法

1）倒れている人を発見～反応の確認

誰かが突然倒れるところを目撃したり、倒れている人を発見した場合は以下のように行動しましょう。

①安全の確認

いきなり倒れている人に駆け寄らないでください。倒れている場所は車の往来がある道の真ん中ではありませんか？ガラスが散らばっていたりしませんか？助けようとして自分が傷ついてはいけません。まずは周囲が安全かどうかを確認してから近寄りましょう。

②感染防御

倒れている人は血まみれだったりしませんか？その方が家族でなければどんな感染症を持っているかどうかはわかりません。血液を介してうつるウイルスに感染する危険があります。血液には直接触れないよう気をつけましょう。また、あればビニール手袋やゴーグル、マスクなどを用いて自分の身体を守りましょう。

③反応の確認

倒れている人に近づいたら、両肩を優しく叩きながら大声で呼びかけましょう。「もしもし、大丈夫ですか？わかりますか？」呼びかけに対して目を開けたり、何か

写真3. いろいろなAED（自動体外式除細動器）

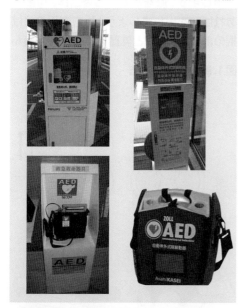

写真4. AEDセットの一例

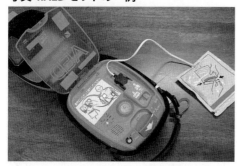

本体とパッドがセットされています。この機種はスイッチで成人用と小児用を切り替えます。

返答があったり、体を動かしたりしなければ、反応がありません。すぐに救急通報を行いましょう。

2）救急通報

「反応なし」であれば、倒れている人に重大事が起こっています（まだ心肺停止かどうかはわかりません）。まずは周りの人に大声で助けを求めましょう。

「誰か来て下さい。倒れている人がいます。」

人が集まってきたら、その人に119番通報を頼みます。また、近くにAEDがあるようなら持ってくるよう頼みます。できたら具体的に指示をしましょう。

「あなた、119番通報をしてください。」

「あなた、AEDを持ってきてください。」

もし、周りに助けてくれる人がいなければ、自分の携帯電話などで119番通報をし、あるならばAEDを持って行きましょう。AEDのある場所が表示されるアプリ（AEDマップ）もあります。

3）呼吸の確認

119番通報、AEDを手配したら、倒れている人の顔の横に座り、正常な呼吸をしているかどうかを確認します。倒れている人の胸を見て、呼吸で胸が動いているかどうかを判断します。呼吸の確認にかける時間は10秒までに判断しましょう。また、心停止の時は「死戦期呼吸」と呼ばれる特別な呼吸が見られることがあります。しゃくりあげるような呼吸が途切れ途切れに起こる呼吸のことで、このときは正常な呼吸でなく心停止と判断します。

正常な呼吸なのか、死戦期呼吸なのか分からない場合は心停止として行動してください。万が一、間違って胸骨圧迫をしても、命に関わるような影響を与えることはありません。それよりも、ここで胸骨圧迫を行わない方が救命できないことになります。

4）胸骨圧迫（心臓マッサージ）を行う

心停止と判断したら、すぐに胸骨圧迫を開始します。服を着ている場合は、可能であれば胸を出しましょう。片方の手の付け根の部分を、乳頭と乳頭を結んだ胸の真ん

図1.胸骨圧迫の方法

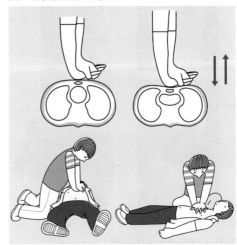

図2.胸骨圧迫をする場所（手の位置）

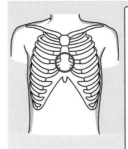

胸骨圧迫の要点
- 胸の真ん中（胸骨の下半分）
- 強く（胸が5〜6cm沈むまで）
- 速く（100〜120回/分のテンポで）
- 絶え間なく（中断時間は10秒以内に）
- 圧迫は十分に解除する

中やや下に置きます。次にもう片方の手を重ねて組みます。手の指は胸につかないようにしましょう。両肘をまっすぐにして真上から胸を強く押します（**図1**）。胸は約5cmの深さまで押し込みましょう。押した後は胸を元の高さに戻るように圧迫を解除します。これを1分間に100回から120回のテンポで絶え間なく行います（**図2**）。胸骨圧迫を行っていると次第に疲れてきて圧迫が浅くなったり、ゆっくりになったりします。「強く、速く、絶え間なく」胸骨圧迫を行うことが心肺蘇生で最も大事なことです。救急車が到着するまで頑張りましょう。周りに手伝ってくれる人がいるなら、1〜2分ごとに交代し、胸骨圧迫の中断が最小限になるよう続けましょう。1人であれば可能な限り頑張ってください。

（重要ポイント）胸骨圧迫をやめていいのは次のときだけです。

①救急車が到着して、救急隊に心肺蘇生を引き継いだとき
②AEDを使用するとき
③倒れている人が動き出したり、うめき声を出したり、普段通りの呼吸を始めたとき

5）AEDを使う

　心肺蘇生中にAEDが到着したらすぐに使用します。倒れている人の頭の横に置くと使用しやすいです。

写真5.適切なパッドの位置

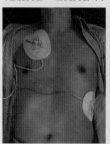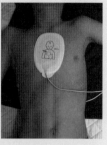

成人用
（右前胸部−左側胸部下）

未就学児用
（前胸部−背部）

パッドに描いてあるイラストのとおりに貼ります

AEDを使用する際の注意事項

※電極パッドを貼る時に注意する特殊な状況
①胸が汗や水で濡れているとき
　タオルなどで胸を拭いてから貼りましょう。
②湿布、テープなどが貼ってあるとき
　剥がして残っている薬剤を拭き取ってから貼りましょう。
③胸毛が多いとき
　パッドを貼ってみて、うまく作動しなかったら剥がして新しいパッドを貼りましょう。
④医療器具（ペースメーカなど）が埋め込まれているとき
　8cm以上離して貼りましょう。

（注意事項）
●2021年7月よりショックボタンのないAED（オートショックAED）が販売されました。このAEDは緑のロゴマークがついており（図3）、除細動が必要なとき、3秒後に自動でショックがされます。

**図3.
オートショック
AEDロゴ**

第
3
章

大学生活のけがや病気

AEDの操作

①電源を入れる

まず電源を入れましょう。機種によっては蓋を開けるだけで電源が入るものもあります。電源を入れれば使い方のアナウンスが自動に始まりますので、その指示に従って使用していきます。

②電極パッドを貼る

倒れている人の胸から服を取り除きます。はだけた胸に電極パッドを貼ります。パッドにはイラストが書いてありますので、それに従って貼ってください。一方のパッドを右胸部（右鎖骨の下）に、もう一方のパッドを左側胸部下（左脇の下5〜8cm下、乳頭の斜め下）に貼ります（写真5）。成人用と未就学児用の2種類のパッドが入っていることがあります。成人には成人用のパッドを使用しましょう。未就学児用は小学校入学前の小児に使用します。

③解析をする

パッドを貼ると、AEDが「体から離れてください」とアナウンスをします。AEDは自動で電気ショックが必要な状態かどうかの解析を始めます。この時に誰かが倒れている人の体に触れていると、振動でうまく解析できないことがあるので、声や身ぶりを交えて周りの人にも離れるように伝えましょう。

④電気ショックを行う

AEDは電気ショックが必要と判断すると、「ショックが必要です。充電中です。患者から離れてください」などとアナウンスを始めます。
もう一度、倒れている人に触れている人がいないか確認します。「わたしよし、あなたよし、周りよし」などと、声に出して確認しても良いでしょう。もし触れている人がいると、その人が感電して傷つくことがあるので、しっかり安全を確認しましょう。
充電が終了すると「ショックを実行してください」などのアナウンスが流れます。倒れている人からみんな離れていれば、点滅しているショックボタンを押してください。AEDのパッドとパッドの間に強い電気が流れます。電気ショックが終了したら、AEDのアナウンスに従ってすぐに胸骨圧迫を再開しましょう。AEDは2分後に再度解析を行います。その指示が出るまでは電源を入れたままで心肺蘇生を続けてください。AEDの電源を入れてからは、AEDの指示通りに蘇生を行いましょう。

コロナウイルス感染症流行期の一次救命処置の流れを図4に示します。

図4.COVID-19流行下の市民用一次救命処置の手順

COVID-19対応における変更点を緑字で示した。

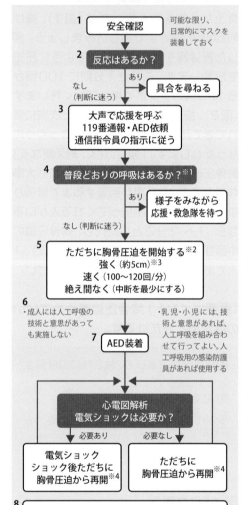

※1 傷病者の顔にあまり近づきすぎないようにする
※2 胸骨圧迫を開始する前に、マスクやハンカチ、タオル、衣服などで傷病者の鼻と口を覆う。救助者もマスクを着用する
※3 小児は胸の厚さの約1/3
※4 強く、速く、絶え間なく胸骨圧迫を！

出典：JRC蘇生ガイドライン2020（490ページ）より作成

[新型コロナウイルス感染症の流行拡大により救急蘇生法の指針追補（2020年5月）]が公表されました。

①反応と呼吸の確認観察時には傷病者の顔にあまり近づき過ぎない
②胸骨圧迫の前に可能ならばハンカチやタオルを傷病者の鼻口にかぶせる（マスクや衣服でも代用可）
③胸骨圧迫のみの心肺蘇生を行う（人工呼吸は省略）
④事後に速やかに石鹸と流水で手と顔を十分に洗う（傷病者の鼻口にかぶせたハンカチやタオルなどには直接触れずに廃棄する）　心肺蘇生はエアロゾル（ウイルスなどを含む微粒子が浮遊した空気）を発生させる可能性があるためです。

最後にどのように心肺蘇生を行ったらよいか次の例で考えてみましょう。

〈事例1〉あなたは友人とショッピングモールに買い物に行きました。目の前で中年の男性が胸を押さえながら倒れました。周りの人も集まってきました。あなたはどうしますか？
〈行動例〉意識・反応の確認をした後、周囲の人たちに119番通報、AED を持ってきてもらうよう頼み、心肺蘇生を胸骨圧迫から開始しましょう。救急隊が到着するまで、胸骨圧迫を続けます。周りの人や友人の協力が得られるなら、1〜2分ごとに胸骨圧迫を交代してもらいましょう。AED が到着したら電源を入れて使用しましょう。

〈事例2〉あなたは休日にサークルの友人たちと公園で野球をしていました。投手をしていた友人が、打者の打ち返した打球を直接胸に当てて、倒れてうめき声をあげて意識がなくなりました。400m 程離れた公園事務所に AED があります。あなたはどうしますか？

〈行動例〉スポーツなどで胸に強い衝撃が与えられることで発生する「心臓振盪（しんとう）」といわれる不整脈による心停止の状態が考えられます。反応の確認後、友人たちに119番通報、AED を持ってくるのを頼みましょう。心停止であればすぐに心肺蘇生を胸骨圧迫から開始し、AED が到着次第、電源を入れて使用します。胸骨圧迫は1〜2分ごとに交代しましょう。救急車が到着するまで絶え間なく行います。状況がわかる方が救急隊に報告してください。

（岐阜大学　牛越博昭・小倉真治）
（中濃厚生病院　名知祥）

<もっと知りたい人のための本>
・改訂6版, 救急蘇生法の指針, 2020, 市民用, へるす出版, 2021年9月
　一般市民による救命処置や応急手当についてわかりやすく書かれています。

※その他、岐阜大学医学部救急・災害医学教室では救急蘇生講習会を定期的に開催しています。

第3章

大学生活のけがや病気

第3節　実験・実習の安全対策

大学では、実践的な学習機会も多くなります。新しい知見を得るために、思考に思考を重ね、学問に没頭するということは、とても楽しいものです。しかし、さまざまな環境では危険と隣り合わせのこともあることを念頭においてください。ここでは、実験・実習中の事故を防ぐための対策（危機管理）について説明します。

1.ハインリッヒ（1：29：300）の法則とヒヤリハット

米国の損保会社の技術調査部で働いていたハインリッヒ（Heinrich H.W.）は、多数の保険請求案件から労働災害事例を分析して「1件の重大事故（重傷以上）が発生する背後には、29件の軽傷を伴う事故があり、その背後には300件のヒヤリハットがある」ということを明らかにしました。ヒヤリハットとは傷害にまでは至らないものの"ヒヤッ"としたり"ハッ"とした経験事例のことを言います。さらに、その背後には、不安全な行動や状態が幾千も存在すると言われています（図1）。つまり、事故の裏には、その原因となり得る現象が隠れているのです。ヒヤリハットは重大事故の予兆で

あるという認識を皆さんが持つ必要があります。もし、"ヒヤッ"としたり、"ハッ"としたら、隠すのではなく報告して関係者全員で情報を共有し、再発予防対策を立てることが大事です。このような行動の積み重ねが、重大事故を防ぐことにつながります。

2.改善（KAIZEN）

今や、"KAIZEN"（改善）は英語になっています。"常により良い質を求めて改良をし続けること"を意味する、ふさわしい英単語がないのでKAIZEN approachなどと英単語として使われているのです。KAIZENは、第2次世界大戦後の疲弊した日本の工業生産現場で、さかんに実践されました。厳しいコストカットの中でも消費者が満足する品質の高さを求めて努力し続けたことが今日の日本のものづくりの成功と信頼を勝ち得たことは皆さんもご存知のとおりです。現場で、計画立案（Plan）、実行（Do）し、その結果を分析（Check）してより良い行動につなげる（Action）ことが、改善（KAIZEN）です。この一連の流れをPDCAサイクルと言い、改善しつづけることを「PDCAサイクルを回す」などと言います。現場の実務者が問題意識を持って、自ら考え、工夫し、より良い質、効率、安全を目指していくことで、世界トップ企業の礎を築いたトヨタのカイゼン方式は、世界中のものづくり現場のお手本になっています。トヨタ流改革（Toyota Production System；TPS）とも言われ、中でもジャスト・イン・タイムや5S（ゴエス）は有名です。

図1. ハインリッヒの法則

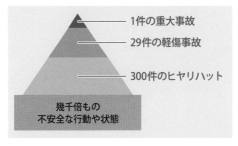

- 1件の重大事故
- 29件の軽傷事故
- 300件のヒヤリハット
- 幾千倍もの不安全な行動や状態

　ジャスト・イン・タイム（Just-in-Time；JIT）は必要な物を必要な時だけ必要な量のみ用意して、生産することです。つまり無駄を削ることです。5Sは、「整理、整頓、清掃、清潔、躾」のSからはじまる言葉を指します。現在は、それぞれSからはじまる英語にも訳されています。
（5S：Stood for sort, Simplify, Sweep, Standardize, Self-discipline）

　さまざまな企業や組織が独自のアレンジを加え実践しています。「作法」を加え6Sとしたり、「良い社員、良い会社、良い製品」の3つの品質（Quality）を加えて「3Q6S」活動とも言われます。「良い研究者、良い研究室、良い実験」の3Qに加え6Sを実践すれば、実験効率も良くなり、良い実験結果が期待できるはずです。

5S（ゴエス）

整理…要るものと要らないものを分けて、要らないものを処分することです。
整頓…整理した結果、残ったものは必要な物のはずですが、それらを使いやすい場所に置くことです。使用頻度や作業の手順を考えて、誰でもわかりやすいように、どこに置くかルールを決める必要があります。
清掃…必要な時にすぐ作業ができるよう、ゴミやヨゴレのない作業現場にしておくことです。
清潔…整理、整頓、清掃された職場環境を保つ活動や工夫のことです。
躾…以上のような作業環境の改善を各自が守る習慣を徹底していくことです。

3. 保護具の着用

　実験室・実験机は共有ですから、たとえ、あなたの実験では安全な蒸留水しか使わなかったとしても、実験机の向かい側では手袋・ゴーグル・マスク・実験着（白衣）で

実験中の事故事例

a. ガラス器具
ガラス製ピペットをピペッターに装着する場合、押し込む力加減が分からずピペットを折ってしまい、その折れた部分を手に突き刺してしまうことがよく起こります。とても鋭利なガラスですから、縫合を必要とするような深い切り傷になることも経験します。実験用ガラス器具は極めて精巧に作られていますから、滑りやすく、わずかな力で破損させてしまうことがあるのです。取扱いには常に慎重さが必要です。万一、ガラスを破損させてしまったら、責任を持って安全に処理しましょう。机上で割れた破損ガラスを雑巾で拭いたままにしておくと、そのことを知らない次の人が雑巾を絞って手に大けがをするということも起こりえます。

b. アセトン
アセトンは器具の洗浄によく使用されますが、引火点が低く非常に燃えやすい性質があります。アセトンで洗浄した器具を、そのままドライヤーで乾かすと、ドライヤーの熱が器具内に残存していたアセトンに引火するという事故が起こりえます。近くに置いてあった洗浄後の廃液アセトンに飛び火し、あっという間に一面が火の海になるという事故も発生しています。

c. 酸・アルカリ
酸やアルカリを使用するときは、特に肌の露出部分を少なくして付着を予防すべきです。万一、皮膚に飛散した場合は、すぐにティッシュなどで吸い取り（拭き取ると薬物が広がることがある）、大量の水で洗い流さなくてはいけません。大量の水で流しても、時間がたってから皮膚の損傷が進む薬剤もありますから、必ず薬剤の安全データシート（SDS）を確認して応急処置方法を確認しなくてはいけません。皮膚浸食性の強い薬剤では、水洗しながら救急車で救急受診すべきです。

d. 熱傷・凍傷
実験作業の中では、さまざまな液体を沸騰させたり、凍結したりします。熱傷や凍傷を防ぐためには、試験管バサミ、鉗子、耐熱手袋などの使用を習慣化しなくてはいけません。布手袋の着用だけでは、思わぬ危険を伴います。液体が突沸して布手袋が濡れたり染みこんだりすると、布手袋はなかなか脱ぐことができないからです。結果、布手袋全体を介して手掌や手背全体に及ぶ広範囲の皮膚障害を引き起こしてしまいます。

第3章

大学生活のけがや病気

防御しながら濃硫酸を使用している人がいるかもしれません。何かの拍子に濃硫酸が飛散するということが起これば、あなたも影響を受けかねません。このように考えていくと、実は、実験室は危険なところであることが分かります。ですから、実験室に入る時には手袋・ゴーグル・実験着の着用は基本です。一般的な眼鏡はゴーグルの代用にはなりません。手袋も使用目的に合致したものでなければなりません。使用薬剤に溶けてしまうような材質の手袋では、意味をなさないからです。実験着も皆さんの身体を保護する意味で重要です。

ところで、実験室の机上にごく少量こぼれていた薬品に皮膚が敏感に反応して、顔や手など全身が真っ赤に腫れ上がってしまうこともあります（自己感作性皮膚炎）。実験室の机上は整理と同時に、肌の露出を最小限にして薬品や実験試料と無意味な皮膚接触を避ける必要があります。

4.安全データシート（Safety Data Sheet：SDS）

SDSは、化学物質および化学物質を含む混合物を譲渡または提供する際に、その化学物質の物理化学的性質や危険性・有害性及び取扱いに関する情報を化学物質等を譲渡または提供する相手方に提供するための文書です。危険性・有害性だけでなくばく露した際の応急措置、取扱・保管方法、廃棄方法も記載されています。実験で使う薬品はSDSをよく読んで特性を理解しておきましょう。SDSは、SDSライブラリ（Japan Chemical Database Ltd.sds.jcdb.jp/sdslibrary/i/Top）で検索できます。

5.有機溶剤

有機溶剤とは、他の物質を溶かす性質をもつ有機化合物の総称で、溶剤として塗装、洗浄、印刷等の作業に幅広く利用され、化学実験でもよく使われます。有機溶剤中毒予防規則の対象となるものは54種類あり、有害性の程度などにより、第1種、第2種、第3種の3つに分類しています。このうち第1種、第2種有機溶剤に関わる作業を屋内で行う場合は、その有機溶剤が作業環境中にどの程度の濃度測定されるか調べ、評価することが義務づけられています（作業環境測定）。有機溶剤は常温では液体ですが、一般に揮発性が高いため蒸気となって実験者の呼吸から体内に吸収されやすく、油脂に溶ける性質があるので実験者の皮膚からも吸入されます。一度にたくさん吸い込むと頭痛、めまい、吐き気などが起き、重症例では死に至ることもあります（急性中毒）。長期間暴露されると、肺や皮膚から入った溶剤が脳神経を侵して精神・神経障害を起こしたり肝臓・呼吸器・皮膚症状なども起こします（慢性中毒）。動物実験で発がん性（長期毒性試験の結果、哺乳動物に癌を生じさせることが判明したもの）が確認された化学物質も有機溶剤として使用されるものがあります。必ず局所排気装置（ドラフトチャンバーなど）が完備した環境で有機化合物を使用し、吸入したり肌に触れたりしないようにせねばなりません。このような装置が不十分の場合は、呼吸用保護具（防毒マスク）の着用が必要です。

有機溶剤中毒予防規則は、「有機溶剤業務に常時従事する労働者に対して、雇い入れの際、または当該業務への配置替えの際およびその後６カ月以内ごとに１回、定期に、健康診断を実施」することを定めています。このような特殊健康診断についての法的規定は、現在のところ学生にはありませんが、職員と同じような条件で作業している学生には、職員（労働安全衛生法）に準じて実施することが望ましいと考えられます。特殊健康診断時には、有機溶剤による自覚症状がないか確認されます。例えば、頭重、頭痛、めまい、悪心、嘔吐、食欲不振、腹痛、体重減少、心悸亢進（胸がドキドキすること）、不眠、不安感、焦燥感（焦り感がつのること）、集中力の低下、振戦（ふるえ）、上気道または眼の刺激症状などです。また、他覚症状（皮膚または粘膜の異常、四肢末端部の痛み、知覚異常、握力減退、膝蓋腱・アキレス腱反射異常、視力低下、など）についての検査もあります。

6. 特定化学物質

特定化学物質は癌、皮膚障害、神経障害などを発症させる恐れの大きい化学物質で、52種の化学物質（第１類物質、第２類物質、第３類物質）があります。特定化学物質の業務についても、作業環境測定、作業記録の保管、特殊健康診断の受診が、特定化学物質障害予防規則で義務付けられています。この特殊健康診断についての法的規定も現在のところ学生にはありませんが、職員と同じような条件で作業している場合には、職員（労働安全衛生法）に準じて実施することが望ましいと考えられます。

7. 電離放射線

電離放射線障害防止規則は、放射線管理区域内での作業に対して、外部放射線の防護、汚染の防止、特別教育、作業環境測定、健康診断、作業記録の提出などを義務付けています。電離放射線使用者の健康診断項目には、①被ばく歴の有無の調査およびその評価、②白血球数および白血球百分率の検査、③赤血球数および血色素量またはヘマトクリット値の検査、④白内障に関する眼の検査、⑤皮膚の検査、があります。

8. おわりに

大学の実習や実験では、危険物を取り扱う機会も増えます。正しい知識を持ち、自らの身を守るための冷静な判断が要求されます。少しでもヒヤリとすることがあったら、すぐに安全衛生管理者に報告し、教員と一緒に改善策を実行しましょう。また、特殊健康診断や作業環境測定の対象となる場合は、必ず受け、その結果を正しく理解して、安全な実習・実験環境の維持に役立ててください。

（岐阜大学　山本眞由美）

<もっと知りたい人のためのURL>
・日本試薬協会
　http://www.j-shiyaku.or.jp/
・特定化学物質障害予防規則、電離放射線障害防止規則（安全衛生情報センター）
　https://www.jaish.gr.jp/ 〉法令・通達（検索）
・厚生労働省「職場のあんぜんサイト」
　http://anzeninfo.mhlw.go.jp/
・日本化学工業協会
　https://www.nikkakyo.org

第4節　スポーツ外傷・障害
（スポーツ外傷の正しい対処方法）

　スポーツは、競技という側面以外に心身の健康のためにも推奨されるものです。しかしながら、不意の動作で怪我に見舞われたり、痛みを我慢してスポーツ活動を続けたりすることで障害が悪化することがあります。健全なスポーツ活動を継続するためには、けがや障害に対しての適切な知識や処置方法を知る事が大切です。そこで、この節ではスポーツ外傷・障害に対する注意と処置方法について述べます。

1. 外傷と障害

●スポーツ外傷
　1回の急激な外力が加わって起きるけがをいいます。捻挫・打撲・骨折・筋挫傷がこれにあたります。

●スポーツ障害
　使いすぎや不適切な状態でスポーツを繰り返し行った結果、症状が現れる状態です。疲労骨折・投球障害・使い過ぎ症候群などがこれにあたります。

2. 外傷編

1）骨折
　骨の連続性が断たれた状態をいいます。一般に「ひび」と呼ばれる状態も不全骨折という骨折状態です。骨折をした場合は、腫脹と変形を伴い痛みが強いことが一般的ですが、時には痛みがそれほど強くなく、打撲かな？と思われることもあります。しかしながら、骨折の治療を適切に行わなかった場合は偽関節（骨がくっつかない）という状態になることや、変形治癒（元

の骨の形態とは違った状態で治る）することがあり、機能障害を起こすことがあります。そのため、痛みを伴う状態やおかしいと思ったら、すぐに整形外科を受診してレントゲン検査を受け、適切な治療（徒手整復・ギプス固定・手術など）を受けることが重要です。

写真1. 舟状骨骨折偽関節（親指の根本の骨）

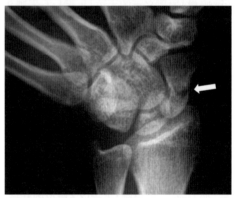

スノーボードで転倒して右手を雪面について受傷。捻挫と思い3カ月様子をみていたが、物を持つ際の痛みがとれないため受診

2）脱臼
　関節が本来の位置からずれる状態をいいます。よくみられる脱臼の一つに肩関節脱臼があります。肩関節脱臼は完全に外れて自分では脱臼を戻すことができない状態と、亜脱臼といって完全に外れずに自分で戻すことができるものがあります。しかし、どちらの状態も脱臼・亜脱臼に伴って関節内の構造体を損傷していますので、適切な処置を行わないと、反復性脱臼といって何度も繰り返すようになり、手術治療が必要となります。また何度も外していると骨が削れてなくなるため、骨移植術が必要となることがあり、初めて肩を脱臼して自

写真2.肩関節の3D-CT画像 反復性肩関節

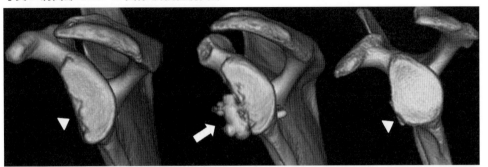

左：脱臼を数十回繰り返している症例（スノーボード）。関節の骨が30%以上欠損している　中：左の症例の骨移植後
右：3回脱臼の症例（ラグビー）。骨欠損はまだわずかである

分で関節が戻せた場合でも、整形外科を受診して検査をしてもらい、一定期間の固定をする必要があります。

3）捻挫

関節の許容範囲を超えた動きを強いられたときに生じ、関節を取り囲む組織が損傷されます。代表的なものに足関節捻挫があります。足関節を内側にひねることによっ

写真3.距骨・骨軟骨損傷

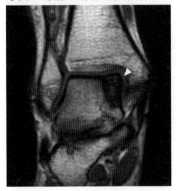

スノーボードで足部を捻転して受傷、当初は捻挫で加療されていたが、半年経過しても踏み込んだときの痛みが残存するため病院を受診。精密検査（MRI）にて骨・軟骨損傷が判明

て発生しますが、多くは足関節の外側の靭帯（前距腓靭帯）が損傷します。難治性のものには骨挫傷を起こしているものもあります。また剥離骨折を伴った例も多いため、必ず整形外科での検査が必要です。初期治療としては、足関節の固定を行います。そのため受傷早期の受診が勧められます。放置しておくと痛みが長期化したり、容易に捻挫を繰り返したりします。痛みが持続するときは、軟骨損傷を受傷していることもあり、MRIでの精密検査が必要となります。

4）膝の靭帯、軟骨、半月板損傷

頻度の高い膝の外傷で前・後十字靭帯損傷、内・外側側副靭帯損傷、軟骨損傷、半月板損傷があります。これらの外傷を放置すると、痛みが続いたり悪化して変形性関節症などの重い後遺症につながることがあります。

5）筋損傷（肉離れ）、腱断裂

筋損傷（肉離れ）では疼痛を伴い近傍の関節を動かしにくくなるのに対し、腱断裂

（アキレス腱断裂など）では痛みはあまりありませんが近傍の関節に力が入りにくくなります。筋断裂の多くの場合は、安静、固定、リハビリテーションで治療されます。一方、腱断裂は手術治療が必要になることがあります。

写真4. 前十字靭帯損傷

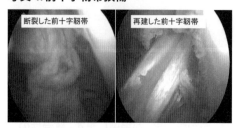

サッカーで膝を捻って受傷。関節内出血を認めた。MRIで前十字靭帯損傷と診断され、靭帯再建術が行われた

写真5. アキレス腱断裂

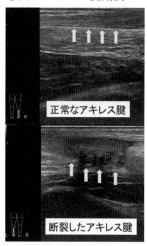

バスケットボールで着地した際にアキレス腱部に衝撃を感じ、痛みはそれほどなかったが、足首の力が入りにくかった。超音波エコーでアキレス腱断裂と診断

3. 障害編

1）使い過ぎ症候群

　野球肩・水泳肩・ジャンパー膝と呼ばれたりするように、ある競技を行っていると、よく使う部位に痛みが起こりやすくなることがあります。初期は筋肉の痛みや軽度の炎症程度ですが、痛みを我慢して使い続けることで、組織を損傷し不可逆的な変化をもたらすことがあります。多くは不良なコンディション（体の柔軟性・使い方）でスポーツをし続けることで障害を来しています。そのため障害発生時には適切な障害部位の診断を整形外科に受診してみてもらい、結果に合わせて局所安静を行いながら、適切な動きが獲得できるようにするための全身の柔軟を行い、スポーツへの復帰を目指します。

2）腰痛症

　腰痛はよくある症状ですが、腰痛の中にも筋・筋膜性腰痛症から、背骨の節（椎体）と節の間にある椎間板という組織が突出する椎間板ヘルニアによるもの、腰椎分離症と呼ばれる状態のものまであります。

　背骨の中には神経が通っていますので、この神経を圧迫するような状態になると坐骨神経痛と呼ばれるおしりから下肢への電撃痛が出現することもあります。急性期は安静と消炎鎮痛剤による治療を行いますが、慢性期ではストレッチ・筋力訓練を行ったりします。特に下肢痛などの神経症状が出現している場合は、MRIでの精密検査が必要になりますので整形外科の受診を早めにしましょう。

4. 外傷・障害を予防するために

　外傷は突然起きますが、集中力が途切れ

図1.運動連鎖のイメージ（投球動作）

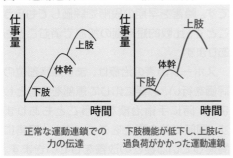

正常な運動連鎖での
力の伝達

下肢機能が低下し、上肢に
過負荷がかかった運動連鎖

図2.ストレッチの方法

目的とした筋肉を、反動をつけずにゆっくりと1分くらいかけて伸ばしましょう。

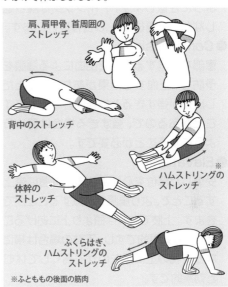

肩、肩甲骨、首周囲の
ストレッチ

背中のストレッチ

体幹の
ストレッチ

ハムストリングの
ストレッチ※

ふくらはぎ、
ハムストリングの
ストレッチ

※ふとももの後面の筋肉

たときに発生しやすいので、スポーツ活動中は適度な休憩を挟むことが重要です。また練習する場所の手入れが悪いと転倒や不要な怪我の原因となりますので練習前後のグラウンドの整備などはしっかり行うようにしましょう。

　スポーツにおける体の使い方は運動連鎖と呼ばれ、力を効率的に伝えることで、目的とする動作のパフォーマンスを最大に発揮します。言い換えれば、この運動連鎖が効率的に行われないと障害を起こすことがあります。例えば野球選手が球を投げるという動作は、下半身で作ったエネルギーを上肢に効率的に伝達する動作です。その際に股関節の動きが悪いと上肢への力の伝達がうまく行われず、上肢への過度の負荷がかかり、障害発生の原因となることがあります。そのため障害予防において、運動連鎖を効率的に行えるよう全身の筋肉の十分な柔軟体操を行うことが重要です。

5.外傷・障害時の対処法

1）外傷時の対応

　急性期の外傷で重要なのは「患部を腫れ

させない」ということです。そのために最初にRICE（ライス）と呼ばれる4つの行為を行います。Rest（安静）Icing（冷却）Compression（圧迫）Elevation（挙上）です。その応急処置を行った後に整形外科を受診し、適切な治療を行ってもらうことが重要です。

現場で行うRICEについて

● Rest
　まずは運動を中止して安静にします。患部を支えるもの（副木）がある場合は、包帯やタオルなどを用いて副木で患部を固定するとさらに安静が保てます。

● Icing
　ビニール袋に氷水を入れ氷のうを作成して局所を冷やすと、冷却効率が良く効果的です。冷やす時間は15〜30分程度

です。直接皮膚に当てるのではなくタオルの上などから行って、凍傷にならないように注意します。アイシングは繰り返しながら受傷後1～3日程度行います。

● Compression
患部を圧迫することで出血による腫脹を予防し、止血する効果があります。ただし圧迫が強すぎると神経障害などを来すことがあるので、強すぎる場合は弱めるようにすることが必要です。

● Elevation
受傷した部位を心臓より高い位置に挙上することで、より腫脹を軽減することができます。上肢であれば頭より上にあげることでより効果的ですし、下肢の場合は横になって枕の上に足をのせて高くして休むと効果的です。

2) 障害発生時の対応
障害発生時は外傷と違い、ある程度許容できる疼痛の場合、無理にスポーツを継続しがちです。しかしながら症状が増悪してからでは組織の損傷もひどくなり治療が長期化することがあります。痛みが持続する場合、まずは整形外科を受診し、障害部位の診

断、障害の程度を評価してもらうことが重要です。障害を早期の段階で評価してもらうことで、比較的短期間の加療で済むこともあります。

スポーツ障害の治療は、まず障害部位の評価を行い、必要に応じて患部を安静とします。時に手術治療を行うこともあります。同時に体の硬さをチェックし、障害に関連している硬さの改善をしていきます。徐々に強度を上げていきながら元の競技への完全復帰を目指していきます。

6. 最後に

大学生になって、今まで行ってきたスポーツを続ける人もいるでしょうし、初めて行うスポーツに熱中することもあるでしょう。大学生活は非常に楽しい毎日が待っていると思いますが、これまで以上に自己管理が必要になってきます。スポーツ外傷・障害は自己判断することなく、おかしいなと思ったら整形外科を受診し相談してください。

（岐阜大学　寺林伸夫・小川寛恭）

図3. RICE の4つの行為

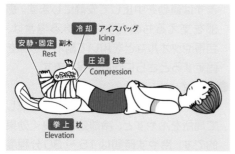

<もっと知りたい人のためのURL>
・岐阜大学整形外科
　http://hosp.gifu-u.ac.jp/seikei/
スポーツドクターの検索をしたい人
・日本整形外科スポーツ医学会
　http://www.jossm.or.jp/
・日本体育協会
　http://www.japan-sports.or.jp/
近所の整形外科医を検索したい人
・岐阜臨床整形外科医会
　http://www.gcoa.jp/

第５節　けがの処置

1. 創傷（傷）の基礎知識

1）創傷（傷）とは

　損傷（外傷：injury）には、振盪症、機械的損傷、非機械的損傷に大別されます。創傷いわゆる「きず」は機械的損傷であり、さらに皮膚・粘膜の離断を伴う開放性損傷と、伴わない非機械的損傷に分類されます。非機械的損傷には強酸、アルカリなどの化学物質による損傷と、温熱、電気、放射線などの物理的な原因によるものがあります。ここでは機械的損傷のうち開放損傷によるきずに対する処置について述べます。

2）機械的損傷の種類

　機械的損傷には、以下のような種類があり、創の形状にそれぞれの特徴を示すことから、それぞれ対応は異なります。よって何によって損傷したのかは重要な情報とな

ります。後述する応急処置をし、異物が取り除ききれない場合、深い場合、感染（化膿）の可能性のある場合、なかなか治らない場合には医療機関の受診を勧めます。

①切創（切り傷）：鋭利な刃物によりつくられ、きずは平滑で、組織の挫滅が少なく、血管も鋭的に切断されるため比較的出血が多くなります。手術創、ナイフや包丁、ガラス片、日本刀などによるきずをさします。異物の混入は少ないので新しいきずであれば、大きいものはすぐ縫合する対象となります。（図1a）

②刺創（刺し傷）：先端の鋭い物体が突き刺さってつくられます。先端の鋭いナイフ、木の枝、鉛筆など原因は多様です。きず口は狭いが、深いことが特徴です。物体の先端がきずに残っていないことや、例えば

図1. 各種の機械的損傷

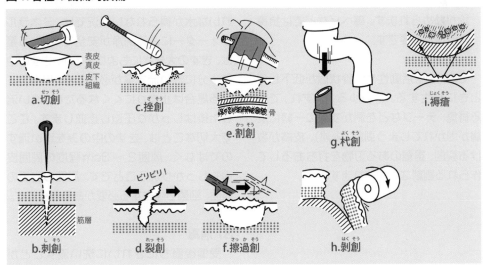

a.切創　　c.挫創　　e.割創　　g.杙創　　i.褥瘡

b.刺創　　d.裂創　　f.擦過創　　h.剝創

表皮／真皮／皮下組織／骨／筋層／ビリビリ！

倉本秋、穴澤貞夫監修「創傷の種類と定義 ドレッシング」より

第３章　大学生活のけがや病気

深部臓器（筋肉や内臓など）損傷などをしていないかの注意を払う必要があります。（**図1b**）

③挫創：鈍的外力によってつくられる皮下組織に及ぶきずをいいます。凹凸かつ不整形で、周囲組織にも挫滅があることが特徴です。出血は少ないですが、周囲組織も傷んでいることがあります。周囲皮膚への治療も必要です。（**図1c**）

④擦過創（擦り傷）：比較的鋭利な外力が、皮膚とこすれた方向にできるきずをいいます。きずは線状になり比較的浅いことが多いです。（**図1f**）

⑤咬創（噛み傷）：歯牙によって噛まれたり、噛みちぎられたりしてつくられたきずをいいます。小動物から人までさまざまです。口腔内は常在菌が存在するために、感染の危険が高く、直ちに医療機関の受診が勧められます。毒ヘビなどでは抗毒素治療が必要です。

そのほか、活動性や栄養状態が低下したときに発生する、いわゆる「床ずれ」である褥瘡、テープなどを剥がす際に一緒に皮膚が剥がれてしまう剥創（後述）、皮膚が裂ける裂創、重量のある刃物を打ちおろして作られる割創などがあります。

2. きずの処置・基本的な考え方

1）止血

　きずから出血している場合は、まず出血部位を圧迫し止血を行います。きずのなかに異物が残っている場合は、軽く洗ってから止血を行います。きずが深く動脈まで損傷している場合はなかなか止血しないことがあり、体幹側の動脈上を圧迫しつつ、タオルやハンカチなどで縛るなどして医療機関に受診します。

2）洗浄

　きずの中に、土砂やガラス片、金属片など異物が残ると、細菌による感染（化膿）を来しやすく、治りをさらに遅くしてしまいます。まず、直ちに水道水（できれば36～37℃程度）で洗い流します。ぬるめのシャワーでもよいです。滅菌された生理食塩水である必要はなく飲水できるような水であれば十分です。反対に、洗浄のためのきれいな水が得られない状況では、ミネラルウォーターによる洗浄が安全です。洗う量は、きずの大きさにもよりますが、きずの中を十分に洗い流す量が必要です。出血している場合は止まりにくくなるため、洗い流した後はしっかり圧迫し止血します。ここで大切なことは、きずの中のみを洗い流すのではなく、周囲2～3cm程度の周囲皮膚もしっかり洗うことです。周囲の皮膚の雑菌、細菌も除去する必要があるからです。

3）消毒

　受傷後直ちにきれいに洗い流すことができれば、異物を洗い流した後、基本的に

は消毒は必要ありません。しかし、きれいに流しきれない可能性のある場合や、汚い状況でのきずは消毒が必要な場合があります。その場合は、市販の消毒剤で消毒をします。受傷後、2、3日後に軽く赤く腫れ上がるのは様子をみてよいですが、それ以降もきずの周囲の皮膚が広範囲に赤く腫れ上がったり、熱感がひどくなってくる場合、明らかに膿がたまっているような場合は、細菌が悪さをし、感染している可能性があるので、医療機関の受診を勧めます。全身的に熱が出たり、周囲の皮膚が赤黒く紫色になるくらいに腫れ上がってくるような場合（蜂窩織炎）には、菌が全身に影響を及ぼす敗血症という重篤な状態になることもあります。抗菌剤の投与など全身的な処置が必要となり、放置せず早急に医療機関の受診をする必要があります。

4) きずの被覆（ドレッシング）について
①非固着性のガーゼ

きずが浅く、出血も少なくすぐ上皮に覆われ乾いてくるような浅い場合では、保護程度の絆創膏で構いませんが、滲出液が多く、深い場合には、更なる損傷や殺菌による汚染を予防するために、保護する必要があります。保護する方法として、「きずにくっつきにくいガーゼ（パッド）」などと記載されている市販のガーゼを使用することをお勧めします。きずにあたる面にくっつきにくい（非固着性の）素材が使用されているパッド（ワンタッチパッド：白十字社ほか）（**写真1-1**）などです。綿のガーゼを使用すると、出血、滲出液がある場合、欠点とし

て、きずにくっついてしまう点があります。剥がしたときに、また出血する、ヒリヒリする、治ってきた上皮（かさぶた）を剥がしてしまうなどの場合はこのようなことがおきています。せっかく治ってきたきずをまたひどくしてしまう可能性があります。もしガーゼを使用し、くっついて剥がれにくい場合には、無理に引っ張らないことが重要で、くっついた状態のガーゼを水で十分に濡らしながらゆっくり剥がす必要があります。

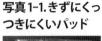
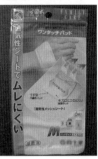

写真1-1.きずにくっつきにくいパッド

②ハイドロコロイドドレッシング材について

きずを乾かさないようかさぶたを作らずに早く治す湿潤環境を提供する製品として、ハイドロコロイド材（BAND-AID®・キズパワーパッド™：ジョンソン＆ジョンソン社、ケアリーヴ治す力：ニチバン

写真1-2.ハイドロコロイド材を使用した製品

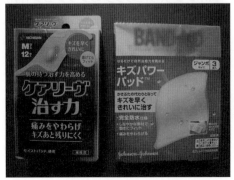

ほか）などがあります。これらは、きずがやや深く、滲出液が多い場合に適しています。ガーゼより吸収力があり、軽いクッションの役割も果たします。余分な滲出液を吸収しながら、乾かさないようにし、きずを治していきます（**写真1-2**）。ただし、このドレッシングは、きずが感染やその恐れがある時には適応ではありません。赤みや腫れが悪化するようであれば使用は中止し、医療機関に受診し適切な外用薬とガーゼの使用を勧めます。

③ポリウレタンフォーム材について

ハイドロコロイドドレッシング材より滲出液の多い場合に適応であり（吸収する力が高い）、同様に傷の滲出液を保持し湿潤環境を提供し、傷を乾燥させないようにして治すドレッシング材です。同様に感染やその恐れがある場合は適応ではありません。製品はさまざまありますが、例えば、「ふぉーむらいと®（コンバテック）」は接着面にハイドロコロイド材の粘着より優しいシリコーンが使用されており、はがす時も傷や皮膚に剥離刺激が加わりにくくなっています。また、スポンジ状のため多少のクッション作用

も望めます。量販店では手に入りにくいですが病院売店、インターネットなどで購入が可能になってきています。

5）固定方法や固定テープについて

ドレッシングの使用には、周囲に固定テープが付いた一体になっているものが便利です。ガーゼを使用した場合は、別に固定テープで固定する必要があります。基本的には、外部からの汚染を予防するために四方を固定すること（**図2**）、引っ張った固定をしない（**図3**）ことがポイントです。固定テープ材も、現在は低刺激、低粘着の種類は、多く市販されており、「皮膚に優しい」「低刺激、低粘着」などと表示されています（スキナゲート®：ニチバンほか）（**写真2**）。皮膚の弱い方はこれらを選択するとよいです。

写真2. 低刺激、低粘着固定テープ

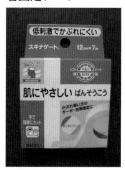

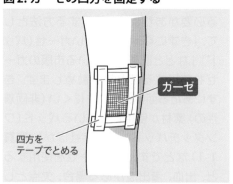

図2. ガーゼの四方を固定する

ガーゼ

四方を
テープでとめる

図3. 余裕をもたせたテープの固定

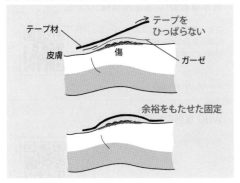

6）固定の剥がしかた

　ドレッシングの剥がし方のポイントは、前述にもありますが、くっついているものをそのまま引っ張らずにやさしく剥がすこと、くっついている場合は濡らしながらやさしく剥がすこと、手を添えて四方から剥がすことが重要です（**図4**）。剥がし方が悪いと表皮の剥離を生じ、前述の剥創となります。剥がした時に、新たに出血したり、皮膚を剥がしてしまうことは、せっかく治癒に向かい上皮化した皮膚を再び悪化させてしまうことになります。

図4. 固定テープ・ドレッシングはやさしく剥がす

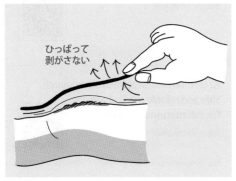

まとめ

　近年、ガーゼをはじめとするドレッシング、固定用テープの種類は多く市販されています。きずの状態や大きさにあった選択ができるよう、説明書をよく読み使用することが重要です。不適切な使用や処置では、感染の恐れや治りが悪くなります。迷う場合や不明な点は、薬局の薬剤師、医療機関に相談することが必要です。

－ 入浴について－

　きずがあると風呂には入らない、シャワーも浴びないという方が時々ありますが、きずが深くなく、感染を起こしておらず、体調も悪くなければ、むしろ傷の中の細菌を洗い流したほうが早く治ります。また、その後の消毒も必要ありません。先に記載したような全身的に熱が出ている場合、骨や筋肉に達するような深いきず以外は、きずを開放した状態で入浴・シャワーは構いません。ただ、多数の人が入浴する温泉や銭湯、周囲の皮膚が腫れ上がり、膿（局所感染）が出ているような状態では、開放した状態での入浴はやめて、局所のみを別に洗浄する方法を取ったほうがよいでしょう。

（中部学院大学　木下幸子）

＜もっと知りたい人のための本＞
・家庭の医学, 時事メデイカル
　傷の種類
　https://medical.jiji.com/medical/027-0002-99
　新しい傷の手当
　https://medical.jiji.com/medical/027-1001-99
・川名正敏：家庭の医学, 第3版, 成美堂出版, 2016
・秋山千枝子：すり傷・切り傷, Part 1 けが・事故の手当てと救急, 改訂版 子どもの病気・けが 救急&ケア BOOK, 世界文化社, 2017

第3章　大学生活のけがや病気

関連サイト

岐阜県（公式サイト）

生活情報など幅広い地域の情報提供をしています。

www.pref.gifu.lg.jp

岐阜県救急・災害医療情報システム

在宅当番医、休日夜間急患センターなど診療可能な県内の医療機関をリアルタイムに情報提供しています。

www.qq.pref.gifu.lg.jp

岐阜県医師会

「まちの医院、病院案内」では地区別などで医療機関の照会サービスを提供しています。

www.gifu.med.or.jp

WHO 世界の感染症情報

WHO Weekly Epidemiological Record

www.who.int/wer/en/

CDC 旅行者向け海外感染症情報

CDC Travelers' Health

wwwnc.cdc.gov/travel/

外国語で受診できるお医者さんを知りたい

Medical Information Services For Foreigners
外国語による医療機関案内テレフォンサービスが説明されています。

https://www.hokeniryo.metro.tokyo.lg.jp/iryo/sodan/komatta/gaikokugo.html

東京を訪れる外国人の方へ

-医療機関受診のための多言語ガイドブック
For Visitors to Tokyo: Multilingual Booklets about Infectious Diseases
多言語ガイドブックが無料でダウンロードできます。

https://www.hokeniryo.metro.tokyo.lg.jp/kansen/tagengoguide.html

Resource Directory, Health and Welfare

(Tokyo Metropolitan Government)

東京の福祉政策、医療機関、健康に関する情報へのリンクサイトです。

http://www.metro.tokyo.lg.jp/english/directory/health.html

日本政府観光局（JNTO）

日本での医療機関の検索や利用方法について詳しく説明されています。

https://www.jnto.go.jp/emergency/jpn/mi_guide.html

JAPAN：the Official Guide Japan National Tourism Organization

左記サイトの英語版です。

https://www.jnto.go.jp/emergency/eng/mi_guide.html

外国人患者受入れ医療機関認証制度
認証医療機関検索（日本医療教育財団）

外国人患者受け入れ医療機関認証制度で認証された医療機関の検索サイトです。

http://jmip.jme.or.jp/search.php?l=jpn

Accredited medical institution search, Safe and reliable medical services for international patients

左記サイトの英語版です。

http://jmip.jme.or.jp/search.php?l=eng

第1節　大学生によく見られる心の病気

1. 心の病気とは？

　メンタルヘルスに関心のある人が増え、書店で販売される健康情報雑誌に「うつ病」や「パニック障害（症）」など一般に病院の精神科で治療されている「心の病気」に関連する記事を頻繁に見るようになりました。

　この「心の病気」というのは、その症状を数値で表したり、画像上の変化として捉えることができないものも多く、判断の難しい問題です。しかし、ある一定の症状や経過を示し、生活への適応能力を障害するいくつかの群は確かに存在します。

　そして「心の病気」には、症状が軽いものは少なく、また精神的な不調から、身体的な不調につながるものも存在します。この項では、このような「心の病気」といわれる疾患の代表的なものをいくつか紹介します。

　なお、本稿で記した病名は現在進んでいる診断基準の改定により、呼称が変わる場合がありますのであらかじめ申し添えます。

2. いろいろな心の病

1）気分障害（双極性障害やうつ病）

　気分障害の基本的異常には、過活動と気分の高まりを特徴とする時期である「躁状態」と、活動低下と気分が沈む変化である「うつ状態」があります。躁状態とうつ状態を繰り返すものを「双極性障害（躁うつ病）」、うつ状態だけ呈するものを「うつ病」と呼び、実際には後者が多いです。うつ病ではポジティブな感情が失われ、罪責感が強くなり、自分に生きていく価値を見いだせなくなると、自殺する危険が生じます。また、こころの症状が重くなると「妄想」が出てくることもあります。うつ病の治療は落ち込んだ気分をやわらげる抗うつ薬が

図1. うつ病の症状

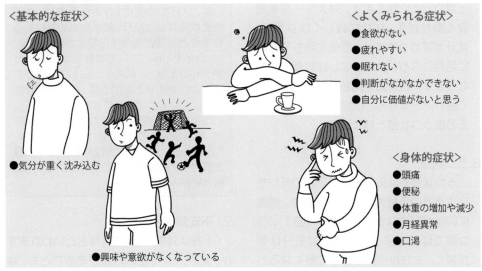

＜基本的な症状＞

●気分が重く沈み込む

●興味や意欲がなくなっている

＜よくみられる症状＞
●食欲がない
●疲れやすい
●眠れない
●判断がなかなかできない
●自分に価値がないと思う

＜身体的症状＞
●頭痛
●便秘
●体重の増加や減少
●月経異常
●口渇

中心に使われ、認知行動療法や支持的精神療法、心理教育などの精神療法が行われます。治療抵抗性うつ病へのrTMS療法（反復経頭蓋磁気刺激療法）など期待される新しい治療法も出てきています。

　双極性障害（躁うつ病）は、発症が10歳代後半から20歳代に多いとされています。躁状態の症状が軽いと「はりきっている状態」にしか見えず、本人もつらくないため病気のサインと気づかれず、うつ状態が現れた時、うつ病と間違われることがあります。うつ病と双極性障害は治療薬が異なり、双極性障害では気分安定薬と新規抗精神病薬が使われます。

　再発予防も含め、きちんとした治療が必要なため、専門医のいる精神科を受診することを勧めます。さらに詳細な症状は下記のようになります。

A. 躁状態

　躁状態では気分が高揚し、おしゃべりとなり、よく動きます。対人ルールを気安く乗り越え、なれなれしくなります。気分が変わりやすく、自信に満ちて非常に活発になり、またしばしば攻撃的にもなります。過活動を何日続けても、疲れて倒れ込みません。しかし、多くの場合、その後うつ状態となります。

B. うつ状態

　うつ状態では気分が落ち込んで何かをしようという気力がなくなったり、周囲に興味がなくなったりします（**図１**）。うつ病ではこのような憂うつな気分は朝が強く、夕方から夜にかけて軽くなると

いった、特有の日内変動を示すことがあります。また、気持ちの変化だけでなく、身体的な症状を引き起こすことも多いです。「不眠」「頭痛」「倦怠感」「肩凝り」「下痢と便秘」「息苦しさ」などがよく見られます。身体的症状が気になり、うつ病が原因となっていることが見逃されることもあるので、このような「仮面うつ病」には注意が必要です。

Winter Blue（季節性感情障害）

　寒くなってくると、外に出るのが億劫になり憂うつな気分になる人が多いです。これは医学的にはWinter Blue（季節性感情障害）と呼ばれています。

　Winter Blueは特に多い病気というわけでもなく、冬に気分が落ち込むといっても「うつ病」ほどではない人が多いです。20〜30歳代の女性に多いといわれています。また、緯度が上がるに従い多くなり、北半球では南方への転地により改善するといわれています。Winter Blueでは気分が沈む「気持ちの変化」と、ふだん問題なく過ごしていた動作ができない、積極的になれないなど「行動の変化」がみられます。睡眠時間が長くなったり、炭水化物や甘いものを多くとるなど食生活の変化があります。Winter Blueについては詳しいことは分かっていません。脳内のセロトニン量が季節により変化するという説、日照時間との関連についての説があります。

　対処法は「光療法」が有効といわれています。医療機関での「光療法」は通常2,500〜3,000ルクスの照度で朝２時間行うのが標準的です。日中の外出でも、うつ気分の改善効果がみられます。

2）不安障害（不安症）

　「不安は対象なき恐怖」などといわれますが、実際には特定の対象があることも、な

図2.さまざまな不安障害の分類

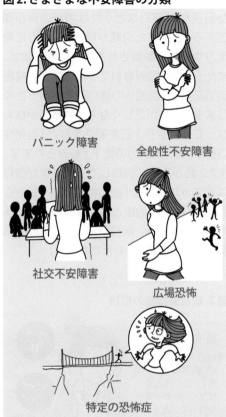

パニック障害

全般性不安障害

社交不安障害

広場恐怖

特定の恐怖症

いこともあります。対象のない場合は、安全が保障されていないという感じになります。

　強烈な不安感は恐怖感に近づき、発作的になります（パニック障害）。純粋な不安感のままに持続する場合もあります。不安になると具体的なよりどころを求め、多くは死への恐怖につながります。心臓の動悸に一喜一憂する心臓神経症や、気が狂うことに対する恐怖のかたちになることも少なくありません。

　不安障害は自律神経系の過活動性の身体的徴候を伴う点が特徴的です。身体感覚としては、動悸のほかに、呼吸のしづらさ、

口渇、発汗があります。

　不安障害にはパニック障害のほか、広場恐怖（広々とした場所や、戸外に1人でいるとき、あるいは、雑踏にいるときに起こる恐怖）、全般性不安障害（日常のさまざまな活動や出来事に過剰に不安や心配をする）、動物や高所、針など特定の対象への恐怖症、社交不安障害（人前で話すことなど社会状況への不合理な恐怖）などがあります（**図2**）。

　効果が確認されている治療法には主にSSRI（選択的セロトニン再取り込み阻害薬）や抗不安薬を用いた薬物療法、精神療法としては、物の考え方や行動パターンを変える治療法である認知行動療法、自律神経の働きを落ちつかせる自律訓練法、緊張

強迫症（強迫性障害）

　強迫症（強迫性障害）は、「考え続けるのはおかしい」と受けいれながらも、同じ行動を繰り返してしまう心の病気です。例えば、不潔感が取れず手洗いを1時間以上続けたり、鍵の確認に何度も帰宅し会社や学校に行けなくなったり、日常生活に多大な支障をきたします。生涯有病率は1～2％程度といわれています。原因は、はっきりとわかっていませんが、生物学的要因の解明が積み重ねられています。強迫症の特徴的な症状には強迫観念と強迫行為があります。強迫観念とは、自分の意に反して、反復する思考や衝動のことです。強迫行為とは、心に繰り返す不安を打ち消すための行為のことです。症状には、不潔恐怖（汚れが体に染みつくと感じる）、洗浄強迫（手や体を何度洗っても安心できず繰り返す）、確認行為（戸締りや火の元の確認を繰り返す）、加害恐怖（車などで誰かを轢いたのでないかと心配する）、対称性へのこだわり等があります。治療には薬物療法（主に抗うつ薬のSSRI）と認知行動療法の2つがあります。

を緩和する呼吸法等があり、患者さんの希望を考慮して治療が選択されます。

高次脳機能障害

　交通事故や脳卒中による脳損傷の後遺症で「記憶力が低下する」「注意力が低下する」「計画的にこなせない」「怒りっぽくなる」などの症状が出ることがあります。脳の一部が損傷されたときに、手足の麻痺など「運動障害」よりも、より高次な脳の制御機能に問題が起こる場合を高次脳機能障害と呼びます。
　症状には、「記憶障害」「情緒障害」「注意障害」のほか、買い物や料理の計画や実行ができなくなる「遂行機能障害」や「失語症」があります。脳は機能が部位により局在しているので、損傷された部位により障害される機能は異なります。問診、画像診断、神経心理学的検査、知能検査などから総合的に診断され、高次脳機能障害があると分かったら早い時期にリハビリテーションを受けることが重要です。

3) 統合失調症

　統合失調症は、脳内の神経伝達がうまくいかなくなることで起こる病気です。思春期〜 25歳くらいが最も発症しやすく、男女差はありませんが、女性の発症年齢のほうが少し高めといわれています。発症率は100人に1人弱くらいです。
　発症の原因としては、ストレスに対するもろさや神経の過敏さといったその人がもともともっている「生まれながらの素因」と、生活上のストレスや環境といった「社会的要因」が関わっています。これらの相互作用により、脳内神経伝達物質がバランス異常をきたした結果、発症すると考えられています。
　統合失調症では重症化すると社会生活に困難が生じる可能性があります。症状とし

ては、「本来見えないものが見える」といった幻視や、「悪口など不快な内容の声が聞こえる」といった幻聴が現れ、それらに考え方や行動が影響されるようになります。また「誰かに監視されている」などと被害妄想を抱き、周囲への強い不安を持ったりします。感情が乏しくなり、やる気がなくなってぼんやり1日を過ごすなど「自発性の低下」や「集中力の低下」もみられます。また、話が次々に脱線してつじつまが合わなくなったりする「認知機能障害」もみられます (図3)。治療としては薬物療法が基本となりますが、精神療法、生活環境の調整、心理社会的療法も行われます。

図3. 統合失調症の症状

<陽性症状>
● 幻聴や体に感じる幻覚、被害妄想、興奮など。話にまとまりはなく、ひとり笑いや独り言がある。

<陰性症状>
● 感情の平板化、不適切な感情。社会的ひきこもり、情緒的孤立。

<その他の症状>
● 記憶の保存がわるくなったり、集中力が低下する。
● 不安定な感情。

4) 適応障害

　「ストレス」という言葉は広く用いられますが、精神的なストレスを指す場合は「心の負担になる出来事や状況により、その人の内部に生じる反応」の意味です。ライフサイクル上でストレスを生じさせるもの（ストレス因、ストレッサー）は多様に存在しますが、例えば大学生時代で身近で起こることの一つは、周囲の環境の変化です。従来の環境や生活に適応していた人は、新たな環境、生活に再適応しようと努力しますが、その際にストレスが引き起こされます。新入学や単身生活の開始など、大学生活に入る頃には生活環境が大きく変わることも多いです。また、予期せぬ両親や家族の死亡や離別が機となり、学業と仕事を両立するという大変な生活環境に身を置くことになる学生もいます。恋愛関係の終わりに苦しむ学生もいます。このような環境の変化に、最初のうちは気が張っているために、一生懸命環境に適応しようと頑張るものの、少しずつ疲労感が強くなっていくことがあります。多くの場合は「気晴らし」「自己調整」「問題解決」を試みながら、やがて環境に適応していきます。しかし、新たな環境にどうしてもなじめず、顕著な精神的な不調が生じる場合、その人は「適応障害」となります。

　適応障害の主な症状としては、主観的苦悩、抑うつ気分や絶望感、不安やイライラ感、現状のまま続けていくことができないなどの情緒障害があり、そのストレス因にさらされた時に予測されるものをはるかに超えた苦痛、あるいは著しい日常生活上の社会的または職業的（学業上の）停滞があ

ります。学生の場合、不登校や引きこもり、対人面や修学上のトラブルを伴う場合もあります。

　適応障害では、言語の理解力など個人的素質、年齢などが発症に関わっているといわれています。また、適応能力が低い場合も適応障害を引き起こしますが、平均的な適応能力を持つ人でも、劣悪な生活環境など、過度のストレス因がもたらされると、適応障害となります。

　治療では、抑うつ気分や不安に対して

心身症

　日本心身医学会の指針によると、「心身症」とは「身体疾患の中でその発症や経過に心理・社会的因子が密接に関与し、器質的ないし機能的障害が認められる病態」とされています。心身症がしばしば認められる疾患には気管支ぜんそく、本態性高血圧、不整脈、過敏性腸症候群、胃・十二指腸潰瘍、糖尿病、甲状腺機能亢進症、アトピー性皮膚炎、慢性関節リウマチ、肩こり、月経異常などがあり、呼吸器系、循環器系、消化器系、皮膚科領域等全身のあらゆる部位の疾患に認められます。

　本来「身体の病気」ですが心理的あるいは社会的要因、つまり「ストレス」に相当する要因に大きくかかわって、症状が発生したり、悪化したりします。治療では、十分な身体医学的治療の一方で心身の緊張や抑うつを改善する抗不安薬や抗うつ薬等の薬物療法、心理・社会的要因への生活のアドバイスや心理療法、リラクセーション法、自律訓練法、自身の症状のコントロールを目指すバイオフィードバック療法等が行われます。高血圧や糖尿病等生活習慣病とされる身体疾患で「心身症」とされるものでは、食事や塩分摂取、運動、禁煙など生活習慣についての指導も必要です。

は、抗うつ薬や抗不安薬の処方を受ける場合があります。また障害の特質が個体のストレスに対する脆弱性にあることから、精神療法にてストレス耐性を改善すること、ストレス因の除去のための環境調整も治療として重要となります。

　適応障害は通常、ストレスフルな出来事の発生や生活上の変化から3カ月以内に発生し、ストレス因子の終結後、症状の持続は普通6カ月を超えることはありません。持続的なストレッサーへの反応として起こっているような場合でなければ、少しずつですが良くなっていきます。悩んだ末に不調や強い苦痛を感じたり、自分の力で解決するのが困難であると考えていたら、専門の医療機関やカウンセラーを訪ねると良いです。相談機関が分からないようであれば、保健管理センターや保健室の先生に尋ねると良いでしょう。

3. 心の病気と治療

　心の病気になると、人は多かれ少なかれ、疲弊状態となります。肉体的な疲労時と同様、心の病気のときにも、エネルギー回復のためには「休養」が大事になります。「休養をとる」ということは、簡単なようで難しい場合があります。スケジュールが立て込んでいて休むことが難しく感じられたり、病気の症状で睡眠が自分の力でとることができなくなったりするからです。医師や学校医と治療や回復に向かうための環境づくりについて話し合うのも良いことです。

　心の病気の治療では、薬物療法の占める位置は大きく、一部の軽症例を除いては薬物療法が行われます。脳に作用して心の働きに影響する薬は「向精神薬」と呼ばれます。落ち込んだ気分を鎮めその起伏を調整するもの、不安を軽減するもの、幻覚・妄想など過敏になった神経を遮断するものなど、症状に応じて使い分けます。治療法について主治医から説明を受けて、方針を共有することが大切です。

　また、服薬だけでなく、問題となる状況から抜け出し、再発を防止するために、なぜそうなったかを考えなければならない場合もしばしばあります。心の傷やしこりに「精神力動的精神療法」や「認知療法」と呼ばれる精神療法を行うこともありますし、家庭や職場、学校の環境に問題がある場合は「環境調整」が必要となります。薬物療法と心理・社会的な介入を組み合わせた治療が有効な場合が多いです。

　「心の病気」はいつ誰でもかかる可能性があります。不安や不眠が最初のサインとなることが多いのですが、ここで紹介したような症状や、いつもの自分と違う心の不調状態が2週間以上続く場合は、まず、各大学の保健管理センターや保健室など、身近な施設でご相談ください。早期発見、早期治療が回復への近道となります。

（愛知教育大学　田中生雅）

<もっと知りたい人のための本・URL>
・上島国利・立山萬里・三村將（編）：精神医学テキスト 改訂第5版, 南江堂, 2023
・樋口輝彦・野村総一郎（編）：こころの医学事典, 日本評論社, 2010
・日本うつ病学会HP：双極性障害（躁うつ病）とつきあうために
・厚生労働省HP：こころもメンテしよう 〜若者を支えるメンタルヘルスサイト〜

第2節　ストレス・マネジメント

　自分自身でストレス・マネジメントを積極的に行い心身の健康管理に注意を払うことは、充実した大学生活を送るための基盤として大変重要な課題です。本節では、ストレスの仕組みや対処法を取り上げ、ストレスとの上手な付き合い方を考えます。

1. ストレスの仕組みを知る

1) ストレスとは

　もともと「ストレス」という言葉は、物理学で物質に対して外部からの圧力が加えられた状態を表す言葉でした。私たちは、「ストレスが溜まっている」などと日常的に「ストレス」という言葉を使っていますが、いったいどのようなことを指すのでしょうか。

　実は、私たちが「ストレス」と呼んでいるものには、次のような過程を含んでいます。

　まず、人が脅威として感じる出来事を「ストレッサー」といいます。そして、それによって引き起こされる心身の反応を「ストレス反応」といいます。

　例えば、就職活動に伴う面接試験を控えた学生が、面接試験を受けることがストレッサーとなり、緊張感や不安感が大きくさまざまなストレス反応が出るという具合です。

　ここで、ストレスの仕組みをみていきましょう（図1）。

2) 大学生にとってのストレッサー

　大学生活の中では、さまざまな出来事に遭遇することでしょう。例えば、大学生が出合うストレッサーとして、授業内での発表や実習等の学業上の問題、家庭の問題、友人関係や恋人関係など対人関係をめぐる問題などが挙げられます。

　また、事件・事故に巻き込まれる、災害で被災する、友人や家族が亡くなるなど非常に強いストレッサーを経験することがあるかもしれません。

　このような出来事をすべて避けて通ることはできないため、これらの出来事をどう捉えて、いかに対処していくかが重要となってくるのです。

3) ストレッサーの受け止め方

　自分に起こった出来事がストレッサーになるかどうかは、その出来事の捉え方や個

図1. ストレスの仕組み

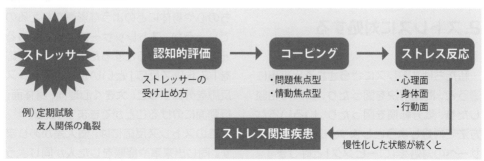

人の受け止め方が一つの要因として挙げられます。自分に起こった出来事をどのように受け止めるかということを「認知的評価」といいます。

　例えば、学園祭の準備で、あるリーダーを引き受けた際に、負担感や不安感が強く準備に手がつかないという場合と、やりがいがあると感じ、見通しをもって準備を進めることができる場合では、認知的評価に違いがみられ、ストレッサーになるかどうかが分かれるのです。

　そこで、「そのように考える根拠はどこにあるのか」「例外はないのか」その状況を別の視点や角度で眺めてみましょう。出来事の見方が変われば、ストレッサーによって引き起こされる「ストレス反応」を軽減することができます。

自分に起こった出来事の受け止め方を変えてみるには？

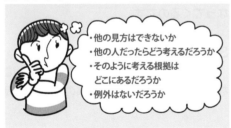

・他の見方はできないか
・他の人だったらどう考えるだろうか
・そのように考える根拠はどこにあるだろうか
・例外はないだろうか

2. ストレスに対処する

1）コーピング

　私たちはストレスにさらされる出来事に遭うと、問題解決を図ったり、友人に相談したり、気分転換を図ったり、いろいろな方法で対処しようとします。このストレッサーへの対処を「コーピング」と呼びます。

　コーピングは、**表1**のように大きく「問題焦点型」と「情動焦点型」の2つに分けられます。問題焦点型のコーピングが機能すれば、問題解決が図られます。一方、情動焦点型のコーピングが機能すれば、問題を抱えながらも、ストレス反応は軽減されます。

　そのため、問題の状況や自分の能力に応じて使い分けがうまくできると、問題解決も図られ、不安や緊張も緩和されます。

　例えば、課題を抱え込みすぎて不安で集中できないときや、身体症状がでる場合には、それらの課題から一旦離れて気晴らしを行ったりすることは有効です。しかし、気晴らしは、あくまで課題を先延ばしにするものではなく、自分自身の調子を整え、次の課題に向き合えるようにするためのものでなくてはいけません。

表1. コーピングの内容と具体例

○問題焦点型
　例）問題解決のための情報収集・相談、
　　　問題解決の計画立案
○情動焦点型
　例）気晴らしをする、考えないようにする、
　　　他に良い面を探す

2）ストレス反応

　では、このようなストレッサーは、私たちの心や身体にどのような影響を与えるのでしょうか。ストレッサーによって生じる元の状態に戻ろうとするための心身の反応を「ストレス反応」といいます。ストレス反応を分類すると、大きく心理面、身体面、行動面に分けることができます（**表2**）。

　このストレス反応には、個人差があります。同じ出来事や経験をした人が同じよう

表2. ストレス反応の例

心理面
無気力（活気が湧いてこない） 不安感（不安だ、気が張りつめている） イライラ感（怒りを感じる、イライラしている） 抑うつ感（憂鬱だ、何をするのも面倒だ）

身体面
頭痛、胃痛、眠れない、食欲低下・増加

行動面
落ち着きがない、攻撃的行動、タバコ・飲酒の増加

なストレス反応を生じるわけではありません。自分自身のストレス反応の特徴をサインとして十分理解しておきましょう。

　また、コーピングがうまくいかずに、ストレスが高い状態が慢性的に続く場合には、ストレス反応が高まったり、ストレス関連疾患（心身症など）に陥ることがあります。身体面での疾患がストレスに関係していると判断された場合には、身体面の治療と共に、コーピングを工夫して、ストレス状態の改善を図る必要があります。

3. ストレスと上手に付き合う

1）ストレス・マネジメントとは

　ストレス・マネジメントとは、自分自身で緊張や不安といったストレス反応に気付き、それを解消していくことです。

　おそらく、多くの人たちが、毎日の生活の中で自然と行っていると思います。イライラすることがあったときには、好きな音楽を聴いたり、ゆっくりお風呂に入って気持ちを落ち着かせようとするなどです。

2）ストレス反応を見逃さない

　ストレス・マネジメントは、まず、ストレス反応に気付くことから始まります。そして、ストレス反応を解消するための具体的な行動を起こすことです。

　例えば、**表2**で紹介したストレス反応が身体面に出ているにも関わらず、睡眠不足の状態で課題作成を何日間も続けるなどは避けたい状況です。ストレス反応に気付いたら、休息をとったり、少しの時間でも自分の好きなことに打ち込むなど、問題解決を図ると共に、ストレス反応を解消するための具体的な行動を行うことが重要です。

　ストレス対処のための具体的な方法を**表3**に整理しました。これ以外にも、自分に合った方法を自分なりのやり方で取り入れてみましょう。

表3. ストレス対処のための具体的な方法

ストレッチ / 適度な運動 / 快適な睡眠 / 親しい人たちと交流 / 休息 / 適度な入浴 / 栄養バランスを考えた食事 / ユーモアや笑い / 自分の好きなことをする / 相談機関の利用

4. リラクセーション法

1）リラクセーション法とは

　ストレス対処法の一つであるリラクセーション法について紹介します。

　ストレッサーに対処するためにはストレス反応が生じます。一方、休息をとって身体機能を回復する反応を「リラックス反応」と呼びます。リラクセーションとは、心身の緊張などを緩め、心身の回復機能を向上させることです。

リラクセーション法を身に付けることは、ストレス反応の軽減に有効です。また、ストレス反応が起きにくい体へと変化させる予防的な側面を含みます。そして、セルフ・ケアとして、いつでも、どこでも行うことができる方法が多いことから、ぜひ積極的に生活に組み入れることをお勧めします。

また、大学の保健管理センターや学生相談室などがリラクセーション講座を開催している場合があるので、そのような機会を利用する方法もあります。自分自身のストレス対処について理解を深めることができる機会となることでしょう。

ここでは、３つの方法を紹介します。

2）呼吸法

緊張しているときには、呼吸が浅くて速い呼吸になります。緊張しているときに、深くゆっくりした呼吸をすることで、気持ちが落ち着きます。

＜方法＞

落ち着いた環境で楽な姿勢を作りましょう。目は閉じていても、開いたままでも構いません。

①鼻からゆっくり自然と息を吸います。

②軽く息を止めます。

③体の力を抜いたまま、口からゆっくり長く息を吐いていきます。

①～③を繰り返していきます。吐く息に注意を向けてゆっくりと息を吐いていくとよいでしょう。体の疲れや心のイライラも吐き出すイメージでゆっくり吐き出してみてください。

3）漸進性筋弛緩法

人は、緊張状態の時に、自然と筋肉に力が入っているものです。筋肉を緊張させ、そのあとに緩めることを繰り返し行うことによって心身のリラックスを導きます。

＜方法＞

各部位の筋肉に対し、10秒間力を入れ緊張させ、15～20秒間脱力・弛緩します。

①両手：両腕を伸ばし、手のひらを上にして親指を曲げて握り込みます。手をゆっくり広げ、筋肉が弛緩した状態を体感します。

力を入れ緊張させる（10秒）⇒じわーっと力が抜けた状態を味わう（15～20秒）

②上腕：親指を包むように握った手を、肩に近づくように曲げ、曲げた腕全体に力を入れます（10秒）。その後、脱力・弛緩します（15～20秒）。

（以下、緊張させ、力を抜く要領は同様です）

③背中：腕を外に広げて肩甲骨を引き付けます。

④肩：両肩を上げ、首をすぼめるように肩に力を入れます。

⑤首：右側に首をひねって首のまわりに力を入れます。左側も同様に行います。

⑥顔：口をすぼめて顔全体が顔の中心にくるように力を入れます。

⑦全身：①～⑥までの全身の筋肉を一気に緊張させます。力をゆっくりと抜き、15～20秒間、脱力・弛緩します。

図2. 漸進性筋弛緩法

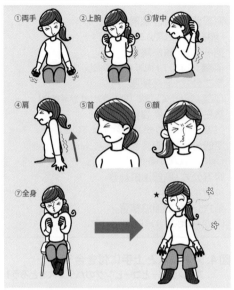

①両手　②上腕　③背中　④肩　⑤首　⑥顔　⑦全身

　力を入れているとき、抜いたときの感覚をじっくり味わいましょう。力が抜けている感じが味わえたでしょうか。

4）自律訓練法

　自律訓練法は、シュルツによって考案されたストレス緩和法です。自律訓練法を継続して練習していくと、不安や緊張が緩和し、自律神経系の働きのバランスを回復させ、心身の安定が得られる効果があります。

　自律訓練法はセルフコントロール技法で、簡単な言語公式を用いて比較的長期にわたって練習をしていきます。また、自律訓練法はできれば1日3回程度、毎日練習することが大切です。自律訓練法を行うことによって、副作用的反応や症状の悪化を引き起こす場合もあるため、継続的な練習を行おうと考えている方は、主治医の先生に相談してから、学生相談などで専門的な指導を受けるとよいでしょう。

＜方法＞

①落ち着ける場所でゆったりくつろぎやすい姿勢（**図3**）をとります。ぼんやりと自分に注意を向け、自分の身体の感覚を味わいます。

②目を閉じて、背景公式（**表4**）を心の中で唱えます。無理に気持ちを落ち着けようとする必要はありません。

③公式（**表4**）を心の中で唱えます。（1〜2分）

④消去動作（取り消し運動：**図3**）を行います。

　両手をグー、パー、を2〜3回行い、両肘をゆっくり曲げ伸ばし、大きく背伸びを行います。1セッションの練習回数は3回が望ましく、標準練習1〜2分の終わりに必ず消去動作を行います。

5. ストレスフルな出来事を 自分の糧に

1）ストレスと上手に付き合う

　大学生活では、学業や人間関係、さまざまなストレッサーに出合うことでしょう。しかし、これまで説明したように、ストレッサーに出合わないように生活するのではなく、それらとうまく付き合っていくことを考えていきましょう（**図4**）。現代社会では、日々些細なことから大きな事件・事故などが起こっており、それらを取り除くことは不可能だからです。

　あなたがストレスフルな出来事に遭遇した場合、それは自分を成長させてくれるチャンスともいえます。

図3. 自律訓練法

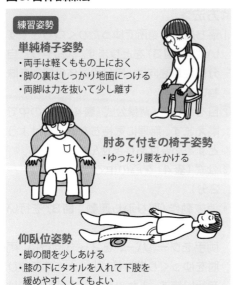

練習姿勢

単純椅子姿勢
・両手は軽くももの上におく
・脚の裏はしっかり地面につける
・両脚は力を抜いて少し離す

肘あて付きの椅子姿勢
・ゆったり腰をかける

仰臥位姿勢
・脚の間を少しあける
・膝の下にタオルを入れて下肢を緩めやすくしてもよい

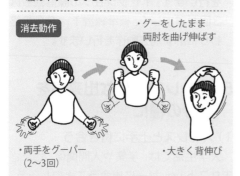

消去動作
・グーをしたまま両肘を曲げ伸ばす
・両手をグーパー（2～3回）
・大きく背伸び

表4. 自律訓練法の標準練習の公式

背景公式：安静練習 「気持ちが落ち着いている」
第一公式：重感練習 「両腕（りょうて）両脚（りょうあし）が重たい」
第二公式：温感練習 「両腕（りょうて）両脚（りょうあし）が温かい」
第三公式：心臓調整練習 「心臓が（静かに）規則正しく打っている」
第四公式：呼吸調整練習 「楽に息をしている（呼吸が楽だ）」
第五公式：腹部温感練習 「お腹が温かい」
第六公式：額涼感練習 「額が（心地よく）涼しい」

図4. ストレスと上手に付き合う
ストレッサーとコーピングのバランスをとろう！

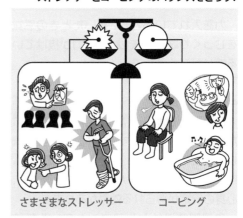

さまざまなストレッサー　　　コーピング

2) 自分でストレスをマネジメントする

　周囲の力を借りながら、自分自身でメンタルヘルスや健康を管理していくという強い意思も必要です。今後、自分の心や身体に表れるサインを大切にし、自分がどういうふうに自己管理していくか、在学中にストレス・マネジメント能力を高めることができれば、卒業後も社会で活躍する皆さんを支える重要な力になることでしょう。

（岐阜女子大学　佐々木恵理）

<もっと知りたい人のための本・URL>
・佐々木雄二：自律訓練法の実際－心身の健康のために, 創元社, 1984
・松岡素子・松岡洋一：はじめての自律訓練法, 日本評論社, 2013
・厚生労働省 こころもメンテしよう ～若者を支えるメンタルヘルスサイト～
http://www.mhlw.go.jp/kokoro/youth/index.html

第3節　お酒とドラッグの危険について

1. 身近なお酒にひそむ罠

お酒を飲みながら、一晩中友達と語り合ったり、コンパに参加したりするのは学生時代の醍醐味であり、皆さんも青春を謳歌しているものと思います。ご存知のようにお酒は心をリラックスさせ、場を盛り上げる潤滑油となりますが、イッキ飲みや飲酒運転など、誤った飲み方をすれば、死亡事故にもつながりかねない危険な側面も持っています。「百薬の長」であるお酒と末永く付き合うためにも、きちんとした知識を持ち、正しい飲み方を心掛けてください。

1）イッキ飲みは危険！

「飲み会を盛り上げるにはイッキ飲みは必要」、「ちょっとくらい無茶しないとつまらない」などと思ってはいないでしょうか。そうしたアルコールの無理強いの結果、毎年、貴重な若い命が奪われています。イッキ飲みをした直後はよくても、アルコールが吸収され始めると血中濃度が急上昇し、急性アルコール中毒になり、ひどい場合は昏睡状態となりかねません。決してイッキ飲み、イッキ飲ませはしないこと。そして、

イッキ飲み法律学

イッキ飲みを強要したり、はやしたてたりするだけでも刑事・民事責任を問われることがあります。人の命に関わりかねないことです。「軽い気持ち」では済まされません。

- イッキ飲みを無理やりさせた場合…強要罪（3年以下の懲役）
- 酔いつぶすことを目的に飲ませた場合…傷害罪（10年以下の懲役または30万円以下の罰金もしくは科料）
- 酔いつぶし死亡させた場合…傷害致死罪（2年以上の有期懲役）
- イッキ飲みをはやしたてた場合…傷害現場助勢罪（1年以下の懲役または10万円以下の罰金もしくは科料）

飲みたくない人にお酒を強要しないことを守ってください。

2）酔いつぶれた人をどうするか

泥酔したまま放置すると、体温が低下して凍死したり、吐物で窒息したり、思わぬ事故にあったりと何が起こるか分かりません。酔いつぶれたら適当に隣の部屋に寝かせておくというのは大変危険です。まずは各々が自分のペースを守り酔いつぶれるまで飲まないことが重要ですが、酔いつぶれてしまった場合、周りの人は以下のことに気をつけましょう（図1、2）。

①絶対に一人で放置しない、一人だけで帰さない。

②吐いた時は仰向けではなく、横向きに寝かせる。（吐物による窒息を防ぐ）

③おかしいと思ったらすぐに救急車を呼ぶ。

図1. 寝かせる時は横向きで

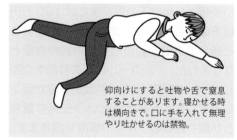

仰向けにすると吐物や舌で窒息することがあります。寝かせる時は横向きで。口に手を入れて無理やり吐かせるのは禁物。

3）飲酒運転は厳禁

度重なる飲酒運転による事故を受けて、罰則が強化されており、現在では飲酒運転で事故を起こして人を負傷させた場合、過失ではなく故意とみなされ、危険運転致死傷罪の適用となり、15年以下の懲役が科せられます。また、道路交通法が改正され、

図2. 酔いつぶれた人の命を救うチャンス

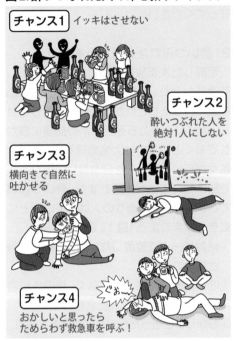

チャンス1 イッキはさせない

チャンス2 酔いつぶれた人を絶対1人にしない

チャンス3 横向きで自然に吐かせる

チャンス4 おかしいと思ったらためらわず救急車を呼ぶ！

図3. 全身に及ぶお酒の害

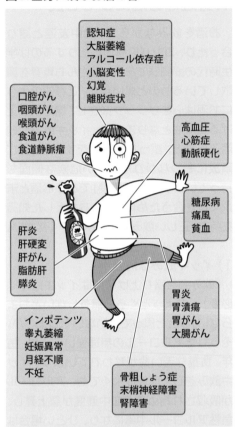

認知症
大脳萎縮
アルコール依存症
小脳変性
幻覚
離脱症状

口腔がん
咽頭がん
喉頭がん
食道がん
食道静脈瘤

高血圧
心筋症
動脈硬化

糖尿病
痛風
貧血

肝炎
肝硬変
肝がん
脂肪肝
膵炎

インポテンツ
睾丸萎縮
妊娠異常
月経不順
不妊

胃炎
胃潰瘍
胃がん
大腸がん

骨粗しょう症
末梢神経障害
腎障害

飲酒運転の罰則が強化されると共に（酒酔い運転は5年以下の懲役または100万円以下の罰金）、車に同乗した者や車に乗ると知ってお酒を勧めた者も処罰の対象となりました。アルコールは脳の機能を抑制し、飲めば確実に判断力や反射速度が低下します。ちょっとだけという安易な気持ちが取り返しのつかない事故を招きます。「飲んだら乗るな」を徹底してください。

4) 百薬の長？ それとも万病のもと？

アルコールは適量なら、ストレスを緩和し、血流を良くして健康に役立ちますが、大量に飲めば、依存症となり、全身にわたる障害を来す万病のもととなります。連日の飲酒は控え、適量を守りましょう（**図3**）。

適量とは

厚生労働省の提唱する「健康日本21」の報告書では1日平均純アルコール量で約20g程度とされています。これはビールだと中瓶1本（500ml）程度、ワインだとグラス2杯（240ml）程度、日本酒なら1合（180ml）程度に相当します。女性の場合は男性に比べ、アルコールの分解力が弱いことや体格が小さいことからその1/2～2/3が適当といわれています。

お酒に酔いづらくするには

飲み会の時に酔いづらくなる方法を伝授します。秘訣は食事をとりながら、ゆっくり飲むことです。空腹の状態で一気にお酒を飲むと、急速に体内に吸収され、すぐに酔いがまわります。逆に、食事をとりながらだとお酒の吸収が緩やかになり、酔いづらくなります。飲み会の前にコップ1杯の牛乳を飲んでおくのも効果的です。

5）飲酒の心得

お酒を飲む時は以下のことを守って楽しく飲みましょう。

①イッキ飲みはしない、させない。
②人にお酒の無理強いをしない。
③お酒は適量にとどめて、ほろ酔いの段階で切り上げよう。
④お酒を飲んだら絶対に運転はしない。
⑤お酒を飲む時は食事を取りながら、ゆっくりペースで飲むようにしよう。
⑥週に2回は休肝日を設け、連日の飲酒は控えよう。
⑦ヤケ酒や睡眠薬の代わりにお酒を飲むのはやめよう。お酒は仲間と楽しくが肝心です。

お酒は睡眠薬の代わりになるか？

睡眠薬の代わりにお酒を飲む人がいますが、これは逆効果なのでやめましょう。確かに、お酒には入眠作用があり、寝つきは早くなりますが、睡眠を浅くさせる作用があるため、睡眠の質は逆に低下してしまいます。泥酔した次の日の朝は何となくスッキリしないのは心当たりがあるでしょう。

お酒に関する名言集

●酒は人間を映し出す鏡である。
　―アルカイオス（古代ギリシアの詩人）
●恋愛とは酒のようなものだ。心癒すパートナーにもなるが、溺れれば身を滅ぼす。
　―シェイクスピア（作家）
●酒飲みは酔うとでたらめを言うから困るのではない。本当のことを言うから困るのだ。
　―山口瞳（作家）
●酒は人をつくった。人は酒をつくった。
　―ヴィクトル・ユゴー（作家）
●酒が一番いいね。酒というのは人の顔を見ない。貧乏人も金持ちも同じように酔わせてくれるんだ。
　―古今亭志ん生（落語家）

2. 危ないドラッグ

皆さんは「危険ドラッグ」という言葉を聞いたことがあるでしょうか。中にはクラブなど、夜の繁華街で「合法のハーブで、捕まらないし、安全だから」と使用を誘われたりしたことのある人もいるかもしれません。しかし、これは大きな間違いですので、決して安易に試したりしないようにしてください。

現在、「危険ドラッグ」と呼ばれている一連のドラッグは、かつて「脱法ハーブ」、「合法ドラッグ」などと呼ばれていたように、法規制を逃れるために、大麻や覚せい剤の成分を一部改変した化学物質を、乾燥させた植物片やアロマオイル、芳香パウダーなどに添加したものであり、使用者の心理的抵抗感を減らすために「ハーブ」など、あたかも天然成分由来で安全なイメージの名前を用いていますが、実際には人工的に化学合成された物質です。それどころか、本来、体に摂取する目的で作られた物質ではないため、人や動物への安全性の確認も取れていないものばかりです。また、「合法」というわけでもなく、順次、法規制の対象となっており、規制対象となった薬物の所持、使用、購入、譲り受けは3年以下の懲役、または300万円以下の罰金か、それらが併科されます。業者は規制がかかりそうになると在庫処分を目的に安価で放出しますが、知らずに入手して、それが発覚した場合には前科がついてしまい、とりかえしのつかないことになってしまいます。

第4章　大学生のこころの健康

本当に怖い危険ドラッグ

動物実験でも危険ドラッグに使われている成分を、マウスの脳神経細胞に投与するとわずか数時間で神経細胞が破壊され、神経線維の連結が次々と消滅してしまう結果が出ており、明らかに神経に対して毒物と言えます。麻薬のように静脈注射ではなく、主として吸引という形態のため、心理的抵抗が薄い傾向がありますが、使用すると確実に体内に取り込まれ、あなたの脳細胞の中で毒性を現します。また、筋肉や腎臓、肝臓、心臓などにもダメージを与えます。名前の通り、本当に危険なドラッグであることを肝に銘じて近づかないようにしてください。

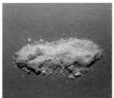
コカイン

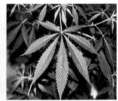
大麻

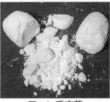
アヘン系麻薬

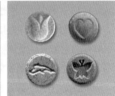
MDMA

1）乱用薬物の種類

　乱用される違法薬物には前述の危険ドラッグのほかに、覚せい剤、麻薬、大麻、有機溶剤などが挙げられます。これらの中には薬に対する恐怖心をやわらげるために「エクスタシー」「スピード」などの俗称で呼ばれているものもありますが、中身はれっきとした違法薬物です。気軽な呼び名にだまされることなく、怪しい薬は絶対に使わないようにしてください。

乱用薬物の種類と俗称

麻薬
ヘロイン（エッチ、スマック、ジャンクなど）
コカイン（コーク、クラック、ホワイトなど）
MDMA（エクスタシー、ペケ、アダムなど）
LSD（アシッド、ペーパーなど）
PCP（エンジェルダスト、ラブボート、スーパーグラスなど）
サイロシビンを含むキノコ類（マジックマッシュルーム、サイケマッシュなど）
覚せい剤（エス、スピード、シャブ、アイス、クリスタルなど）
大麻（マリファナ、葉っぱ、チョコなど）
有機溶剤（シンナー、アンパンなど）

2）ドラッグは「魔薬」

　近年、危険ドラッグを吸引した後に自動車を運転して、多数の死傷者を出す事故が頻発しています。このようにドラッグは個人だけでなく、周囲の人や社会全体に害をもたらす魔の薬です。これらの乱用には以下に挙げる3つの問題があります。

①依存性が高く、使い始めるとあっという間に常習するようになり、やがて薬なしではいられない依存症となってしまいます。

②脳の神経細胞を破壊し、知能低下、人格変化（無気力、攻撃的、落ち着かないなど）、幻覚や妄想などの精神病症状、フラッシュバックなどを起こすほか、肝臓、腎臓、生殖器など身体にも障害を及ぼします。中には1回の使用で急性中毒を起こし死亡するケースも見られます。

③薬物乱用が進むにつれて社会にも被害をもたらします。幻覚や妄想などの精神症状から、興奮して周りの人を傷つけたり、ドラッグでもうろうとした状態で自動車事故を起こしたり、薬を手に入れるために、窃盗、恐喝、売春といった犯罪に走ることもあります。また、こうした違法薬物は暴力団などの資金源となっており、他の犯罪の助長にもつながります。

3) 甘い誘いに乗らないために

　多くの調査で薬物乱用のきっかけは「友人の誘い」や「好奇心から」が上位に挙がっています。実際、パーティーで友人に勧められたり、街頭で購入を持ちかけられたり、海外旅行先で開放感から、つい手を出してしまったりと私たちの日常には、いたるところに薬物の誘惑が存在します。薬を勧めてくる人は「やせられる」、「疲れが取れて頭がさえる」、「1回だけなら安全」などと甘い言葉をかけてきますし、中には違法薬物を使うことが個性的で格好良く感じた

り、使わないと仲間に入れないように思ったりする人もいることでしょう。

　しかし、こうしたドラッグは一度でも手を出せば、身も心もむしばまれ、やめたくてもやめられないようになってしまいます。自分を大切にして、悪い誘いは最初からきっぱり断る勇気を持ってください。絶対に断るぞという意思を強く持てば相手にも伝わります。それでも、しつこく勧めてくる時はすみやかにその場から離れましょう。

4) 薬物乱用Q&A

Q1：私は意志が強いからすぐにやめられると思うのですが？

　A：いいえ、薬物は脳細胞を破壊し、あなたの強い意思を確実に崩していきます。実際、多くの人が、軽い気持ちで始めた薬物で依存症となり、苦しんでいます。一度、依存症になると薬をやめるのは本当に困難となりますし、一生の間、治療を受けないといけなくなります。

Q2：覚せい剤はダイエットによいと聞いたのですが本当でしょうか？

　A：嘘です。脳に作用して一時的に食欲がなくなりますが、やつれるだけで、目にクマができたり、肌もボロボロになったりして、美しくはなれません。もちろん、頭がさえるというのも嘘で、使用を続けることで知能や記憶力が確実に低下しますし、体力が落ちて気力がなくなり、学校の成績や仕事の能率が落ちていきます。

Q3：大麻は麻薬と違って害が無い。外国では認められていると友人が言いますが？

A：大麻は乱用すると幻覚、妄想や無気力などの大麻精神病を引き起こす危険な薬物であり、より依存性の高い薬物の乱用へつながりやすく有害です。また、多くの国でも規制の対象となっています。

Q4：ドラッグを使ったことを話したら逮捕されたり、退学になったりしませんか。

A：過去にドラッグを使用したことがあり、現在、やめられずに悩んでいる場合はすぐに各学校の担当教官や保健管理センターに相談のうえで、専門の病院を紹介してもらってください。診療上のことについては守秘義務が存在しますので、すぐに通報したり、逮捕されたりすることはありません。逆にずっと秘密にしていて、後で所持、使用などが発覚した場合の方が、問題が大きくなってしまいます。専門の病院では身体面の副作用が出ていないか検査をしたり、ドラッグをやめるためのカウンセリングや、同じ悩みや依存症を持つ人たちの自助グループ（岐阜にも岐阜ダルクやNAという自助グループがあります）への紹介などを行っており、多くの人が回復への道を歩んでいます。まずは迷っていないで相談することが先決です。

Q5：友達が薬物を勧めてきて、断りづらいです。どこに相談すればいいでしょうか。

A：本当の友達だったら、きっぱりと本心を話して断りましょう。そして、できることなら友達に薬物をやめるように伝えてください。一人で抱え込むと苦しくなるので、早めに各学校の担当教官や保健管理センターに相談するとよいでしょう。学内での相談が難しければ、下記の相談窓口などに電話してください。

■相談窓口■
●岐阜県精神保健福祉センター
　☎ 058-231-9724
●岐阜県警察本部ヤングテレホン
　☎ 0120-783-800
●岐阜県健康福祉部薬務水道課
　☎ 058-272-8285
●東海北陸厚生局麻薬取締部「麻薬・覚せい剤」相談　☎ 052-961-7000

（各務原病院　天野雄平）

＜もっと知りたい人のための本・URL＞
・社団法人アルコール健康医学協会：ハンドブック
　アルコールと健康, 2005
・西川京子：知っていますか？薬物依存症一問一答,
　解放出版社, 2014
・ASK（アルコール薬物問題全国市民協会）
　http://www.ask.or.jp/
・公益財団法人麻薬・覚せい剤乱用防止センター
　薬物乱用防止「ダメ。ゼッタイ。」
　http://www.dapc.or.jp/

第４節　拒食・過食について

1. 摂食障害はどんな病気？

1）食行動の異常はなぜ起こるのか

　摂食障害の多くは、ダイエットから始まります。ところが、目標の体重に達しても痩せることを止められなくなります。そこには、痩せることの快感や達成感があるようです。体重を減らすことの快感や達成感を得続けたいために、いつまでもダイエットを続けてしまうのです。こうして、当初は美しい体型を目標にスタートしたダイエットは、美しさとはかけ離れた異常な痩せへと進んでしまうことになります。

　もっとも、痩せが進行している間でも、彼女たちは食事をまったく拒絶しているわけではありません。家族の前では食事を摂らなくても、「かくれ食い」といってひそかに食べていることが多いのです。

　では、まったく食事を摂らない事態はなぜ起こるのでしょうか。それは周囲の者が食べない彼女たちを心配して、食事をするように強要するからです。食事を強要された場合には、彼女たちはそれに反抗していっそう食べ物を摂らなくなります。これが拒食と呼ばれる状態です。それに対して、食事を自分で制限している状態を不食と呼んで区別することがあります。

　この点については、すでに1961年には「徹底的な拒食は、周囲より強く摂食を強制された場合にのみ見られるもので、むしろ、非本来的である」と指摘されていました。それから50年以上経っているのに、未だに不食の人に無理に食べさせようとして拒食状態を招いてしまう家族や治療者（！）が多いのは残念なことです。

　筆者が精神科医として働き始めた90年代には、不食や拒食の患者さんが食べられるようになるのは本当に大変なことでした。その反面、自らの意志で食事が摂れるようになると、心身の状態はさらに改善していった印象があります。しかし、現代の摂食障害は堪え性がない（？）ためなのか、容易に過食に転じる傾向があります（ほとんど不食、拒食の時期を持たない人もいます）。それだけでなく、その後に過食が遷延化したり、過食に嘔吐が加わって病状が不安定になって行くことがみられます。

　過食は一般的に、空腹を満たすために行われるわけではありません。身体的な意味よりも、精神的な意味合いの方が大きいと考えられます。つまり、イライラして落ち着かない、不安な気持ちから逃れたい、などといった気持ちを解消するために行われるのです。過食が激しい時期には「心の中にぽっかりと穴が空いている」と訴える患者さんがいて、過食は心に空いた穴に食べ物を詰め込む作業に例えられることがあります。このように過食は、精神的な不安・焦燥感や空虚感を解消する目的で行われるため「味なんか分からずに、ただ詰め込んでいる」と表現されるような食べ方になります。

　過食を繰り返す患者さんも、痩せに対するこだわりには強いものがあります。従って、過食してしまったものは、体の外に出さずにはいられません。そこで、自己誘発性嘔吐や下剤の乱用が行われます。どこから手に入れてくるのか、利尿剤を乱用する人もいます。彼女らは食べ物や排泄物を汚れたものとして捉える傾向があり、そのた

第４章　大学生のこころの健康

めこれらを体から出す行為は浄化（purging）と呼ばれています。

2) 痩せに執着するのはなぜか

摂食障害の患者さんには痩せ願望が認められますが、それは通常の願望のように「できれば叶えたい」といった程度のものではありません。極端な言い方をすれば、「やせを手放すくらいなら死んだ方がマシだ」というほどの強烈な痩せへの願望です。なぜ摂食障害の患者さんは、このような痩せへの強烈な執着を持つことになるのでしょうか。

彼女らは一般的に、幼少時は「手のかからない育てやすい子だった」とか、「素直な良い子だった」と評されます。「反抗期がみられなかった」と語られることもあります。これらの特徴は、元来の彼女らの性質ではありません。摂食障害を発症してからの姿が、この対極にあることからもそれが分かると思います。では、なぜ彼女らは「手がかからない」「反抗しない」「素直な良い子」だったのでしょうか。それは、彼女らの成育歴の中で、「手がかかったり」「反抗したり」「素直でない悪い子」であることを許されなかったからです。そして、彼女ら自身もまた、そうした成育歴の中で「素直な良い子という自己イメージ」に縛られてきたのです。

しかし、青年期に至ってさまざまな欲動が頭をもたげ始めたとき、そして成人としての自己を形成しなければならなくなったとき、彼女らは「素直な良い子という自己イメージ」を保つことが難しくなります。なぜなら、「素直な良い子という自己イメージ」は周囲から押しつけられた仮の姿にすぎず、そこには何の現実感覚も伴われていないからです。また、自分自身の中に「素直な良い子」でない面がたくさん見つかることも理由として挙げられるでしょう。もっとも、それは誰にとっても当たり前のことなのですが。

素直な良い子として振る舞えなくなった彼女らは、周囲から見捨てられるのではないかという不安を感じ、自らの存在する意味が否定されるのではないかという恐怖感にとらわれ始めます。そこで彼女らは、見捨てられる不安や果てない自己否定感から逃れるために、一刻の猶予もなく、新たな心の拠り所を探し出す必要に迫られます。溺れる者は藁をも掴むということわざがありますが、まさに彼女らは何かにすがりつかずにはいられない状態に陥るのです。摂食障害の場合はその"藁"が「痩せたボディーイメージ」であり、体重の減少した現実の痩せた体なのだと考えられます（"藁"が別のものであれば別の疾患として発症しますが、ここでは詳細は割愛します）。

摂食障害の患者さんは、無理に食べさせようとしたり体重を増やそうとする治療に対して激しい抵抗を示します。その原因は、こうした行為が彼女らがすがりついている「痩せたボディーイメージ」を否定し、現実の痩せた体を奪おうとすることにつながるからです。それはまるで、溺れている者から藁を強制的に奪おうとする行為に等しいと言えるでしょう。

2.摂食障害から回復するためにはどうしたらいいのか

1) 食行動異常や痩せ願望を無理になくそうとしない

　意外に思われるかもしれませんが、摂食障害から回復するためにまず必要なことは、不食・拒食、過食・嘔吐といった食行動の異常や、痩せ願望を無理になくそうとしないことです。これらは摂食障害の中心的な症状ですが、なぜ中心的な症状を無理になくそうとしない方がいいと言えるのでしょうか。

　その理由を端的にいうと、食行動や痩せ願望を何とかしようとすればするほど、余計に症状が悪化することが多いからです。食行動や痩せ願望をなくそうとすることは、取りも直さずそのことに意識を向けることにつながります。食行動や痩せ願望に意識を向けると、そこにいっそう意識が集中するようになります。ただでさえ、摂食障害の患者さんは食行動や痩せに対して強い関心を持っており、常にそのことを考えている状態にあります。そこに意識を向ければ、彼女らはほとんど一日中、食行動や痩せのことばかり考えるようになってしまいます。その結果として、実際の食行動はますます極端になり、体重はさらに減少することになります。

　先ほど痩せへのこだわりを、溺れる者は藁をも掴むということわざで例えましたが、摂食障害の患者さんは「痩せという藁」を握りしめていないと生きた心地がしない状態にいます。溺れている者が藁を手放すことができるのは、溺れる恐怖から逃れら

れ、岸を発見し、岸に上がり、自分の無事を確認してからです。それと同様に、摂食障害の患者さんも孤立した状態から逃れられ、家族関係が修復され、社会に参加し、そこで何とか生活できる自信がついて初めて、食行動や痩せへのこだわりをなくすことができるのです。

2) 自分の苦しさを、身体状態の悪化、自傷行為や自殺企図で表現しない

　彼女らが食べなかったり、過食や嘔吐をしたり、それによって身体状態を悪化させたりする行為には、周囲に助けを求めたいという意志が含まれています。これは半ば無意識的に行われることですが、自分の苦しさを、食行動の異常や身体状態の悪化によって表現しているのです。同様にリストカットや多量服薬などの自傷行為や自殺企図にも、周囲に対してSOSを送っているという側面があります。これらは、言葉によらないコミュニケーション、つまり非言語的コミュニケーションと呼ばれます。

　この非言語的コミュニケーションは、残念ながら他者には正確に伝わりません。例えば、身体状態が悪化すると、周囲の人は確かに心配はしてくれるでしょう。しかし、その心配はあくまで体に対する心配です。そのため、周囲の人は彼女らに食べるように説得したり、体重を戻すように励まします。これでは、心の苦しさに目を向けて欲しいという意図が伝わらないばかりか、心のよりどころになっている痩せさえ奪われることになりかねないでしょう。

　自傷行為や自殺企図を行った場合には、このズレがさらに大きくなります。苦しさ

を表現する手段としては、これらの行為は食行動や体重減少よりもさらに強いメッセージを含んでいます。そのため苦しいというメッセージ自体は、確かに周囲の人には伝わります。しかし、メッセージを受け取る側は、自傷行為や自殺企図という事実が重すぎて、多くの場合冷静ではいられなくなります。どのように対処していいか分からず、かといって行動の裏にある感情に目を向ける余裕はありません。自傷行為や自殺企図に目が奪われ、二度と繰り返さないように説得や懇願、時には叱責が繰り返されることになります。苦しさを理解し、共感して欲しいだけなのに、かえって非難されてしまうことさえ起こるのです。その結果として、周囲の人に対してさらに不信感を強めることになりかねません。

3) 自分の苦しさを言葉で伝える

　そこで大切になるのが、自分の苦しさを周囲の人たちに直接言葉で伝えることです。しかし、これは簡単なようで実は難しいことです。なぜなら、摂食障害の患者さんは、苦しさを自分の言葉で表現する経験をあまりしてこなかったからです。

　もちろん、これまでに彼女たちが、苦しさを言葉で表現した経験がまったくないわけではないでしょう。けれどもそのほとんどが、周囲の人たちに理解してもらえませんでした。場合によっては、苦しさを出さないように無言の圧力を受け続けてきたかもしれません。その都度彼女らは絶望し、他者への不信感を募らせたと思われます。その積み重ねによって、彼女らは言葉で苦しさを表現することを諦めてしまったので

しょう。そして、言葉で表現しても分かってもらえないのなら、ということで彼女らがとった次善の策が、食行動の異常であり、身体状態の悪化であり、自傷行為や自殺企図でした。残念ながら、この次善の策がいっそう他者には伝わらないのは、先に述べたとおりです。

　では、どうしたら言葉で苦しさを伝えられるようになるでしょうか。その第一歩は、自分の気持ちを自分で理解することです。その際に、嫌悪、怒り、憎しみ、妬み、悲しみ、不信感といった、一般的には好ましくないと考えられている感情（これを陰性感情と呼びます）を意識することが大切です。なぜなら、「素直な良い子という自己イメージ」に縛られてきた人たちは、このようなマイナスの感情を持ってはならないと認識し、陰性感情が存在すること自体を認めてこなかったからです。

　しかし、考えてみてください。マイナスの感情を持たない人間なんて存在するでしょうか。人はいつも、楽しい、喜ばしい、嬉しい、誇らしい、愛しい、信頼感といった好ましい感情（これを陽性感情と呼びます）ばかり抱いていられるわけではありません。陰性感情は、人間が当たり前に持つ感情です。むしろ、陰性感情があるからこそ陽性感情も存在するのであり、陰性感情によって陽性感情がより生き生きすることさえあるのです。ですから、陰性感情を抱くことは人間として至極まっとうであるという前提に立って、自分の気持ちを素直に見つめることが大切です。

　次に、陰性感情をためることなく、素直に表現してみることです。そして、陰性感

情も含んだ自分の気持ちを、周りの誰かに訴えてみることです。自分の辛さや苦しさを、陰性感情と一緒に話してみるのです。

　もちろん、それは勇気の要ることです。人に訴えても、自分の苦しさはなかなか上手く伝わりません。そのために傷つくこともあるでしょう。けれども、何事も最初から上手くできる人はいません。諦めずに言葉で伝え続ければ、理解してくれる人が必ず現れてくるはずです。自分の苦しさを陰性感情も含めて他者に理解してもらえたと感じると、その苦しさは半減します。そして、そのことが、他者への不信感を軽減させることにもつながります。

4) 小さな成功体験を積み重ねる

　摂食障害を改善させるために必要なもう一つのポイントは、自己否定感を軽減させることです。摂食障害の患者さんは「手のかからない素直な良い子」として成長してきたこともあって、自分の中に「悪い自分」や「ダメな自分」が存在することに大きな抵抗を感じています。

　しかし、そもそも「悪い自分」や「ダメな自分」は存在してはならないのでしょうか。人には誰でも悪いところやダメなところの一つや二つは、いや冷静に見れば数えたくなくなるほど存在するものです。しかし、彼女らには「悪い自分」や「ダメな自分」が存在すること自体が許せません。それは「素直な良い子」でなければならないという、強烈な自己イメージが育まれてきたからでしょう。

　ところが現実の生活の中では、人は「素直な良い子」ではいられないし、い続ける

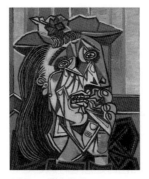

ピカソ「泣く女」

「人間の運命について、存在の根源における悲劇に慟哭する顔を示している」と言われています。一方で、自らの感情を豊かに表現することは、この悲劇を解決するための第一歩になるのではないでしょうか。

PABLO PICASSO "Weeping Woman"1937, Tate Modern
© 2024 - Succession Pablo Picasso - BCF(JAPAN)

こともできません。そのために彼女らは、理想のイメージにそぐわない自分を発見するたびに、自分自身を否定し続けてきました。彼女らの心の奥底には、こうして根強い自己否定感が存在するようになったのだと考えられます。摂食障害の患者さんは、この自己否定感を覆い隠すために痩せた体型に異常に執着するのであり、自己否定感が露わになってしまうと自傷行為や自殺企図を起こしてしまうのです。

　では、自己否定感を軽減させていくためには、どのような対処をしたらよいでしょうか。ここで重要なことは、いきなり「大きな成功」を求めないことです。

　例えば、摂食障害の患者さんが社会復帰への試みを始める際には、現実にはとても達成できそうにない高い目標を立てる傾向があります。すぐに復学や就職を目指し、成績や業績を上げようとし、全員と上手く対人関係を結ぼうとします。そうせずにい

第4章

大学生のこころの健康

られないのは、自己否定感の裏返しとして、彼女らが高い自己イメージを抱いているからだと思われます。高い自己イメージに見合う目標でなければ、プライドが保てないのでしょう。しかし、高い目標は当然のごとく失敗に至りやすく、その結果としてさらに自己否定感を強めることにつながりかねません。

そこで筆者は、自己否定感を軽減させるに当たって、次のように対処することを勧めています。まず目標を、長期的な目標と短期的な目標に分けてもらいます。長期的な目標は、達成が難しそうなものでもOKです。その代わりに短期的な目標は、できるだけ具体的でなるべくハードルの低いものに設定してもらいます。たとえば、身の回りのことを自分で行うとか、3度の食事のうち1回は「よく噛んでゆっくり味わって食べる」などです。もし、短期的な目標が達成できなくても悲観する必要はありません。そして、失敗してもその問題点を検討したり、原因を追求する必要もありません。短期的な目標の内容だけを替えれば良いのです。

この対処の要点は、失敗した際の問題点を取り上げないことです。問題点は棚上げしておいて、短期的な目標の中から達成できた「小さな成功体験」を拾い集めることにあります。できるだけ具体的でハードルの低い目標を繰り返していれば、小さな成功をたくさん経験することができます。患者さんや家族は失敗したことばかりに気を取られますが、小さな成功体験に目を向けることこそが重要です。また、小さな成功体験を重ねていると、いつの間にか長期的な目標も近づいてくるでしょう。そして、この対処を継続することが、自己否定感を軽減させることにも繋がると考えられます。

では、失敗した際の問題点はどうなるのでしょうか。この対処法では、問題点はそのまま残ります。問題点はそのままにして、できることを増やしていくことを目指します。できることを増やしていきながら、自尊心を育んでもらいます。なぜそのようにするのかと言えば、自己否定感が強い状態では、自尊心が育まれて初めて、自分自身の問題点に目を向けられるようになるからです。そのため、まず自尊心を育むことが優先されるのです。

さて、ここまで摂食障害の病理と対応について簡単に述べてきましたが、限られた紙面の中では、十分に語り尽くせない事柄がたくさんありました。さらに興味のある方は、以下の本を参考にすることをお勧めします。

（岐阜市民病院　柴田明彦）

<もっと知りたい人のための本>
・下坂幸三：拒食と過食の心理, 治療者のまなざし, 岩波書店, 1999
・柴田明彦：摂食障害からの回復支援 自己治癒力を妨げない「消極的」精神療法のすすめ, 岩崎学術出版社, 2014

第5節　ギャンブル依存・インターネット依存

1. 依存症とは？

　この章では、大学生が陥りやすい依存症として、ギャンブル依存症とインターネット依存症を取り上げたいと思います。他にも代表的な依存症として、アルコール依存症・薬物依存症もありますが、こちらは本書第4章第3節「お酒とドラッグの危険について」で取り上げていますので、そちらをお読みください。まず言葉の定義ですが、「依存」とは、**身体的・精神的・社会的に、自分の不利益、不都合となっているにもかかわらず、それをやめられずに反復し続けている状態**を指します。自分でも「やめなければならない」と分かっているのですが、実際には「やめられない」という状態です。ある種の薬物やアルコールでは、身体が慣れてしまい、より量を求めてしまう「耐性」の存在が確認されており、長期間摂取し続けると依存症になってしまいます。これを「物質依存症」と言います。

　一方で、物質によらない依存症というものもあります。特定の行為をしていると高揚感を感じる「プロセス依存症」と、特定の人間関係にとらわれて、そこから逃れられない「関係依存症」です（**図1**）。本章で取り上げる、ギャンブル依存とインターネット依存は、プロセス依存のひとつです。大学生は、法律的に、飲酒と喫煙が可能となる年代で、パチンコなどをはじめる時期でもあります。また、親元を離れて1日中インターネットに没頭する、異性との恋愛にのめり込んでしまう、といったことも起こります。しかし、のめり込んでいる本人は、自分が依存症状態にあるとは気付かないことが、依存症の特徴です。したがって、あらかじめ依存症がどういうものかを理解すること、もし、友人がそのような状態に陥っていたら、注意してあげることが大切です。

図1. さまざまな依存症

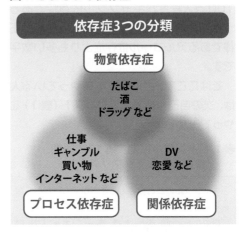

2. ギャンブル依存症

　ギャンブル依存症とは、**ギャンブルという行為にはまり込んで、やりたい気持ちを抑えられず、自分の意思でコントロールできなくなっている状態**であると言えます。自分の意思でコントロールできなくなると、社会生活に不具合がでますので、孤立や不安を抱え、それから逃れるように、ますますギャンブルにのめり込んでしまいます。これは、アルコール依存症と同じです。アルコール依存症では、アルコールの害によって、身体のさまざまなところにダメージが与えられますが、ギャンブル依存症のダメージは借金です。相談に訪れるレベルになると、ほぼ全員に借金があります。

　ギャンブル依存症の人は、どれくらい

第4章　大学生のこころの健康

の数になるのでしょうか。厚生労働省が2008年に行った調査では、全人口の4.8％（男性に限れば8.7％）、我が国では推計536万人もの人が、ギャンブル依存症の疑いがあるそうです。この数字が含む疑いレベルの人を除いても、実際には100万人程度がギャンブル依存症であろうと言われています。これは、依存症の王様であるアルコール依存症よりも多い数字です。

ではここで、ギャンブルをやっている人は、次の自己診断チェックリスト（表1）をやってみましょう。

表1. ギャンブルに関する10の質問（自己診断チェックリスト）

- □ ギャンブルのことを考えて仕事が手に付かなくなることがある
- □ 自由なお金があると、まず、第一に、ギャンブルのことが頭に浮かぶ
- □ ギャンブルに行けないことでイライラしたり、怒りっぽくなることがある
- □ 一文無しになるまでギャンブルをし続けることがある
- □ ギャンブルを減らそう、やめようと努力してみたが、結局ダメだった
- □ 家族に嘘を言って、ギャンブルをやることがしばしばある
- □ ギャンブル場に、知り合いや友人はいない方がよい
- □ 20万円以上の借金を5回以上したことがある。あるいは総額50万円以上の借金をしたことがあるのにギャンブルを続けている
- □ 支払い予定のお金を流用したり、財産を勝手に換金してギャンブルに当て込んだことがある
- □ 家族に泣かれたり、固く約束させられたりしたことが二度以上ある

田辺等著「ギャンブル依存症」より抜粋

5個以上当てはまった人は、病的ギャンブラーの可能性が非常に高いです。専門家に相談した方が良いでしょう。3～4個当てはまるという人は、病的とまでは言えませんが、今一度、ギャンブルの楽しみ方を見直した方がよいでしょう。

ここで、具体的なイメージが持てるように、事例を紹介しましょう。

---【事例】---

　Yさんは、20歳の男子大学生です。今通っている大学は第一志望校ではありませんでした。大学1年生からパチンコを始め、最初は講義の空いた時間に、暇つぶしでやっていました。しかし、大学3年生になって専門領域の授業が始まると、志望校ならばもっとレベルの高いことができたかもしれないと感じるようになり、勉強に身が入らなくなりました。そして、授業に出席しなくなり、パチンコにのめり込むようになりました。毎日パチンコ屋に通い、さまざまな理由をつけて両親からお金を送ってもらい、それをパチンコにつぎ込んでいます。両親に顔を合わせづらくなり、実家にも1年以上帰っていません。授業を欠席しているので、心配した担当の先生からメールが来るのですが、どう返事をしていいか分からないので放置しています。この先のことを考えると不安で、不安を紛らわせるために、ますますパチンコにのめり込んでしまいます。ついに学生ローンにまで手を出してしまいました。

この事例のキーワードは2つあります。「志望校ではない大学に来た」という挫折

と、「先のことへの不安」です。典型的な
ギャンブル依存症の人は、ギャンブルを
やっている時の興奮に取り憑かれており、
ギャンブルをやっている時だけが自分らし
いと感じる人だと考えられています。しか
し、大学生では、そうした典型的なギャン
ブラー気質の人は少なく、上記の事例のよ
うに、ギャンブル自体が面白いというより
も現実から逃避するためにやっている人が
多いようです。

　私は、ギャンブル依存症と呼ばれてい
る人には、3つのタイプがあると考えてい
ます（表2）。1つ目は典型的な「ギャンブ
ラー気質」です。もともと社会適応の良い
人が、ギャンブルにはまり込み、身を崩す
というタイプです。パチンコ、スロット、
競馬、競輪など多種目のギャンブルに手を
出し、気が付いたら借金が膨大な額になる
人です。2つ目は、上の事例で示した「逃
避タイプ」です。ちょっとしたつまずきか
ら、逃げるようにギャンブルにはまりま
す。さまざまなギャンブルをやることを
好まず、パチンコかスロットの単種目を好
みます。大勝負を好むわけではないので、
ギャンブラー気質の人ほど、大きな借金を
作りません。3つ目は、「発達障害や知的障
害」がある人です。もともとの対人関係や
社会適応が苦手なのでストレスを抱えてい
る上に、特に金銭管理が苦手なほうなので
安易にギャンブルに手を出し、やめられな
くなってしまいます。このタイプも、パチ
ンコかスロットの単種目を好みます。

　従って、治療的アプローチも異なりま
す。ギャンブラー気質の人には、きっぱり
とギャンブルを絶ってもらい、集団療法に

よって、お互いに弱さを認め合い、励まし
合うことで「ギャンブルをやめる」という
意思がくじけないように維持します。ギャ
ンブラーズ・アノニマス（GA）という患者
同士のグループが、こうしたアプローチの
代表です。一方、逃避タイプの人は個人精
神療法に向いています。もともと挫折や不
全感があり、ギャンブルに逃げているだけ
なので、本人の葛藤の部分に光を当てて、
心理的に解決を図ると、ギャンブルから自
然に遠ざかることができます。もし、ギャ
ンブルをやめさせることに集中しても、根
本的な不安感を解決しなければ、また別の
形で問題が表れるだけです。発達障害や知
的障害がある人には、対人関係の調整や金
銭管理など、生活支援を中心に行うことが
有効です。自助グループには向いていませ
ん。曖昧な態度を取るため、他の参加者か
ら「やる気があるのか！」と叱責され、二度
と行かなくなってしまいます。また、カウ
ンセリングで自分の葛藤を見つめ直すこと
も苦手です。

　このように、自分や知り合いがギャンブ
ル依存症かもしれないと思ったら、次はど
のタイプに属するのかを見極め、適切な支
援につなげることが重要です。

3. インターネット依存症

　インターネット依存症の中でも、SNS
（Social Networking Service）をひっき
りなしにチェックせずにはいられない人
は「関係依存症」、ネットゲームを主体と
する人は、ギャンブル依存症と同様です。
ただし、長時間ネットゲームをやっている

表2. ギャンブル依存症の種類

タイプ	ギャンブラー気質	逃避タイプ	発達障害・知的障害
特徴	ギャンブルをやる前の社会適応は良い。ギャンブル自体に熱中している。借金をギャンブルで取り返そうと考える。	ギャンブルをやる前の社会適応はそこそこ良い。嫌なことから逃げるようにギャンブルにはまり込む。	ギャンブルをやる前から社会適応は悪い。金銭管理がルーズ。
借金	多い	少ない	少ない
ギャンブルの種目	多種目	単種目	単種目
治療法	自助グループなど集団精神療法が中心	カウンセリングなど個人精神療法が中心	金銭管理など生活指導が中心

人は、ギャンブル的興奮に取り憑かれているわけではないので、ほとんどが「逃避タイプ」か「発達障害・知的障害」タイプでしょう。特に、MMORPG (Massively Multiplayer Online Role-Playing Game, 大規模多人数同時参加型オンライン・ロールプレイングゲーム) で長時間過ごしている人には「逃避タイプ」が多いようです。しかし、近年、ゲーム上で、ガチャというスロットのようなくじを引き、お金を使わせるタイプのソーシャルゲームが増えてきました。ガチャは、非常に低確率で、ゲームを有利に進めることができるもの (アイテム、カードなど) を排出し、それを得るために、多額のお金をつぎ込んでしまう人がいます。ガチャは、上手く射幸心を煽る仕掛けがされており、こうしたゲームで散財するタイプは、勝負事に熱くなる「ギャンブラー気質」か、金銭管理が苦手な「発達障害・知的障害」タイプだと思われます。今までのところ、ギャンブルほど多額ではありませんが、ソーシャルゲームのために借金を作るケースもしばしば報告されています。治療的アプローチは、ギャンブル依存と同じで、それぞれのタイプにあったものを選択することです。

4. 依存症にならないために

　ギャンブル・インターネット依存症にならない方法はあるのでしょうか。これは、物質依存、関係依存症を含めた依存症一般に当てはまるのですが、依存症は、なって初めて気付くものなので、ならないように気を付けるのは難しいことです。ある意味当たり前ですが「やり過ぎないように注意すること」が一番の対処法です。そのためには、自分の小遣いから1週間に使えるお金を割り出して、それを超えないように気を付けることです。また、ストレス発散のレパートリーを広げることも有用です。趣味の幅を広げましょう。また、依存症に陥る過程で、必ず人間関係が狭まり、考え方が偏ってしまいます。従って、家族や友人とのコミュニケーションを維持することも、依存症に陥らない有効な方法の一つです。

（沖縄科学技術大学院大学　西尾彰泰）

<もっと知りたい人のための本>
・認定NPO法人ワンデーポート（編）：ギャンブル依存との向きあい方, 明石書店, 2012
・田辺等：ギャンブル依存症, NHK出版, 2002

第6節　発達の個人差

　十人十色という言葉があります。皆さんも、人と接することがとても緊張する人もあれば、たくさんの人に囲まれている方が楽しいという人もあるでしょう。性格にいろんな個性があるのは当然です。

　一方、発達にもいろんな個性、すなわち個人差があります。物事の捉え方や感じ方、人との関わり方や感じ方は、十人十色です。どれが良いとか悪いというのではなく、それぞれ個人差としての自分の個性を知ることは、生活していく上でとても大切なことです。なぜなら、それを知ることは、自分の苦手さをカバーする方法を手に入れることになり、その上で得意な部分を自覚して伸ばしていくことにもつながるからです。

　発達の個人差には、発達障害といわれるものも含まれます。例えば人とどのような距離で付き合ったらいいかが分からず仲間が作れないとか、先生の話を聞きながらノートテイキングができない（聞いているとそれに集中してしまい書けない、書き出すと話が聞けないなど）、といった困り感を持つ人たちです。この困り感の背景に、知的な遅れはないが、発達の個人差である発達障害が関係している場合があります。ここで説明する発達障害は、知的な遅れは伴いません。知的には問題がないのですが、他の発達の領域での個人差が、その人固有の困り感を引き起こしやすいのです。

　もう一つ付け加えたいのは、発達障害はスペクトラム（連続体）だということです。光のスペクトラムが七色の光であるように、発達障害も、その程度やその姿は多種多様です。発達障害そのものの中に、多様な個人差がみられるということでもあります。

　発達障害は、具体的には以下で説明する「自閉スペクトラム症」「注意欠如・多動症」「限局性学習症」などに分けられます。その中でも、大学生活において困り感を抱えやすいことが多い、「自閉スペクトラム症」と「注意欠如・多動症」について、以下で詳しく説明することとします。

1.自閉スペクトラム症

　最近、日本でも「アスペルガー症候群」という言葉は、本やマスコミでよく扱われるようになりました。これはここでいう自閉スペクトラム症の1つのタイプとなります。

1）人とコミュニケーションや、やりとりがうまくできない

　私たちは、人と関わりながら生きています。そこでは人と視線を交わし、相手の気持ちを読み、さまざまなコミュニケーションややりとりをします。そしてその中で、信頼できる人を、家族、友達、恋人などとして作り上げます。自閉スペクトラム症の人も、信頼できる人を作りたい気持ちは十二分に持っています。しかしそう思っているのに、相手に疎まれたり、なぜか友達が離れていったりしてうまくいかないことが多いのです。

　これは決して本人の努力不足、性格の問題ではありません。自閉スペクトラム症の人は、例えば物を借りたら相手に「ありがとう」と言うと相手は嬉しく感じるなど「こ

ういう場合はこうすると相手は喜ぶ」というように、パターンをはっきり示してもらえれば、相手の気持ちを理解できます。しかし、別に誰も教えてくれていないのに、場の空気を読んで対応することは苦手な場合が多いのです。他の人は、空気を読むのは「暗黙の前提」であり、別に努力しなくても自然に分かります（と思い込んでいるだけで、本当はそれが分かるために、精巧な発達のメカニズムがあると言われますが）。それだけに、空気を読めないと「なんでそんなこと分からないの！」と周りから思われやすいのです。

　特に日本は、「阿吽の呼吸」という言葉があるように、双方の気持ちをはっきり言わず、曖昧なままやりとりすることを好むと

図1

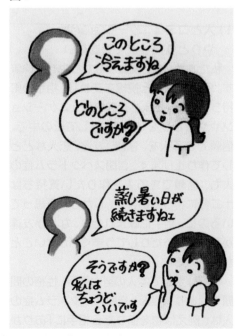

転載：小道モコ「あたし研究2」，クリエイツかもがわ

ころがあります。空気を読むという難しい作業を要求されるがうまくできないため、本人の意図と関係なく、相手を嫌な気持ちにさせたりすることがあるのです。例えば、自閉スペクトラム症の当事者である小道モコさんは、著書で、**図1**、**2**のような例を挙げています。

図2

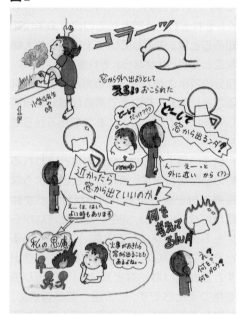

転載：小道モコ「あたし研究2」，クリエイツかもがわ

2）あいまいな状況、自由にしていい状況での対処がうまく分からない

　こういったことは、相手の気持ちだけでなく、生活状況の理解を難しくすることにもつながります。

　例えば、問題を解くテストはできても、「自由に感想を書きなさい」「○○というテーマでレポートを書きなさい」といわれると、それができなくなることがあります。

感想やレポートは、一応の形式はありますが、基本は「自由に書いてよい」ものです。多くの人は「自由に書いてよい」なら、何を書いてもいいので楽だと考えがちです。しかし、これは逆にいえば、何をどのように書いたら正解になるのかがあいまいだということです。そのあいまいさがとても不安になり、レポートが書けない人たちがいるのです。

　授業でも、高校までは教科書があり、そのどこを覚え理解するか、ある程度範囲が明示されます。しかし大学の授業では教科書がない場合も少なくありません。板書やプリントもあったりなかったりします。授業スタイルも、先生の話と板書、映像提示などが頻繁に行き来することもあります。こういった「自由さ」が逆に、何を覚えればいいか、今どこに注意を向ければいいか（先生の話を「聞く」ことか、板書を「見て」写すことか）をあいまいにし、授業がうまく理解できない、ノートがうまくとれないということが起きます。

　また、高校までは、自分のクラスが決まっており、決められた時間割通りに1日が進みます。教室移動もクラスの皆と移動すれば大丈夫です。ところが大学になると、同じクラスでも一人一人「自由に」カリキュラムを組むことが求められます。教室移動も「自由に」すればいい。休講通知が突然出されたりすることもあります。

　高校までは、生活の枠組みがしっかり示されているのに、大学生活は基本的に個人が「自由に」選び決めることが基本になります。自由を謳歌できるのですが、その「自由さ」はあいまいさと表裏一体です。

そのため、1週間の時間割が自分では組めない、教室移動がスムーズにできず、最初のガイダンスで困ってしまうこともあるのです。

3) 好きな世界や感覚にはまってしまったり、嫌な感覚でとても苦しむことがある

　もう一つの特徴は、ユニークな感覚を持ちやすいことです。

　人は皆、好きな世界を持っています。大人になると、独自の世界に楽しみを見出す人はたくさんいます。しかし自閉スペクトラム症の人は、小さいときから、特定の領域の世界に楽しみを見出す人がいます。それは年齢が低いときは周りに理解されにくく「変わっている」と言われたりするときもあります。例えば、車の車種に強い興味があり、駐車場を一目見ただけでそこにあった車種を全部言えたり、幼稚園のときから「恐竜博士」と呼ばれるほどその領域のことはたくさん知っていたりします。ある人は、空想の世界に入りやすく、例えばTV番組の「機関車トーマス」が大好きで、それを思い浮かべるとその世界に入り込めてとても楽しかったりします。これは自分独自の楽しい世界であり、本来、問題とされるものではありません。しかし一方で、授業中に「機関車トーマス」の世界に入り先生の話を聞けないとなると、授業がちゃんと理解できず困ることもあります。

　もう一つ楽しい世界だけでなく、苦手（とても不快）な世界を独自に持っているときもあります。大きな音が苦手で、自分以外の人でも大声で怒られているとすごく

不安になってしまう人や、不意に触られる（身体、腕、特に顔の周辺）と電流が走るような激しい不快さがあるため、突然後ろから肩を触られるのが怖くてたまらない人がいます。他の人からは「なんでそんなことで？」と言われ、自分自身でもこんなことで怒る自分の方が悪いのか？とも思いますがどうしようもできません。

　これ以外にも、蛍光灯の短い点滅（50〜60回/秒）が分かってしまい、目に突き刺さるような痛みを感じる「視覚の不快」、台風到来などによる気圧の変化を感じ取り、体がつらくなる「身体感覚の不快」など、いろんな感覚の苦しさを抱えていることがあるのです。他の人はなんでもないのに、自分はそれが苦しくイライラしてしまう、そういう感覚になる不安がストレスになってしまうことがあるのです。

2. 注意欠如・多動症

　これは、不注意がとても激しかったり、衝動的（かっとなるという意味ではありません。考えたら身体が動いてしまったり、思ったらその言葉が口をついてでてしまったりするという意味です）だったりすることで、「困り感」を抱えやすい人のことを指します。

1）注意がふっとそれてしまう

　テストをすると、ケアレスミスを連発してしまい、分かっているのにテストの点が取れなかったりすることがあります。好きなゲームでは何時間でも集中できるので、単なる集中力の問題とは思えません。でも

嫌な課題だがしっかりやりきらなければいけないとなると、気持ちがどんどんそれてしまいます。

　授業をちゃんと聞いていなければ、と思いつつ、虫が教室に入っただけでそれに注意を奪われてしまいます。その後なかなか先生の話に注意を戻すことができず、結局授業の内容が分からなくなるときがあります。

　またある大人の人は、次のようなエピソードを語ってくれました。

家でハムスターの籠に水がないことに気付き、籠を開け、水受け皿を出して台所で水を入れる。
⇒その流しに洗っていない食器があるのに気付き「今やらなきゃ」と洗う。
⇒そういえば洗濯も出したままと気付き2階で洗濯を取り込む。
⇒ひと仕事して居間でプリンを食べていたらハムスターが頭の上に。
「あれ、何でハムちゃんがここに!?」

　このように、あることを思いつくと、それまでやっていたことから瞬時に注意が移り変わってしまう。その結果、最初に片付けようと思った物をなくしてしまったり、忘れ物を頻繁にしたり、整理整頓が極端にできなくなるのです。

　大人になった注意欠如・多動症の人で、「分かっちゃいるけどやめられない」と言った人があります。こういう場合に、どのようにしたらいいか自体は分かっている。けれど、何かを見たり聞いたり考えたりしてしまうと、その瞬間、注意がそちらへ移っ

てしまう自分をうまくコントロールできないのです。

2) 思いついたら身体や口が動いてしまう

　「あの場面でそんなこと言わなきゃよかった」と思いながら、その時思いついたことをストレートに言ってしまうことがあります。「あれ、触ってみたい」「動かしたらどうなるの?」と思うと、そういう自分をコントロールしにくくなり、そわそわしたり順番を待てなくなってしまうこともあります。

　しかしこれは決してネガティブな意味だけではなく、特に大人になると「好奇心旺盛」「いろんなことに興味が持てる」と積極的に評価されることにもつながっていきます。

3. ユニークな個人差

1) 脳タイプの個性

　ここまでは、自閉スペクトラム症と注意欠如・多動症を取り上げ、発達の個人差の例を説明しました。こういった個人差を持つ人が「困り感」を抱えやすいのは事実です。しかしこれは、その本人が悪い(本人の性格の問題や努力不足)ということではありません。児童精神科医の吉田友子さんは著書で発達障害を、脳タイプの個性(個人差)であるとしました。物事を受け止め理解する脳のタイプに、個性があるということです。

　しかしこういった脳タイプの人は、多数派ではありません。どちらかといえば少数派(発達障害は、人口全体の 6 〜 7% 程度

と推定)です。世間では多数派の人の物事の捉え方が「常識」とされています。そのため「常識」とずれるとその点を非難されたり直すよう言われます。それが、生活していく上で「困り感」を作り出しやすいのです。

2) ユニークな個人差を認める

　こういった発達の個人差を持った人たちの多くは「常識」が分からない、「常識」通りに動けない自分が悪いと思ってしまう場合が少なくありません。しかしそうやって自分を責め「常識」に合わせようとだけすると、さらに悪循環するときがあります。それは、どうしても食べられない食材を無理矢理、毎日食べようと努力することと大きく違わないからです。頑張れば頑張るほど、かえってそれが嫌いになり、食べられなくなってしまいます。

　発達障害のある人たちは、その多くが社会に出て働き、多様な生活を送っています。そして発達障害の理解が広がる中で、自分はそうだという人たちが、自分のユニークな物事の捉え方や感じ方を、自分の言葉で語るようになってきました(P.100 もっと知りたい人のための本・DVD参照)。共通しているのは、「常識」とはずれているかもしれないが、自分らしいユニークな個人差を認めてもらえる他者との出会いをきっかけに、自分自身でそれを受け止めていくことです。その中で、自分が悪いのではないとした上で、どうやったら「常識」と折り合いをつけながら生活していくかを工夫します。その工夫も、ユニークな個人差を認めてもらえる人と一緒に考え、

第4章　大学生のこころの健康

第4章　大学生のこころの健康

試していきます。そういうことを多くの人たちが取り組んでいます。

吉田さんは著書で、場の雰囲気が分からないある少女の話を出しています。彼女は、お葬式の火葬場で、その温度を確認しようとして周りから叱責されます（自閉スペクトラム症の（1）の特徴を示していると考えられます）。その話を聞いた著者は、「あなたは本当の科学者の心を持っているのだ」と彼女に語りかけます。少数派であっても、自分なりの捉え方、考え方は尊重されるべきなのです。

3）「常識」と最低限うまく付き合うやり方を、人と相談して作り出す

そのユニークな個人差を認めた上で大切になるのが、周りの「常識」と最低限うまくやっていくやり方を見つけることだと考えられます。

例えば、多数派の人の気持ちは、かなりの部分、パターン化（こういう場合はこう思っている）して理解できます。そうやって人の気持ちや場面での振る舞い方を学ぶものとして、コミック会話とか、ソーシャル・ストーリーなど、いろんなやり方が開発されています。少し、相手の気持ちに合った行動ができると、それが意外と人間関係をスムーズに進めさせるかもしれません。あいまいな生活が苦手だとすれば、それを相談できる人と一緒に生活の枠組みを決める（例えば、授業のとり方を相談し決める、レポートの書き方の基本的なパターンを教えてもらいそれに沿って書いてみる）ことで、困り感は減ったりします。そういった手だてや方法は、いろいろ工夫さ

れ作り出されています。

しかしそれを一人で探す、見つけることは難しい場合があります。今、大学ではそういった相談の場はいくつか用意されています。人に頼る（ヘルプ！を出す）ことは、自分の弱さを出すことなので、どんな人にとっても決して楽なことではありません。しかしその一歩を踏み出すことは、自分の人生にとって大きな意味を持っている可能性があるのです。2）でふれた、発達障害のある当事者は、そういうことを語っていると考えられるのです。

（岐阜大学　別府哲）

<もっと知りたい人のための本・DVD>
・綾屋紗月・熊谷晋一郎：発達障害当事者研究―ゆっくりていねいにつながりたい, 医学書院, 2008
・笹森理絵：育つ力と育てる力 私と三人息子は発達障害です。何か?,廣済堂出版, 2013
・吉田友子：あなたがあなたであるために―自分らしく生きるためのアスペルガー症候群ガイド, 中央法規出版, 2005
・小道モコ：あたし研究2, クリエイツかもがわ, 2013
・梅永雄二・笹森理絵・神山忠・片岡聡（出）：私の発達障害を語ろう（DVD）, 中島映像教材出版, 2014
・川上ちひろ・木谷秀勝（編著）：発達障害のある女の子・女性の支援, 金子書房, 2019
・熊谷晋一郎（監修）・森村美和子（著）：特別な支援が必要な子たちの「自分研究」のススメ, 金子書房, 2022

第 7 節　ひきこもり / 不登校になったら

1. ひきこもり / 不登校とは？

　これまで、「ひきこもり」、「不登校」という言葉を耳にしたことがない人はいないでしょう。クラスメイトの誰かが不登校になった、あるいは親戚の誰かがひきこもっているなどということも、近年では珍しいことではありません。しかし、言葉の正確な意味や、それらの実態を知っている人は少ないようです。まず言葉の定義ですが、**ひきこもり**は「仕事や学校に行かず、かつ家族以外の人との交流をほとんどせずに、6 カ月以上自宅にひきこもっている状態」、**不登校**は「何らかの心理的、情動的、身体的あるいは社会的要因・背景により、登校しない、あるいはしたくともできない状態にあるため年間 30 日以上欠席した者のうち、病気・経済的な理由による者を除いたもの」とされています。どのくらいの人数になるのかと言えば、不登校者が小中高生合わせて約 17 万人で、小学生では 300 人に 1 人、中学生では 40 人に 1 人、高校生では 60 人に 1 人と言われています。男女比は 1：1 です。一方で、ひきこもりの人数を把握するのは非常に難しいのですが、不登校者よりずっと多く、およそ 30 万人から 100 万人だと推計されています。男性の方が多いと考えられています。

　さて、大学生の場合はどうでしょうか。ひきこもりの定義によれば「仕事や学校に行かず」とありますが、これは職にも就かず、学校にも所属しないことを意味するので、大学生であるという時点で、ひきこもりの定義外になってしまい、数に含まれません。また、不登校の定義である「登校し

ない、したくともできない状態で年間 30 日以上の欠席」も、授業を選択できる大学生には当てはめるのが難しそうです。従って、「学校に来たくても来ることができない大学生を何と呼ぶか」という問題から始めなければなりませんが、ここでは「ひきこもり大学生」と呼ぶことにします。「不登校大学生」という言葉が使われることもありますが、同じ意味だと理解してください。さて、ひきこもり大学生がどれくらいいるかは、ほとんど分かっていないのですが、最近の調査では、およそ 1% の大学生がひきこもり状態にあると報告されています。私の実感でも、その程度ではないかと思います。大学生の場合「学校に行くも行かぬも、本人の自由と責任」という考え方がありますので、これまで顧みられていなかったのだと思われます。

2. ひきこもりを評価する

　ひきこもりには、どんな原因が考えられるのでしょうか。多くの人が「クラスに溶け込めなかった」「友人関係につまずいた」「教員との関係が悪くなり、行きづらくなった」といった理由を思い浮かべるかもしれません。しかし、それは単なるきっかけに過ぎない場合がほとんどです。多くの場合、本人でさえ、そうした理由が原因だと思い込んでいますが、例えば「うつ病という活力が低下する病気にかかっている」、あるいは「本人の能力の偏りのために大学生活にうまく適応できない」などが、主な原因であるということもあり得るのです。従って、自分あるいは家族がひきこもりに

なったら、まずは冷静になって、客観的にどのような状態にあるのか、専門家にアドバイスをもらうのが良いでしょう。

　俯瞰的にみますと、ひきこもりは、ひとつの原因から生じるのではなく、複数の要因が絡んで起こることがほとんどです。従って「ひきこもり大学生」を支援する場合は、一つの原因を見つけるのではなく、これから述べる6つの軸（表1）から評価して、それぞれに合った支援方法を考えることが基本です。

表1.ひきこもりの多軸評価

第1軸：精神障害の診断
第2軸：発達障害の評価
第3軸：パーソナリティ傾向の評価
第4軸：ひきこもりの段階の評価
第5軸：環境の評価
第6軸：ひきこもりの分類

「ひきこもりの評価・支援に関するガイドライン」より抜粋したものを改変

1）精神障害の診断

　まず第一に、精神障害の有無をきちんと評価しなくてはなりません。近藤直司ら（2009）の研究によれば、精神保健福祉センターに来談したひきこもりのうち、不安障害、気分障害、精神病性障害と診断された人が、それぞれ22%、14%、8%いたと報告されています。不安障害は自然に良くなることもあり、日常生活に大きな支障をきたしていなければ、必ずしも治療を受けなければならない病気ではありませんが、精神病性障害は必ず治療を受けなければならない病気であり、気分障害もほとんどの場合、治療を受けた方が良い病気です。

従って、ひきこもりの中には少なくない割合で、精神科的治療を受けた方が良い人たちがいるということを忘れてはなりません。

　具体的には、精神病性障害の代表格である統合失調症の場合「やくざに狙われている」「外に出ると自分の考えを抜き取られる」といった奇妙な感覚のために、外出できなくなることがあります。また、ひきこもりを起こす気分障害として、うつ病があります。うつ病とは、興味や喜びの著しい減退、食欲不振（まれに増加）、睡眠障害（多くが不眠だが、若い人の場合過眠を呈することも少なくない）、焦燥感や罪悪感を呈する病気です。うつ病になると、集中力や意欲が低下し、成績が下がり、友人との交流が困難となりますので、やがて学校に行けなくなってひきこもることになります。こうした精神障害がひきこもりの背景にある場合は、医療機関を受診するのが、ひきこもりから脱出するための最初の一歩です。

　不安障害の概念は、おおまかに言えば、いわゆる不安症状（手に汗をかく、過呼吸、動悸）を呈するものと、強迫症状（長時間の手洗いや頻繁な確認など）を呈するものがあります。いずれも、症状が悪化すると日常生活が困難になりますので、結果としてひきこもることになります。この場合も、医療機関などで、カウンセリングや薬物療法を受けることで症状が軽減し、ひきこもりから脱出できることがあります。

2) 発達障害の診断

　次は、発達という観点から評価します。発達障害という概念については、一言で説明するのは難しいので、本書の第4章6節「発達の個人差」を参照してください。いずれにせよ、知的能力の偏りがあるため（もっとも能力に偏りがあることは自然なことで、問題ではありません）、対人関係や学業面でつまずき、ひきこもってしまうことがあります。特に大学生では、これまでと勉強の仕方や対人関係が大きく変わり、受動的な態度から能動的な態度が求められるようになります。例えば、高校生までは他の人と同じ授業を受けていましたが、大学1年生からは自分で受けたい授業を選択しなければなりません。さらに研究が始まると、自分だけのテーマに挑まなければなりませんので、自分で考え、計画し、実行する能力が求められます。対人関係も大きく変わります。高校までの学校を中心とした閉鎖的な人間関係から、半ば社会に開かれたオープンな人間関係になり、適度に距離感をとった大人の人間関係を持つことが求められます。こうした変化に対応できず、そこから逃げるようにひきこもる大学生は少なくありません。高校生まではそれなりに適応していたので、自分も周囲の人たちも、能力に偏りがあることを意識していないことが多いのです。そのため、自分の能力にどのような特性があるのかを知ることは、ひきこもりから脱出する上で非常に重要な視点です。

3) パーソナリティ傾向の評価

　発達障害の診断が、知的能力の偏りや特性であるのに対して、パーソナリティ傾向は性格の特性です。恥をかくことを極端に恐れる性格、完璧主義で細部にこだわってしまう性格、何事も人頼みな性格など、ひきこもりにつながりやすい性格もあります。性格は人それぞれですから、支援の段階では、本人の性格も考慮してプランを立てる必要があります。

図1. ひきこもりの諸段階

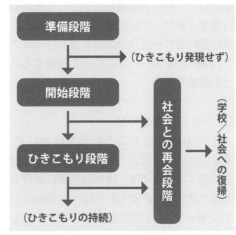

4) ひきこもりの段階の評価

　ひきこもりの段階の評価とは、ひきこもりの始まりから終結までの、どの段階にいるのかという評価です（**図1**）。

　準備段階は、ひきこもりに向かっている段階です。この時点で支援ができれば、多くの場合がひきこもりに陥らずに済むのですが、実際は、この段階で支援が入ることは非常にまれです。開始段階では、不安が強く安全にひきこもれる状態を作るのに必死です。完全にひきこもり段階になると、精神的に落ち着きはするのですが、この状態からどうやって脱出すればよいのか分か

らず、恐る恐る家族や支援者の様子をうかがっています。従って、ひきこもりのどの段階にいるのかによって、サポートの戦略は大きく変わります。

5) 環境の評価

本人がひきこもるにあたり、家族など周囲の人間が大きな原因となっていないか、ひきこもりからの脱出を阻害している人、援助してくれる人は誰かということを評価します。また、住んでいる場所によって、受けられるサービスが大きく変わりますので、該当地域サービスについて評価することも重要です。

6) ひきこもりの分類

６つ目は、以上５つの評価を総合して、本人のためのどのような支援を選択するかを評価することです。精神科医療における支援を優先すべきか（第一群）、教育的オリエンテーションでの支援を中心にすべきか（第二群）、心理社会的支援を中心にすべき

か（第三群）という、**表2**で示した３種類の方針を決めます。このようにひきこもりを評価すると、ちょうど３分の１ずつの人が、それぞれの群に割り振られると言われています。

以上のように、ひきこもりを構成している要素は多様です。しかし、本人や家族は「いじめがあったから」、「親が子ども時代に厳しすぎたから」など、単一の原因に答えを求めがちです。こうした考え方は「あれさえなければ」という犯人捜しになってしまい、ひきこもりからの脱出にはつながりません。まずは一歩引いて、冷静に評価を行い、実際的な支援のプランを作ることが必要です。

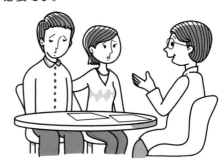

表2. 第6軸:ひきこもり分類

第一群	統合失調症、気分障害、不安障害などを主診断とするひきこもりで、薬物療法などの生物学的治療が不可欠ないしはその有効性が期待されるもので、精神療法的アプローチや福祉的な生活・就労支援などの心理ー社会的支援も同時に実施される。
第二群	広汎性発達障害や知的障害などの発達障害を主診断とするひきこもりで、発達特性に応じた精神療法的アプローチや生活・就労支援が中心となるもので、薬物療法は発達障害自体を対象とする場合と、二次障害を対象として行われる場合がある。
第三群	パーソナリティ障害（ないしその傾向）や身体表現性障害、同一性の問題などを主診断とするひきこもりで、精神療法的アプローチや生活・就労支援が中心となるもので、薬物療法は付加的に行われる場合がある。

「ひきこもりの評価・支援に関するガイドライン」より抜粋

3. 家族ができる支援の方法と、
　ひきこもっている本人がすべきこと

　ひきこもりから脱出するために、本人、家族ができる最も重要なことは、専門家に評価をしてもらい、有効な支援プランを作ってもらうことです。多くの人がさまざまなことを言っていますが、ひきこもりは、これまで述べてきたように個別性が大きく、誰かの成功体験が誰にでも当てはまるというものではありません。

　とはいえ、ひきこもっている本人が、病院などの支援機関を受診することは、容易ではありません。まず、家族にできることは、ひきこもり段階を評価して、開始段階ならば、当事者が安心して過ごせるような環境作りを心掛けることです。家族だけが、支援機関に相談に行くことも無駄ではありません。本人が、ひきこもるに至った悩みや不安を受け止められるように専念しましょう。やがて、ひきこもって安心が得られると、本人も「このままではいけない」と考え始めます。ところが、どうやって脱出すれば良いのか分からないので、助けを求めるために、家族に向かって非常に控え目なサインを送ります。一見ふてぶてしく振る舞っていたとしても、内心、家族に迷惑をかけていると思っており、叱責されるのではないかと強く怯えています。そのため、素直な分かりやすいかたちで助けを求めることができないのです。家族はそうした小さな変化を見つけ、サインを拾い上げましょう。せっかく拾い上げても、その後、本人が尻込みして、何とかしたいと思う気持ちを否定することはよくあることです。

しかし、拾い上げていれば、チャンスは何度でも訪れます。

　本人が落ち着くと、家族は安堵して、ひきこもり本人への関心が減り、サインに気付かないことがあります。もし、あなたがひきこもっている本人なら、勇気を振りしぼって、できれば率直な態度で何度も声を上げましょう。本人や家族が「何とかしよう」と前向きに関わっていれば、やがて支援機関を訪れることができるでしょう。そこまで行けば、半分は解決したも同然です。あとは、ひきこもりの支援を得意とする支援機関のアドバイスに従って、社会復帰へと進めていきましょう。

（沖縄科学技術大学院大学　西尾彰泰）

<もっと知りたい人のための本・URL>
・齊藤万比古（編・著）：ひきこもりに出会ったら，中外医学社，2012
・斎藤環：「ひきこもり」救出マニュアル<理論編>，ちくま文庫，2014
・斎藤環：「ひきこもり」救出マニュアル<実践編>，ちくま文庫，2014
・宮西照夫：ひきこもりと大学生，学苑社，2011
・ひきこもり支援に関するガイドライン
http://www.ncgmkohnodai.go.jp/subject/100/22ncgm_hikikomori.pdf

すべて、支援者・家族向けの本ですが、ひきこもり本人が読んだとしても何らかのヒントが得られるはずです。

第8節　大学生の悩みの特徴と心の相談窓口

　大学生になると、生活が大きく変化する人も多いのではないでしょうか。学業面では、興味のある分野を選択して学ぶことができますが、内容は専門的になり、能動的な学習が求められるようになります。対人面では、サークルやアルバイトなどを通して人間関係の幅が大きく広がる人もいるでしょう。生活面では、時間や金銭の自由度が高くなり、自立と自律に向けた自己管理が必要になってきます。こうした変化を受け容れ、楽しむことができれば、充実した大学生活を送ることができるはずです。しかし、環境の変化は大きなストレスともなります。時には、大学生活に滅(めい)入ってしまい、悩み、困ることもあるかと思います。そこで本節では、大学生が抱えやすい心の悩みをまとめ、大学生が利用できる心の相談窓口について紹介していきます。

1. 大学生の悩みの特徴

●大学生は悩み多き年代!?

　大学生が学生生活を送る10歳代後半から20歳代前半は、青年期後期という年代にあたります。精神分析家のエリクソンは、この時期の課題を「アイデンティティの確立」としています。つまり、自分の生き方や能力、性格について迷い、悩み、「自分とは何なのか」、「自分が社会で果たす役割は何か」を探し求め、時には不安定な時期を経験しながら「自分らしさ」を見つけていくのが大学生の課題です。

　ここで大切なのは「悩む自分と向き合うこと」です。もちろん、悩むことから逃げるのは楽ですし、一時的な手段としては有効なこともあります。しかし、これまでの自分を振り返り、これからの自分に考えを巡らすことは、自身を受け容れ、次の成人期を納得して送るためには必要です。

●大学生のこころの悩み

　では、大学生はどんなことに悩んでいるのでしょうか。大学生に多く見られる悩みとして「学業・研究」「就職・進路」「自身の性格」「対人関係」などが挙げられます（表1）。

　これらは、「自身の性格に悩むことで就職活動がうまくいかなくなる」、あるいは「対人関係がうまくいかず、研究室での居場所がなくなり、それが研究活動への支障につながってしまう」など、複数の領域が絡みあっていることも多いのです。

表1. 大学生が抱えやすいこころの悩み

学業・研究	履修、単位、論文、転部、転学、休学、退学など
就職・進路	就職活動、大学院進学など
自身の性格	人生観、思想、癖など
対人関係	友人、恋愛、家族、大学教員との関係など
その他	経済的問題、健康面の不安など

●学生生活サイクルから見た大学生

　心の悩みは、学年や時期によっても変化していきます。大学生活の経過に沿った悩みの特徴や課題を、鶴田らは「学生生活サイクル」としてまとめています（表2）。

入学期（大学1年生）

　まずは、大学生活という新しい環境に慣れることにつまずく学生も多いでしょう。

表2. 学生生活サイクルの特徴

	入学期	中間期	卒業期	大学院学生期
来談学生が語った主題	・移行に伴う問題 ・入学以前から抱えてきた問題	・無気力、スランプ ・生きがい ・対人関係をめぐる問題	・卒業を前に未解決な問題に取り組む ・卒業前の混乱	・研究生活への違和感 ・能力への疑問 ・研究室での対人関係 ・指導教員との関係
学生の課題	・学生生活への移行 ・今までの生活からの分離 ・新しい生活の開始	・学生生活の展開 ・自分らしさの探求 ・中だるみ ・現実生活と内面の統合	・学生生活の終了 ・社会生活への移行 ・青年期後期の節目 ・現実生活の課題を通して内面を整理	・研究者・技術者としての自己形成
心理学的特徴	・自由の中での自己決定 ・学生の側からの学生生活へのオリエンテーション ・高揚と落ち込み	・あいまいさの中での深まり ・親密な横関係	・もうひとつの卒業論文 ・将来への準備	・職業人への移行 ・自信と不安

出典：鶴田和美編　学生のための心理相談　培風館　2001

大学では高校までと違い、クラス分けや「自分の教室」がないため、他者と交流する機会やきっかけを持ちにくく、新しい人間関係が作れずに孤立してしまう学生も少なくありません。また、履修方法や教室移動など、高校までとは異なる学修方法に混乱してしまう学生もいます。一人暮らしを始めた学生にとっては、時間や金銭を自分で管理しなくてはならないことに苦労したり、家族が近くにいない寂しさを強く感じたりすることもあるようです。

中間期（大学2、3年生）

学業面では、中だるみする学生も多いですが、研究室の決定や就職活動に向けた準備など、将来設計においては重要な時期でもあります。サークルや部活動では中心となって活躍する学年ですし、アルバイトを精力的に行う学生も多いので、対人関係での悩みを抱えやすい時期でもあります。例えば、サークルの幹部になれば、集団をまとめる役割を担わなくてはなりません。し

かし、さまざまな人の意見を取り入れることに疲弊したり、時には批判を受けたりすることで、人間関係に疲れてしまい、心身の不調をきたすことがあるかもしれません。また、アルバイト先で叱責を受けた経験が、自信の喪失や、他者と関わることへの恐怖心につながる学生もいます。

卒業期（大学4年生）

いよいよ最終学年となり、卒業論文の執筆や卒業試験の準備、進路決定という大きな課題が待っています。どちらも精神的、身体的な負担が大きく、不安や気持ちの落ち込みを経験する学生も多い時期です。ここで覚えておいてほしいこととして、研究への批判や不採用の通知を受けたとしても「あなたのすべてを否定しているわけではない」ということです。研究活動や就職試験は、あくまであなたの一側面について評価を受けたものであり「あなたはダメな人間です」と全存在を否定されたものでは決してありません。

大学院学生期（大学院修士・博士課程）

　大学院生になると、研究活動が大学生活の中心となります。研究テーマの探索や論文執筆過程での悩み、進路決定や就職活動に関わる悩みの多いことが大学院学生期の特徴と言えます。対人関係は大学生活よりも比較的狭く限定されたものとなるため、研究室のメンバーに対して能力や研究の進度などで差を感じ、気持ちが落ち込むこともあるかもしれません。また、指導教員による過度な要求や批判、時には指導放棄などのアカデミック・ハラスメントを受ける可能性もあります。

2. 心の相談窓口

　心の悩みや葛藤を抱えたときに、自分ひとりで解決できれば良いのですが、なかなかうまくいかないことも多いでしょう。そのときは、躊躇せずに周りの人の助けを借りましょう。ここからは、大学生が利用できる「心の相談窓口」について紹介していきます。

●専門家に相談してみよう

　心の問題は専門家に相談することができます。きっとより良い大学生活を送る上での助けとなるはずです。

学生相談（臨床心理士・公認心理師）

　学生相談とは大学で行われる心理的相談活動（カウンセリング）のことです。学生相談室として設置されている場合もあれば、保健管理センターに併設されている場合などもあります。相談を主に担当する

のは、心の問題の支援に関する専門的なトレーニングを受け、財団法人日本臨床心理士資格認定協会によって認定された臨床心理士や国家資格である公認心理師です。

　相談は1対1で、1回50分で行われることが一般的です。大学によっては、学生生活をより充実したものとすることを目的に、リラクセーション講座やコミュニケーション講座などグループ活動を行っている場合もあります。秘密やプライバシーは守られますので、相談に来ているという事実や相談内容が、学生本人の同意なしに家族、友人、教員などへ伝わるということはありません。しかし、自殺の危険性や、他人または自分、あるいは物に危害を加えてしまう可能性があると判断された場合、つまり危険で緊急を要する状況では、学生本人の同意なしに関係各所に相談内容について伝える場合があります。これは、相談に来ている学生の安全を確保するためです。

　学生相談では、より良い学生生活を送れるよう、学生のペースで一緒に考えながら、さまざまな視点や方法を用いて支援していきます。相談の内容は、学業や進路、就職、友人・家族関係、自身の性格や体調など多岐にわたります。学生相談で話す体験は、気持ちの安定や整理につながるだけではなく「自分にはこんな一面もあったのか」、「自分の考え方、感じ方の癖に気付いた」と新たな自分自身との出会いにつながることもあります。

　しかし、多くの場合、1回の相談で問題がすべて解決するということはありません。特に最初の数回は、悩みや問題が起きたきっかけや背景、これまで行ってきた

対処だけではなく、幼い頃の様子や家族関係なども聞かれることがあります。学生の中には、「何で親やきょうだいのことまで聞くんだろう?」とか「進路の悩みで相談に来たのに、自分が小さい頃の話なんかして意味があるんだろうか?」と感じる人もいるかもしれません。さまざまな視点や角度から情報を聞き出していくのは、相談に来た学生がどんな人なのかを知り、何に困っていて、どんな解決の方法が合いそうかを見つけるためです。心の問題は、ある問題に対して、決まった対処法があるわけではありません。つまり、同じような悩みであっても、人の数だけ、対処、解決法があると言っても過言ではないのです。そのため、学生がどんな幼少期を過ごし、どんな問題に直面し、どんな行動パターンを取ってきたか、家族の中でどのような役割を担ってきて、親やきょうだいはどんな人なのかを知ることから、悩みの解決のヒントも見つかり得るのです。

　カウンセリングは悩みの解決策を教えてもらえるものだと思って来談してくる学生もいますが、必ずしもそうではありません。助言という形で具体的な方法や対処法について話すこともありますが、基本的には、学生と一緒になって考え、解決策や対処法を学生自身が見つけていく過程を支えることが学生相談の役割です。

　学生によっては、相談はしたいけど、そのことを他の人に見られたくない、知られたくないと思う人がいるかもしれません。そのような場合は、大学外の機関を利用して相談することもできます。臨床心理士・公認心理師は、個人で開業している場合も

あれば、病院やクリニックの中で働いている場合もあります。心の相談の専門家という点では、臨床心理士・公認心理師は一定水準以上の素質と技能を備えていますが、得意としている対象者の年齢・相談内容や、悩みへのアプローチの仕方は多少異なることもあるので、どのようなサポートが受けられるのかを事前に把握しておくと良いでしょう。また、大学内でのカウンセリングと違い、大学外の相談機関は、相談料金が掛かります。臨床心理士・公認心理師によるカウンセリングは医療行為ではないため、国民健康保険の適用外です。

医師

　大学の保健管理センターや保健室では、学校医の診察を受けられます。また、保健担当職から医療機関を紹介してもらうこともできます。心の問題に対する医療的支援は、精神科医や心療内科医によって行われます。心の問題で医師にかかるというのは、少し敷居が高いかもしれませんが、受診するだけでも少し不安が和らぐという人もいるでしょうし、専門的な知識や対処法も教えてもらえます。医師と臨床心理士・公認心理師は、心の問題の専門家であるという点では同じですが、薬の処方と診断書の発行は医師のみができます。そのため、特に気持ちの落ち込みや、不眠などの症状が強いときは医師の受診をお勧めします。

　最近では、呼称をメンタルクリニック、心療クリニック、ストレスクリニックなどと、訪れやすいように工夫している医療機関も増えています。どこに行ったらいいか分からないという人は、保健管理センター

表3. 大学教職員による相談窓口

学生相談（臨床心理士・公認心理師）	心の問題全般の相談
精神保健相談（医師）	心の問題全般の相談
各学部の担当教員 （学生相談室員など）	就学や人間関係に関する問題などさまざまな悩みの相談
特別支援教育センター 障害学生支援センター	身体・精神の障害に対する合理的配慮などについての相談
就職支援センター	進路や就職に関する情報提供・相談
ハラスメントセンター	セクハラ、アカハラ、パワハラに関する相談
留学生センター	留学生のさまざまな悩みの相談、生活支援

や大学教職員に相談したり、インターネットで調べてみましょう。

教職員

「学生相談員」、「教務担当教員」など大学によって呼称は異なりますが、学生の相談に乗ってくれる教員がいます。表に示した教員、相談員の全員が、心の問題の専門家というわけではありません。自分が所属する大学にはどんなサポート窓口があるのかを知っておくと良いでしょう（**表3**）。

●親しい人・身近な人に相談してみよう

専門家への相談は少し気が引けるという人は、まず話しやすい人への相談を考えてみてください。相談できる、信頼できる人が身近にいることは大学生活を送る上でとても重要なことです。ここでは「家族」、「友人・仲間・恋人」、「教員」の3つを紹介します。

家族

一人暮らしを始めた学生にとっては、家族と交わす何気ない会話に、家族のありがたみを再認識することもあるでしょう。家族には「悩みを相談しよう」と構えて話すより、日常会話の中で、弱音を吐き、愚痴をこぼすことで、いつの間にか相談に乗ってもらうことになるものです。このような経験があなたにもあるのではないでしょうか。

友人・仲間・恋人

大学では、新たな友人も増えるでしょうし、たくさんの時間を共にすることで、一生の付き合いとなる友人ができる人も多いでしょう。同じ研究室に配属された友人とは、興味関心が近く、研究の相談や助け合いも増えてきます。

サークルや部活に所属すれば、同じ興味を持った仲間が集まり、イベントや大会などさまざまな活動をする中で、先輩後輩にかかわらず多くの仲間と出会えることでしょう。同じ体験をする中で、絆が生まれ、信頼関係ができますし、お互いが良き相談相手となって、悩みを共有できるはずです。

アルバイトも交友関係を広げる機会となります。アルバイトでは、さまざまな年齢

や社会背景の人が働いており、大学内の人間関係とは一味違った刺激を得ることもあるかもしれません。

　一方で、大学入学以前に築いてきた友人関係も大切にすると良いでしょう。お互いの近況を伝え合うことで刺激を得られますし、大学の友人には言いづらい悩みもあるかもしれません。そんな悩みを聞いてくれる友人の存在は大変貴重です。

　こうした友人関係において、広く浅く付き合うか、深く狭く付き合うかは、その人に合った人間関係の築き方があるので、どちらが良いというわけではありません。相手に過度に依存しすぎてしまうことは、トラブルのきっかけにもなります。また、相談を受ける立場になった時は、ひとりで多くを抱え込みすぎないことが重要です。自分に合った距離感を見つけながら、無理なく付き合える関係を続けていきましょう。

　一方で、これまで挙げたような友人がいない、できないという人もいるかもしれません。ここで大切なのは、困り感です。友人がいなくて困っている、何とかしたいと思う人は、ぜひ一度、学生相談を訪れてみてください。あなたに合った友人関係の築き方が見つかるはずです。友人がいなくても困っていないという人は、学生生活を通して、自分の好きな世界を深め、極めることに集中してみても良いかもしれません。

　大学生になると恋人ができる人も増えてきます。恋人は悩みの種となることもありますが、人生を充実させてくれる存在でもあります。恋人に限らず、悩みを話せる異性がいることで、より多くの視点から相談に乗ってもらえると思います。

教員

　入学してしばらくの間は、教員と関わる機会は少ないかもしれません。しかし、研究室に配属されれば、指導教員という形で、関係は密になっていきます。自分が志望する研究分野で決めることはもちろんですが、少なくとも 1 年間を共にする人なので、研究室全体の雰囲気や自分との相性などさまざまな面を考慮して、選択した方がよいでしょう。

3. おわりに

　心の悩みを持つことは決して特別なことではありませんし、悪いことでもありません。重要なのは「悩みを持たないこと」ではなく、「悩みを持っても解決できること」または「悩みを抱えながらも生きていけること」です。悩んでいる時こそ、成長のチャンスがあるからです。

（岐阜大学　堀田亮）

<もっと知りたい人のための本>
・鶴田和美（編・著）：学生のための心理相談－大学カウンセラーからのメッセージ－, 培風館, 2001
・エリクソン, 西平直・中島由恵（訳）：アイデンティティとライフサイクル, 誠信書房, 2011

第 4 章　大学生のこころの健康

111

関連サイト

AMDA International Medical Information Center

日本語の助けを必要とする在日、訪日外国人の方々のために、多言語による医療情報提供・電話医療通訳を行っているNPO団体（AMDA国際医療情報センター）の説明サイトです。

https://www.amdamedicalcenter.com

Useful Information to receive medical care

日本の生活における各種医療情報が多言語で提供されているサイトです。

https://www.amdamedicalcenter.com/nihongomonshin

MSDマニュアル（医学百科）家庭版

一般の方のための医学百科です。

https://www.merckmanuals.jp/home/index.html

Merck Manuals Consumer Version

左記サイトの英語版です。

https://www.merckmanuals.com/home

くすりのしおり | 病院の薬を調べる

一般社団法人くすりの適正使用協議会による薬の検索サイトです。

https://www.rad-ar.or.jp/siori/index.html

妊娠と薬情報センター：妊娠・授乳中の服薬

国立成育医療研究センターの妊娠と薬に関するサイトです。

https://www.ncchd.go.jp/kusuri/index.html

公益財団法人 日本医療機能評価機構

公益財団法人日本医療機能評価機構の診療ガイドラインについてのサイトです。

https://minds.jcqhc.or.jp

第1節　肺の病気

1. 呼吸器のしくみについて

　私たちの吸い込んだ空気は**図1**のように、気管・気管支・細気管支を通り肺胞と肺胞管へ達します。ここで、酸素と二酸化炭素のガス交換（$10l$／分）がされるのです。肺胞の面積は$70㎡$もあり、1日の呼吸量は$7,000l$にもなります。この空気の中には有害物質も微生物も含まれていますので、この空気の通り道である気道には、さまざまな防御のしくみが備わっています。それは、鼻腔での濾過（フィルター）機能やくしゃみ反射、喉頭反射などの物理的防御、鼻や喉にいる常在菌、細胞の表面についている線毛、気道分泌液、肺胞マクロファージという細胞やサーファクタントという成分の働きなどです。

図1. 空気の通り道

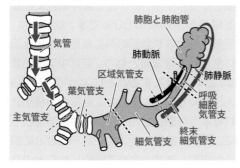

2. かぜ症候群

　かぜ症候群は、**表1**に示すようなウイルスの感染による炎症で、**表2**のような鼻や喉の症状が出ます。インフルエンザは、インフルエンザウイルスの感染で、発熱・頭痛・筋肉痛・だるさなど、全身の症状が出ます。かぜ症候群は過労を避けて十分な睡眠をとるだけで治ることが多いですが、インフルエンザは症状が強く、脳炎など命に関わることが起こることもあるので、医療機関で治療を受けるようにしましょう。

　迅速なインフルエンザの診断キットが開発されたので、数分～15分程度で診断してもらえます。インフルエンザを疑ったら受診しましょう。もちろん、風邪、インフルエンザ共に、予防には、手洗い・うがいが重要です。インフルエンザは毎年予防接種を受けることが好ましいです。特に教育実習や施設の実習で、高齢者、小児と接する学生さんは、予防接種を受けることを心掛けて下さい。

表1. かぜの原因

ライノウイルス	30～50%
コロナウイルス	15～20%
アデノウイルス パラインフルエンザウイルス RSウイルス インフルエンザウイルス	15～20%
腸管系ウイルス 水痘ウイルス 麻疹ウイルス EBウイルス マイコプラズマ その他	5～10%

3. 肺炎

　肺炎は、肺胞腔内に原因微生物（一般細菌、マイコプラズマ、ウイルス、クラミジア、抗酸菌、真菌など）によって起こった急性の感染症です。発熱、咳、痰、呼吸困難、全身倦怠感、胸痛など、風邪に比べると比較的重い症状が出ます。多くの場合、

表2. 通常のかぜとインフルエンザの症候

症候	通常のかぜ		インフルエンザ	
	頻度(%)	程度	頻度(%)	程度
鼻閉・鼻汁	80〜100	強い	20〜30	弱い
咽頭痛	50	弱〜中	50〜60	中〜強
倦怠感	20〜25	弱い	80	強い
頭痛	25	弱い	85	強い
咳	40	弱〜中	90	強い
筋肉痛	10	弱い	60〜75	中〜強
38℃以上の発熱	10 以下		90 以上	

医療機関で胸部X線写真を撮影すると、肺野に浸潤影が認められ、診察や胸部CT、血液検査、喀痰検査の結果と合わせて診断されます。肺炎の治療は、その原因微生物をたたく薬を使うことですが、原因菌特定には、喀痰培養同定・感受性検査など、時間のかかることが多いので、菌の種類を推定して抗生剤の選択を行うことが多いです。もちろん肺真菌症では抗真菌薬、ウイルス性肺炎では対応した抗ウイルス薬を用います。病院外で発症した市中肺炎と病院内で発症した院内肺炎では、その原因微生物が大きく違っているので、市中肺炎であるか院内肺炎であるかによって抗生剤が使い分けられます。大学生に起こることの多い市中肺炎では、肺炎球菌、クラミジア、インフルエンザ菌、マイコプラズマ、黄色ブドウ球菌などが多いので、主にマクロライド系抗生剤やニューキノロン系抗生剤などが使われます。体力を消耗していたりすると、若い年代でも肺炎を起こすことがあります。適切な休養をとり、うがい、手洗いをきちんとするという、自分の健康管理はとても大事です。咳や痰、発熱の症状を「どうせ、かぜだ」などと軽くみて、放置するようなことのないようにしましょう。

4. 肺結核

結核菌群の原因微生物によって起こる感染症を結核といいます。あらゆる臓器に病巣を作りますが、わが国では呼吸器に起こる場合が全結核の80%です。結核菌は、患者さんの咳や会話の時に飛散した小水滴に含まれて飛沫核となり、空気中に漂います。これを吸入することによって、人から人に感染します。痰の中に結核菌が検出されるような患者さんと同室で生活するように、濃厚に接触した人の25〜50%に感染が成立します。今まで感染したことのない人が初めて感染することを、初感染といいます。

結核は、感染しただけでは症状は全くありません。ツベルクリン反応が陽転（陰性だった人が陽性になる）することのみが、指標になります。初感染者のうち約10%の人が、連続して発病（一次結核症）したり、数年〜数十年の潜伏期を経て発病（二

次結核症）します。90％の人は、発病しないのです。この一次結核症は、結核に対する免疫のない人に発病するので、肺だけでなく、結核性髄膜炎など重症になることも少なくありません。

　最近は、大学生の人たちでも結核に感染したことのない人が急速に増えているので、一次結核を発症する可能性もあります。抵抗力を落とすような生活をしないよう気を付け、健康診断の胸部 X 線写真は、きちんと受けること、また、海外で結核のまん延している地域を訪れる際は、十分に気を付けることが必要です。

ツベルクリン反応

　結核菌の培養上清から精製されたタンパク質（PPD）に対する遅延型過敏反応をみている。前腕内側に皮内注射し、48 時間後に判定する。判定は発赤の長径を記載し、0 ～ 9mm を陰性、10mm 以上を陽性とする。結核菌に感染してから陽性化するまでに、通常 4 ～ 8 週間の時間がかかる。

クォンティフェロン検査・T-SPOT 検査

　結核菌には存在するが、BCG には存在しない抗原により、被検者のリンパ球を刺激し、生産されたインターフェロンγを測定する検査、BCG 接種では陽性化しないため、結核菌に感染したかどうかを知る特異度は 96％とツベルクリン反応よりも高い。

5. 気管支喘息

　気管支喘息とは、アレルギー反応や細菌・ウイルス感染などが発端となった気管支の炎症が慢性化することで気道が過敏となり、一時的に気道狭窄を起こすものです。ですから、発作的にゼーゼーと胸元からのどにかけて音がしたり（喘鳴）、咳などの症状が出ます。発作時に症状が特に激しく発現すると、喘息死ということもありま

すので、侮れません。

　幼児期に発症することの多いアトピー型と 40 歳以上の成人発症に多くみられる非アトピー型の 2 つの型があります。大学生には、アレルギー素因と関係したアトピー型の人が多いです。自動車、タバコ、工場の煙などの環境刺激因子（アレルゲン）、寒気、運動、ストレスなど、種々の刺激が引き金となります。

　喘息は気道が狭くなり、喘鳴、息切れ、咳などの症状が出ます。喘息発作時にはこれらの症状が激しく現れ、呼吸困難や過呼吸、酸欠、体力の激しい消耗などを伴います。いわゆる、風邪を引くと症状がひどくなることも多いです。アトピー型の誘因は細菌・ウイルス感染、過労、ハウスダスト（ほこり・ダニ・花粉・カビなど）・食物・薬物などのアレルゲン、運動、タバコ、アルコール、気圧変化、精神的要因などさまざまです。

　現在は、気管支喘息治療薬として「長期管理薬」（コントローラー）という発作を予防する薬が進歩したため、これをきちんと

いろいろな喘息

運動誘発性喘息（運動誘発性気管支収縮）
多くの喘息患者は、運動時に多少の喘息症状の出現を伴う。小児では特に頻度が高い。これを運動誘発性喘息と呼び、運動中に気道から熱または水分が奪われることが原因と考えられている。
職業性喘息
労働環境に存在する特定の感作物質と症状の発現に関係がある場合には、職業性喘息と診断される。
夜間喘息
多くの喘息患者では、夜間にその症状が悪化する。昼間は正常に保たれ、夜間のみの悪化が著明な場合に、夜間喘息と診断される。
アスピリン喘息
アスピリンまたは他の非ステロイド系抗炎症薬の服用により、重症の喘息発作を経験することがある。

使って、発作を予防すれば日常生活に支障のない時代になりました。発作時は、「発作治療薬」(リリーバー) を使いますが、これを使わなくてすむようにコントロールできるようになりました。コントローラーとして用いられる吸入ステロイドは、全身性の副作用がほとんどなく、有効性が確立しています。そのほか、β2刺激薬の吸入薬や、アレルギーを抑える抗ロイコトリエン薬も、体質に応じて使用されます。

困難、低酸素・高炭酸ガス血症により、意識障害を起こし、死に至ることもあります。また肺炎、気管支炎を起こしやすく、重症化しやすいです。COPDは、タバコの害の一つともいえます。

残念ながら、COPDは不可逆的な気道の破壊が生じているため、治癒しないのです。禁煙により進行を遅らせることと、薬物療法、酸素療法による症状緩和を行うことが治療の中心になります。

6. COPD (慢性閉塞性肺疾患)

COPD (慢性閉塞性肺疾患) は、さまざまな原因、特に喫煙により肺に慢性炎症が生じ、これにより、肺胞の破壊や気管支粘液腺の肥大が起き、その結果息切れを生じたり、咳嗽（がいそう）や喀痰（かくたん）が増加する病気です。

世界保健機構 (WHO) の試算では、2005年に世界中で年間300万人がCOPDにより命を落とし、死亡原因の第4位を占めていますが、今後10年間でさらに30％増加すると予測しています。

COPDの最大の原因は喫煙で、患者さんの90％は喫煙者です。喫煙者ではCOPDの発症リスクは非喫煙者の6倍です。高齢者の喫煙者の50％近くがCOPDです。そのほか、室内空気汚染（木材や石炭など、調理・暖房用の室内燃料による）、大気汚染、化学物質や粉じんの吸入、遺伝によるもの、小児期の肺炎・気管支炎などが原因として知られていますが、タバコを吸わないこと、吸っている人はやめることがCOPD予防の最も重要なことです。COPDは息切れや咳、痰がみられますが、重症になると、呼吸

7. 肺がん

肺がんは気管、気管支、肺胞の細胞が正常の機能を失い、無秩序に増えることにより発生します。最近、がんの発生と遺伝子の異常についての研究が進んでいますが、細胞がなぜ、がん化するのか、まだ十分わかっていません。

がんで亡くなった人数を部位別に多い順に並べると、肺がんは男性で第1位、女性で第2位です。

肺がんは、小細胞がんと非小細胞がんの二つの型に大きく分類されます。非小細胞肺がんは、さらに腺がん、扁平上皮がん、大細胞がん、腺扁平上皮がんなどに分類されます。肺がんの発生しやすい部位、進行形式と速度、症状などは、多彩です。喫煙者の肺がんリスクは、欧米では非喫煙者の20倍以上とされています。日本でも、扁平上皮がんについては男性12倍、女性11倍とされています。受動喫煙でも、肺がんのリスクが20〜30％程度高くなると推計されています。そのほか、アスベスト、シリカ、ヒ素、クロム、コールタール、放射線、ディーゼル排

ガスなどの職業や一般環境での曝露も、肺がんのリスク要因とされています。

　肺がんの代表的な症状は、なかなか治りにくい咳や胸痛、呼吸時のゼーゼー音（喘鳴）、息切れ、血痰、声のかれ（嗄声）、顔や首のむくみなどが一般的症状ですが、がんが小さいうちは症状が出にくい傾向があり、検診や人間ドック、高血圧などのほかの病気で医療機関にかかっている時に見つかることが多くなっています。

　肺がんの診断は、胸のレントゲン検査やCT検査で、疑わしい影があったら、次の詳しい検査に進みます。気管支鏡あるいはファイバースコープと呼ばれる特殊な内視鏡を鼻または口から挿入し、喉から気管支の中を観察し、組織や細胞を採取して診断します。そのほか、穿刺吸引細胞診（局所麻酔下に肋骨の間から、細い針を肺の病巣に命中させ、細胞をとる）や、CTガイド下肺針生検（CTで目標を定め針を病巣に命中させ組織を採り、採取した細胞を顕微鏡で検査する）という詳しい検査をすることもあります。

　治療は、がんのある場所、がんの組織型、病期、今までの病気、現在かかっている病気など、一般的な健康状態に基づいて治療の方法が選択されます。外科療法、放射線療法、抗がん剤による化学療法や腫瘍の遺伝子異常に合わせた分子生物学的治療、最近では免疫チェックポイント阻害等といった新しい治療法も開発されています。いずれも最近の進歩には著しいものがあります。

8. サルコイドーシス

　サルコイドーシスとは、非乾酪性の類上皮細胞肉芽腫病変が全身のどこにでも形成される原因不明の病気です。好発年齢が、男女ともに 20 ～ 40 歳で、主な病変部位が肺（縦隔・肺門リンパ節・肺など95%以上）のため、健康診断時にたまたま指摘されることがあります。60 ～ 80%の人は、胸部Ｘ線上の異常所見は消失するとされていますが、進展する人もいますので、指摘を受けたら、呼吸器専門医で精密検査を受けましょう。

9. 気胸

　肺が入っている胸の空間を胸腔といいますが、ここは、密閉されて陰圧に保たれているので、肺は膨らんだ状態を保っています。しかし、肺の表面をおおっている膜（臓側胸膜）や、胸腔の壁の膜（胸壁胸膜）に穴が開くと、陰圧が保てなくなり、肺が虚脱してしまいます。このようにして起こった状態を気胸といいます（**図 2**）。外傷による損傷が原因で起こる外傷性気胸と、それ以外の自然気胸があります。自然気胸には、

図 2. 気胸の模式図

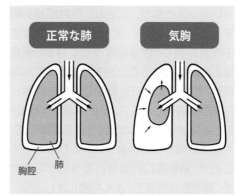

正常な肺　気胸

胸腔　肺

第 5 章　大学生のための病気の知識

肺がんなどの基礎となる病気があって起こるものと、基礎疾患なく起こる特発性自然気胸があります。大学生の年代の気胸は、圧倒的にこの特発性自然気胸が多いです。肺を覆っている臓側胸膜が肺表面から少し離れて風船状になっているところ（気腫性のう胞）がたまたまあると、これが何らかの原因で破裂して起こるものです。急に胸が痛くなったり、呼吸が苦しくなったり、咳が出だした場合は、すぐに医療機関を受診しましょう。特に自然気胸は、30歳以下の男性に多く、比較的やせ型で縦長の胸郭の形の人に多いです。

10. 過換気症候群

　さまざまな呼吸刺激により、ハーハーと呼吸をしすぎて、血液中の二酸化炭素が低下した状態をいいます。大学生の年代で多い過換気症候群は、精神的ストレスなど何らかのきっかけで、大きな息が始まり、大きすぎる呼吸によって血液中の二酸化炭素が低下し、さまざまな症状が出ることをいいます。大きな呼吸によって、血液中の二酸化炭素が低下すると、血液は（呼吸性）アルカローシスとなり、手足のしびれ感が出現することもあります。そうすると、ますます不安感が募り、さらに過換気になり、悪循環になってしまうこともあります。こんな時は、救急対応のできる医療機関を受診した方がいいでしょう。しかし、何回か発作がおこる場合は、病気の原因をよく理解して、大きな呼吸をしないようコントロールすることや、鎮静薬の内服などで予防が可能です。専門医療機関で、よく相談しましょう。

（中濃厚生病院　大野康）

新型コロナウイルス感染症（COVID-19）

　2019年12月に中国の武漢で集団発生した新型肺炎は、またたく間に世界中に感染が拡大しました。世界広範囲に感染が拡大した状態を「パンデミック（pandemic）」といいます。この肺炎の原因ウイルスは2002年に重症急性呼吸器症候群（SARS: severe acute respiratory syndrome）をおこしたコロナウイルスと同種の新型ウイルスであることから、SARS-CoV-2と名付けられ、このウイルスによる感染症はCOVID-19（coronavirus disease 2019）と呼ばれることになりました。

　主症状は、発熱や咳、息苦しさなどの呼吸器症状で、人工呼吸器やECMO（体外式膜型人工肺）装置が必要となるほどの重症例も多く発生し、世界中で多数の死者が出ました。しかし、ワクチンが開発され、接種が広く提供されたため、少なくとも我が国での重症化率や死亡率は減少しました。ただ、高齢者や基礎疾患のある人の重症化率・死亡率は依然として高いため、社会全体の感染対策が必要です。

　10代、20代の若年層は、無症状や軽症の感染者が多いため、自分が感染していることに気づかず、知らないうちに他人に感染させてしまうことも起こっています。誰もが、次のような感染を予防する行動を行うことが大事です。即ち、3密（密閉、密集、密接）を避け、飲食時の会話を最少限にし、マスクの着用、手洗い・手指消毒、換気、ワクチン接種を徹底することです。

第2節　心臓の病気

心臓は、1日に約10万回も、絶え間なく血液を吸い込んでは全身の筋肉や臓器に送り出す強力なポンプです。したがって、心臓の不調は、時に生命をも脅かす重大な病気が隠されている場合があり、心臓が何か変だ、胸に違和感があるなど、おかしいなと感じたらまずできるだけ早く、症状がある間に専門医を受診することが大切です。

元来、心臓の病気は、先天性のものを除き若年者には少なく、高齢者が中心でした。しかし最近、食生活の欧米化や、ストレスなど看過できない外的要因が深く関わるようになり、心臓の病気にかかる若年者が増加してきています。この節では、若年者に比較的多くみられる病気、かかると重大な事態を招く恐れがあるが、早期に対処すれば助かる心臓と血管の病気を解説します。

1. 先天性心疾患

生まれつき心臓の形や構造に異常があり、それが原因で十分に心臓がポンプ作用を果たせない病気をいいます。多くは、生後間もなく心臓の雑音や、唇や爪が紫色になっているチアノーゼで発見されますが、まれに成人になるまで発見されない場合もあります。必ず自分の生まれた状況や、幼少時の様子を親などから聞いておきましょう。また、既に手術を受けている人は、そのことを保健管理センターに報告し、できれば一度は現在の状態を専門医により評価してもらいましょう。

①心房中隔欠損症、心室中隔欠損症

心臓は左右の心房、心室と呼ばれる、合計4つの室で構成されており、左右は心房中隔、心室中隔という壁で右の静脈血、左の動脈血が混ざらないように区切られています。この心房中隔や心室中隔が、生まれつき一部欠損していると、静脈血と動脈血が混ざり、十分に心臓が機能を果たせません（**図1**）。手術を受けていない場合は、必ず専門医を受診してください。心電図、心エコー、そして心臓カテーテル検査で欠損した部分の大きさなどを測定し、手術適応を決定します。

図1. 主な先天性心疾患

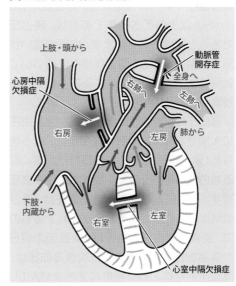

②動脈管開存症

動脈管は母親の胎内にいるときは誰にでもある大動脈と肺動脈を結ぶ管で、通常は出生とともに自然に閉じるものですが、何らかの原因によりこの管が開いたままになった病気です（**図1**）。動脈管を介して大動脈から肺動脈に血液が短絡し、心不全、

肺高血圧症の原因となりますので、①と同様な検査が必要で、動脈管を閉じる手術が必要となる場合があります。

2. 高血圧症

　血圧とは、血液が動脈内を流れるときに血管壁にかかる圧力のことです。心臓の左室が収縮して、動脈へ血液を送り出している時の血圧を収縮期血圧（最高血圧）、拡張して血液が流れ込んでいる時の血圧を拡張期血圧（最低血圧）といいます。概ね最高血圧140 mmHg以上、最低血圧90 mmHg以上のどちらかであれば、高血圧であると定義されています。血圧の高い状態が長期間続くと、血管が徐々に傷ついて動脈硬化が進行し、後述する狭心症や心筋梗塞、脳卒中などの引き金になります。

　高血圧は、本態性高血圧と二次性高血圧に大別されます。本態性高血圧は、はっきりとした原因がないのに血圧だけが高くなるもので、高血圧の大多数は本態性高血圧です。これに対して二次性高血圧は、ほかの病気の一症状として血圧が上昇するもので、症候性高血圧とも呼ばれ、原因の明らかな高血圧といえます。二次性高血圧は、高血圧症全体の5%程度にすぎませんが、35歳以下の人に発症する若年性高血圧では50%前後を占めています。原因となっている病気を治療することで軽快する高血圧ですので、まず原因となっている病気を見つけることからはじめます。

　また、家庭では血圧はいつも正常なのに、診療所や病院で医者に血圧を測られると決まって血圧が高くなる人を、白衣を着た医者の前で血圧が上がることから、白衣高血圧と呼んでいます。正常血圧とされている人の20〜30%に白衣高血圧がみられ、原因は精神的緊張とされています。ただし、安心というわけでなく、白衣高血圧は本態性高血圧の素因を持った軽症高血圧の前段階の人といわれていますので注意は必要です。白衣高血圧は、長期的には全くの正常血圧とは異なり、心臓肥大、腎硬化症、脳血管障害、心筋梗塞の発生も有意に多いとされています。いずれの高血圧も、専門医に早期に受診し、適切な検査や治療を受けてください。

3. 不整脈

　心臓は、規則正しく毎分60〜100回拍動しますが、このリズムが乱れた病気を不整脈といいます。不整脈は、ドキドキ動悸がしたり、脈をとってみると、異常に遅かったり、逆に速すぎたり、または脈が飛んだり、不規則になったりすることで気付きます。また、心電図から不整脈を指摘されることもあります。

　不整脈は大きく分けて3つの種類があります。脈の遅くなる徐脈、速くなる頻脈、さらに、脈が飛ぶ期外収縮です。このどれに当たるかは、心拍を24時間計測するホルター心電計をつけて、全心拍を記録することで明らかにします。

　徐脈には心臓の中で電気が作られなくなったり、途中でストップしたりするために起こる洞不全症候群や房室ブロックがあります。数秒以上脈が途切れるようになると、ふらついてめまいがしたり、ひどい場合

第5章

大学生のための病気の知識

は意識がなくなって倒れたりします。また、脈の遅い状態が続くと、体を動かしたときに息切れするようになります。こうなると、ペースメーカーと呼ばれる器械を体内に植えこみ、人工的に電気刺激を直接心臓に与えなければならない場合があります。

　頻脈には電気が異常に多くつくられるか、異常な電気の通り道ができて電気の空回りが起こるために発生する、心房細動、発作性上室性頻拍、心室頻拍、心室細動、WPW症候群などがあります。ドキドキと動悸がし、さらに空打ちが増えて心臓が十分な血液を送り出せず、吐き気や冷や汗、意識が遠くなる症状が出てきます。特に心房細動では、血の塊が心房内に発生することがあり、血液を固まりにくくする薬物を内服してもらう場合があります。また、心室頻拍や心室細動は、血液を心臓が送り出せなくなるため、数分間持続すると心停止となります。さらに、頻脈の状態が長く続くと、いずれは心臓の収縮が弱くなり、心拡大を起こして命にかかわる心不全の状態になります。このため最近では、予防のための早期の薬物投与のほかに、カテーテルという細い管で異常な電気障害を起こしている部分を焼灼するアブレーションという治療方法が選択されます。

　期外収縮は本来、電気の生じる場所以外から早いタイミングで刺激が出るために起こるもので、心房から出る場合には心房性期外収縮、心室から出る場合は心室性期外収縮と呼ばれます。脈の飛ぶ感じや、胸部の不快感、キュッとする胸の痛みとして感じます。ただし、この時の痛みは胸の狭い範囲で起こり、しかも一瞬または数十秒以内でおさまるのが特徴です。また、期外収

縮が連続して起こると、血圧が十分に上がらず、十分な血液を全身に送り込めなくなるため、めまいなどの症状が出ることもあります。このような場合も前述のアブレーションという治療方法が選択されます。

　心臓は時に不規則な収縮が起こるものです。特に健診で不整脈だけ見つかった場合は、病気とは関係のない不整脈であることがほとんどです。また、ストレス、睡眠不足、疲労などでも不整脈は起こりやすくなります。

　一方、既に心臓の病気がある場合は、二次的に電気系統の異常が生じて、不整脈が出やすくなるのも事実です。例えば、弁膜症になると、心房や心室が大きくなって電気の流れがおかしくなり、脈が乱れやすくなります。高血圧の人、肺に病気がある人、甲状腺に異常がある人も不整脈が出やすくなります。いずれの場合でも、専門医に早期に受診することで、適切な検査や治療を受け、突然死の危険性から自分自身で身を守るように心がけてください。

4. 虚血性心疾患

　心臓の筋肉を栄養している血管を冠状動脈（または冠動脈）と言います。そして、この血管の狭窄や閉塞によって引き起こされる心筋の酸素不足に基づいた疾患を虚血性心疾患といい、狭心症や心筋梗塞があります（図2）。

　狭心症とは、冠状動脈の部分的な狭窄や攣縮という血管のけいれんによって血液の流れが障害され、十分な量が供給されないことによって起こる心筋の一時的な酸欠状態であり、通常は数分もすれば回復する可

逆的な障害です。一方心筋梗塞は、冠状動脈の血液の流れが途絶し、栄養されている領域の心筋が壊死した状態であり、心臓の一部の収縮がなくなり、不可逆性でさまざまな障害を生む重篤な状態です。

図2．心臓の血管

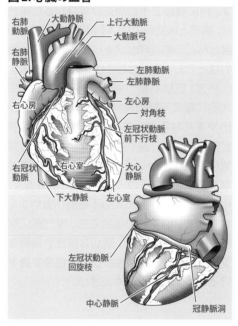

以前は、虚血性心疾患は高齢者が主にかかる病気で、若年者には糖尿病や高脂血症などの危険因子がなければ、また、幼少期に川崎病など特殊な病気にかかっていなければ、特に生理のある女性には無関係な病気でした。しかし最近、食生活の欧米化による肥満や喫煙の影響により若年者にも散見されるようになりました。症状としては、ごく短時間の胸骨下の圧迫や痛みとして感じられます。また痛みは、肩から腕の内側、背中、のど、あご、歯へも広がることがあります。多くの人がこの感覚を、痛み

というよりは不快感や重圧感、絞扼感（こうやくかん）と表現します。典型的な狭心症は、運動によって引き起こされ、数分以上続くことはなく、安静にすると治まります。一方、冠状動脈のけいれんによる冠攣縮性狭心症は、早朝の夜間就眠中に起こりやすく、寒さや過換気で助長されます。

診断は、発作中の心電図、負荷心エコーや心筋シンチが有効です。疑わしい場合には心臓カテーテル検査を行っていましたが、最近では多列化検出器を備えたCTで冠状動脈を描出する方法が一般的となりました。また、治療は現在でも、心臓カテーテルを用いた経皮的冠状動脈インターベンション（風船療法）が主流です。いずれにしても、専門医に早期に受診し、適切な検査や治療を受けてください。

5．心筋炎

心筋炎とは心筋に炎症が起こり、心筋細胞の破壊が生じて、心臓が弱る病気です。原因のほとんどはウイルスによるものです。中でもコクサッキーウイルス、アデノウイルス、エコーウイルス、インフルエンザウイルスが代表的です。これらのウイルスの多くは、よくある「風邪ウイルス」の一種です。重症のウイルス性心筋炎は、かなりまれな病気ですが、死亡することがあり、注意が必要です。

多くの場合は発熱、咳、頭痛、咽頭痛、全身倦怠感などの風邪様症状や吐き気、嘔吐、腹痛、下痢などの消化器症状が先行します。その後に動悸、胸痛、不整脈や失神発作、息切れ、仰向けに寝ると悪化、座る

と軽快する夜間の呼吸困難、足のむくみや四肢末梢の冷感、顔面蒼白、チアノーゼなどの心不全症状とともに、関節・筋肉痛、発疹などが出ることがあります。

　心筋炎の発症 1 週間程度の早期に、鎮痛解熱剤（非ステロイド系消炎剤）を使用すると心筋の破壊を悪化させる可能性があり、使用しないほうがよいと報告されています。また、総合感冒薬は鎮痛解熱剤を含んでいるのでよくありません。明らかな心筋炎は、生命の危険性があるので、入院も含めた慎重な観察と治療が必要です。しかし、心筋炎を起こしたウイルスに直接効く薬は現在ありません。心不全などの合併症を防止するための対症療法（安静、利尿剤、酸素吸入、食事の塩分制限など）が中心となります。したがって、突然死や心不全死など極めて予後不良のことがあります。一方では急性期を乗り切った後には、ほとんど心筋のダメージを残さずに回復する例があります。また、心臓が拡大し、心臓の動きが低下する拡張型心筋症様の慢性の心筋障害を残す例もあります。長引くかぜと勘違いして自己判断せず、早急に医師に相談し、手遅れにならないようにしてください。

6. 心不全

　心不全とは、心臓が十分な量の血液を送り出せなくなる病態のことで、心臓の病気すべての末期像です。心不全によって、血流量の減少、静脈や肺の中への血液の滞留など、心臓の機能をさらに低下させるほかの変化が生じます。心不全には、前述した高血圧症や不整脈、虚血性心疾患、心筋炎などのほか

に、弁膜症や特殊な心筋の病気である拡張型心筋症、肥大型心筋症で発症します。

　心不全には右心不全と左心不全とがあり、現れる症状が異なります。右心不全では、足、足首、脚、肝臓、腹部に体液がたまって腫れやむくみが生じるのが主な症状です。肝臓や胃に体液がたまると、吐き気や食欲不振が生じ、最終的には、食べたものが十分に吸収されず、体重が減り、筋肉が衰えます。この状態を心臓性悪液質といいます。左心不全では、肺の内部に体液がたまり、息切れが起こります。最初、息切れが生じるのは運動中だけですが、心不全が悪化するにつれて、より軽い運動でも息切れが生じ、ついには安静時にも呼吸困難が起こるようになります。その場合患者は寝ていられず、ゼーゼーと喘鳴がみられます。この状態を発作性夜間呼吸困難といいます。座ることで体液の一部が肺の底部に流れ出るため、呼吸は楽になります。このような自覚症状があるならば、いずれも専門医を早急に受診することが必要です。

7. おわりに

　心臓の病気は非常に多くあり、多岐にわたっています。心臓の病気かなと思ったら、また健康診断で心臓の異常を指摘されたら、一刻も早く専門医を受診して、早期診断、早期治療に心がけることが肝要です。
（岐阜県立下呂温泉病院　西垣和彦）

<もっと知りたい人のための本>
・堀正二・永井良三 編集：循環器疾患最新の治療, 2014-2015, 南江堂

第 5 章　大学生のための病気の知識

第3節　腎臓の病気

1.腎臓・尿路について

　まず腎臓というのは体のどの辺にあるのでしょうか？ 形はソラマメそっくりですが、長さは10cmほどあり、背中側に左右2個、上半分があばら骨の中に少し隠れた状態で鎮座しています。呼吸によって腎臓は上下に移動するため、深呼吸したときはあばら骨から完全に出てきます。腎臓でつくられた尿は左右の腎臓から尿管という管を通り膀胱にためられます。その後尿道を通り便器に出されることになります。

図1.腎臓の位置

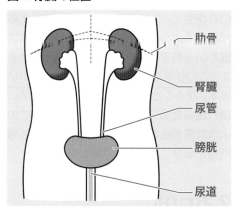

　学生の皆さんが学生生活を送っている中で腎臓の病気を発見されるときは主に次の二つの場面と思われます。
　一つは尿の色が赤くなるいわゆる血尿を自ら発見したとき。
　もう一つは健康診断で提出した尿検査でタンパク尿、潜血尿を指摘されたときです。いずれも尿の中に過剰な血（赤血球）やタンパクが混入していることを示しています。ではどこで過剰な血やタンパクは尿に混入したのでしょうか？
　図1のように尿が腎臓→尿管→膀胱→尿道を通過していく過程のどこかで混入するはずです。
　下から順を追って学生の皆さんに可能性の高い病気について見ていきましょう。

尿道：尿道炎、前立腺炎

　主に男性によく見られる疾患です。尿道の先から逆行性に細菌またはウイルスなどが侵入し炎症を起こします。排尿時痛などの症状を伴うことが多く、また性感染症である場合が多いことが特徴です。詳細は「第5章第12節」を参照してください。

膀胱：膀胱炎

　男女どちらにも現れますが、女性の方が構造上かかりやすい疾患です。残尿感（排尿後も尿が膀胱に残っている感じ）や、尿中に潜血と細菌を認めることが多いのが特徴です。

尿管：尿管結石

　尿中のカルシウム、マグネシウム、尿酸などが腎臓でまさに石となり、尿管に詰まる疾患です（**図2**）。尿の排出がダムのようにせき止められ、尿管、腎臓が腫れ激しい痛みを起こし、脂汗をかくほどです。尿は

図2.尿管結石

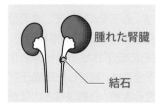

濁り、血尿になることが多く見られます。

　ここまでの疾患は痛みなどの症状を伴い、尿の中に主に血が混じることを特徴としています。また総合病院の中では泌尿器科という専門医が主に診ます。

　尿管から上の腎臓の病気は主に腎臓内科という専門医が診ます。実はこの腎臓の病気が今回最も皆さんに気を付けていただきたい、と強調したい病気なのです。

　なぜでしょう。腎臓の病気は今までの尿管、膀胱、尿道の病気と違って痛みなどの症状がないことが多いからです。症状がないと、どうしてもそのまま放置してしまいがちになります。しかし尿タンパク（2+）を放置した場合20年弱で約7％が、（3+）を放置した場合は16％が透析になってしまうというデータがあります。つまり20歳前後で放置した場合、30歳代後半には腎臓の機能が0になり透析になってしまう人が少なからずいるという計算になります。

　尿検査で異常を指摘されたら是非、近くの腎臓内科医師にかかることをお勧めします。

　次に、腎臓の病気について説明する前に、尿がどのようにできるのか簡単に見てみましょう。

　血液が腎臓に腎動脈という太い血管から入ると、その血管は腎臓の中で次第に枝分かれし細くなっていきます。そして糸球体という、文字通り細血管が糸の玉のようになった組織に入ります。糸球体の血管の壁は別名係蹄壁という特殊な構造になっており、いわば篩のように血液と尿を振り分ける役割をします。この糸球体が一つの腎臓の中に約100万個あります。振り分けられた尿は、尿が通る細い尿細管という管に送られます。実は糸球体から振り分けられた尿の中には、まだたくさんの重要な物質が入っています。タンパク質もその一つで、特に小さい分子のタンパクが篩を通過していきます。そのため尿細管は振り分けられた尿からタンパクをはじめ、必要な物質を再度取り込む重要な役割をしています（図3）。

図3. 糸球体の構造・働き

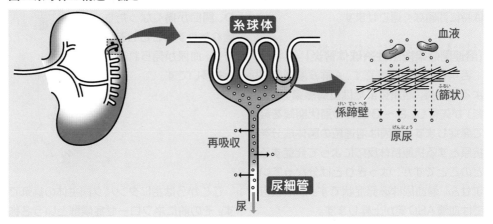

つまり、タンパク尿、潜血尿が出現するためには、簡単には血液と尿を振り分ける篩が壊れるか、または再吸収する尿細管が壊れるかということになります。このどちらか、または両方が壊れた場合、血液もタンパクも漏れるのです。

2. 腎臓の病気

大切な腎臓を壊す病気で、大学生でもかかる可能性が高い病気を簡潔に列挙します。病気自体の理解は難しいので「こんな病名があったなぁ」ぐらいに心の片隅にしまっておいてください。まず潜血尿または血尿が主体となる病気から見てみましょう。

[良性家族性血尿、菲薄基底膜症候群]

まず特に治療を必要としない病気から。この病気は家族性という名前の通り、家族の中に尿潜血を認める人が自分以外にもいます。遺伝性疾患の一つと考えられており、構造的に係蹄壁が通常より薄いためこのような名前でも呼ばれています。腎機能は特に問題なく過ごせます。

[溶連菌感染後急性糸球体腎炎]

若年者に多い病気です。A群β溶連菌による扁桃炎、咽頭炎または皮膚感染（膿痂疹）が先行し、2〜3週間の潜伏期間を経て発症します。原因は溶連菌の菌体成分を抗原とする抗原抗体反応によって発症するとのことですが、はっきりとは分かっていません。潜血尿は必発症状です。血液検査では血清ASO値が上昇します。

[IgA腎症]

若年者にもよく見られますが、透析の原因となる第3位の病気です。こちらも原因はあまりよく分かっていませんが慢性扁桃腺炎などの病巣感染に変性したIgAという免疫が増殖、そのIgAを主体とする免疫複合体が腎糸球体メサンギウム領域に沈着し、炎症性変化を引き起こすと考えられています。

発症早期には尿潜血のみの場合もあります。上気道炎後、数日してコーラ色の血尿が出ることもあり、血液検査にて血清IgA高値や血圧が上昇することもあります。ほかっておくと、10年〜20年で透析となる可能性が高い疾患です。近年、治療法が確立し、扁桃腺摘出術＋ステロイド投与により、ほぼ完治できるようになりました。

[紫斑病性腎炎]

扁桃腺炎・副鼻腔炎などを基礎疾患に持つ人によく発症する病気ですが、腎臓的にはIgA腎症の組織像を認めます。症状としては手足に紫斑が出現し嘔吐・血性下痢（血液の混ざった下痢）を伴ったり、関節が痛くなったり腫れたりすることもあります。血尿が見られることも多いです。

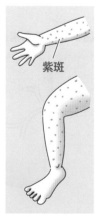

紫斑

ここからは主にタンパク尿主体の病気です。その前にネフローゼ症候群という名称

第5章　大学生のための病気の知識

を聞いたことはあるでしょうか？

[ネフローゼ症候群]

　これは一つの病気の名前ではありません。尿タンパクが1日に3.5g以上漏れ、血液中のタンパクも6g/dl以下と低下し、浮腫が出現し、血清コレステロールも250mg/dl以上となった状態に対して付けられた名称です。簡単にいうと、ものすごくたくさんタンパクが漏れている状態ということです。ここで勘違いしていけないのは、ネフローゼ症候群になることと、腎臓組織全体の壊れ方が比例しないということです。次に述べるような微少変化群という、文字通り少ししか壊れていない状態（係蹄壁が少し壊れる）でも大量のタンパク尿が出現することはあるのです。

　ただネフローゼ状態を放置しておくと、余分な水分が体中に貯留し心不全などを引き起こすことがあるため、早急な治療開始を求められます。ネフローゼを呈する主な病気は以下のようです。

[微小変化群ネフローゼ症候群]

　若年者に発症することが多い病気です。先ほども述べたように組織上は係蹄壁、す

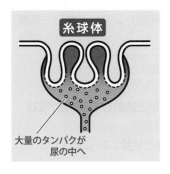

糸球体

大量のタンパクが
尿の中へ

なわち篩が少し壊れただけです。そのためステロイドなど薬物治療により速やかに治癒することが多い病気です。

[巣状糸球体硬化症]

　逆にこの病気はステロイドなどの薬物が効かないことが多く、高い確率で腎不全に陥ります。組織的には糸球体の一部が硬化しています。若年の男性に発症することが多く、体全体がむくむことがままあります。

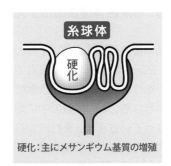

糸球体

硬化

硬化：主にメサンギウム基質の増殖

[ループス腎炎]

　膠原病の中でも全身性エリテマトーデス（SLE）（第5章第8節参照）という難しい名前の病気に伴い発症する腎障害です。SLEは子どもから大人まで発症するため大学生にも発症する可能性はありますが、若い人ほど活動性が高いことが多く、腎臓の壊れ方も激しくなります。血液検査では抗dsDNA抗体陽性と血清補体価低下を認めます。

[アルポート症候群]

　まれな病気ですが、遺伝性の病気のため大学生にも発症する可能性はあります。血尿を有する家族歴があるため、良性家族性血尿と間違われやすい病気です。X連鎖優性型が多く、女性はヘテロの場合、尿異常

のみということが多いのですが、男性は経過が悪く、感音性難聴などの症状も現れ、ほとんどの人が20代にて透析になります。

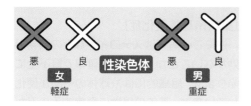

悪　良　性染色体　悪　良
女　　　　　　　　男
軽症　　　　　　　重症

[成人型嚢胞腎、常染色体優性遺伝多発性嚢胞腎]

　これも常染色体優性遺伝の病気、すなわち遺伝病です。20〜30歳代に尿異常で見つかることがあります。嚢胞という水の入った風船のようなものが、腎臓の中に増えたり大きくなっていきます。それにつれて両腎とも腫大していき、腹部腫瘤および腰背部痛をきたします。腎機能は次第に低下していき中高年には透析になります。脳動脈瘤、心臓弁膜症を合併しているケースもあります。最近、病気の進行を抑制する薬を投与するケースが増えています。

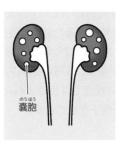

嚢胞

[薬剤性腎障害]

　主に間質（糸球体ではなく、尿細管やその周囲）が傷害されます。原因となる薬剤としてはペニシリン、メチシリン、アミノグルコシド、リファンピシンなどの抗生物質や痛み止め（NSAIDsなど）でも起こります。ペニシリンはアレルギー反応として起こりアミノグルコシドは直接尿細管障害を起こします。原因薬剤を直ちに中止すれば治癒することが多いのですが、ステロイド治療が必要となるケースもあります。

[糖尿病性腎症]

　糖尿病（第5章第6節参照）発症後10年ほどで発症します。同時に糖尿病性網膜症を併発しています。余談ですがわが国の透析患者数は年々増加しています。日本透析医学会の調査では34万人を超えています。透析導入疾患の中で最も多いのがこの糖尿病性腎症です。厳格な血糖コントロールと日常生活指導が必要となります。

3.おわりに

　最後に、糖尿病性腎症にせよ慢性糸球体腎炎にせよ、腎機能が正常の半分以下になってから治療開始しても、透析を将来的に回避するのは困難となります。早期発見早期治療の原則は何も悪性新生物（がん）だけのことではありません。学生時代からしっかり健康診断を受け尿検査異常があるときは放置せず専門医を受診しましょう。

（岐阜県総合医療センター　村田一知朗）

尿潜血・・・2＋以上
尿タンパク・・・2＋以上
いずれか2回以上連続して陽性時、又は
eGFR・・・60以下
の時は専門医を受診しましょう！

第４節　血液の病気

1.血液って何？

　血液といえば赤い液体を連想するでしょう。しかし、赤いのは液体ではなく赤血球という細胞の色です。血液を試験管の中に入れて、しばらく置いておくと、血漿と呼ばれる薄い黄色の液体と赤褐色（黒っぽく見える）の沈澱固形物に分かれます。この沈澱物が、血液細胞です。血液細胞の大部分は、赤血球であり、ほかに白血球と血小板があります。液体の血漿中には、多くの栄養分、タンパク質などが溶けています（**図１**）。血液の病気というのは、血液細胞の異常を示すことが多いです。

図1.血液の成分

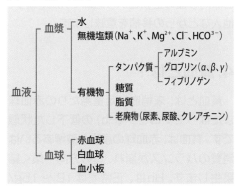

　血液細胞は、赤血球、白血球、血小板のことですが、その一つ一つの役割を考えましょう。赤血球は、酸素を運搬してくれる体内の運送屋さんです。肺で呼吸により取り入れられた酸素を、赤血球というトラックが荷台に積み、全身の臓器、組織に運びます。全身に運ばれた酸素は、それぞれの細胞が生きるために利用されます。したがって、赤血球が足りなくなったり、上手

に働かなければ、全身の臓器、組織は酸素不足に陥ることになります。これが貧血です。脳に流れる血液が一時的に不足して立ちくらみなどを経験することを「脳貧血」と表現することがありますが、これは本来の貧血ではありません。白血球は、身体を外敵（病原微生物）から守る働きをしています。白血球はいくつかの種類の細胞の総称であり、好中球、リンパ球、単球、好酸球、好塩基球などから構成されており、それぞれ攻撃する相手が若干異なります。白血球が不足したり、上手に働かなければ、感染症にかかりやすくなります。血小板は、出血の際に止血を担当します。血小板が不足すると、血が止まりにくくなります。なお、止血には血漿中の凝固因子と呼ばれるタンパク質も活躍します。先天的に凝固因子が欠損しているために止血が困難となる病気が血友病です。赤血球、白血球、血小板のいずれが障害されても、生体にとっては極めて困る状態となり、時に命を脅かします。これが血液の病気というわけです。

2.血液はどこでつくられるの？

　血液細胞は、成人の場合、骨髄でつくられます。骨髄は、骨の芯の部分に相当します。骨髄検査は、骨髄穿刺ともいいますが、通常、骨盤部の骨（腸骨）から行います。「骨髄移植」という言葉を聞くことがあるでしょう。血液や骨髄の病気などの際に、大量の抗がん剤で患者の骨髄を完全破壊します。完全破壊により病気そのもの（白血病細胞やがん細胞）は除去できるかもしれませんが、正常の骨髄が無くなれば、前述

第５章　大学生のための病気の知識

129

した血液細胞がつくられなくなり、生命に危機が生じます。そこで、正常の人から骨髄をもらうのが「骨髄移植」です（後述）。骨髄こそが、血液細胞の工場なのです。

3. 幹細胞って何？

　骨髄を移植することで、血液をつくることができるわけですが、骨髄の中の何が重要なのでしょうか。これは、骨髄中に多く含まれる造血幹細胞が重要な役割を果たします。造血幹細胞とは、正常な血液細胞をつく

図2. 幹細胞の分化

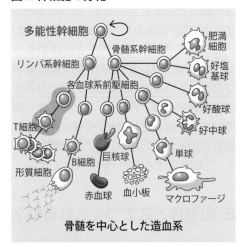

骨髄を中心とした造血系

図3. 造血の仕組み

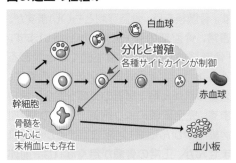

る元になる細胞です（図2）。すなわち工場にとって原料に相当します。幹細胞に環境的な要因が作用して、さまざまな血液細胞がつくられるわけです。完成した血液細胞（商品）は、骨髄（工場）から末梢血中（市場）へ旅立っていきます（図3）。実は、造血幹細胞は骨髄のみならず、極少数ですが流血中にも、あるいはへその緒にも存在します。「骨髄移植」は、造血幹細胞が豊富なので、歴史的にも早くから導入されたわけですが、移植に必要なのは造血幹細胞です。必ずしも「骨髄」である必要はなく、「臍帯血移植」や「末梢血幹細胞移植」なども行われます。ドナーとの関係で、自家移植と同種移植に分かれ、「自家」とは患者自分自身、「同種」とは同じ種の生物という意味で兄弟、親子、他人などからの移植を意味します。

4. 貧血とは？

　貧血とは、末梢血一定量当たりの赤血球またはヘモグロビン（Hb）の低下した状態です。貧血は、赤血球の産生と破壊あるいは消費のバランスが崩れ、負の方向へ傾く結果生じます。Hbは、正常では 12 ～ 15g/dl程度あり、10g/dl以上の軽度の貧血は見逃されがちですが、中には重篤な疾患が潜在している可能性もあり注意を要します。

1) 正常赤血球産生の仕組みとその調節機構
　末梢血を流れている血液細胞（赤血球、白血球、血小板）の親細胞は、先に述べたように幹細胞です。赤血球の場合は骨髄中で多能性幹細胞が分化・増殖を繰り返し、赤芽球前駆細胞、前赤芽球、赤芽球へと成

熟し、脱核後、網赤血球となり、末梢血へ流出、成熟した赤血球になります。これらの過程において、多能性幹細胞から赤芽球前駆細胞への分化には各種サイトカインが、赤芽球前駆細胞から前赤芽球への分化には腎臓で産生されるホルモンの一種であるエリスロポエチン（Epo）が重要な調節因子として作用します。前赤芽球はその後、細胞分裂を繰り返しますが、DNA合成には、ビタミンB12、葉酸が、Hb合成には鉄が重要です。その後、成熟した赤血球は老化し、細胞膜の弾性が低下するために毛細血管を通過することができず破壊されます。最終的には脾臓において老化した赤血球や病的赤血球を処理するわけです。

2）貧血の症状

　貧血の自覚症状は、全身倦怠感、頭痛、動悸、呼吸困難感、めまい感・ふらつき感、耳鳴りなどが一般的ですが、時に微熱を伴うこともあります。他覚症状では、皮膚の蒼白化（白くなること）が一般的です。また、出血斑、点状出血を伴う場合は血小板の減少などの合併も考慮します。毛髪の白髪化、脱毛、爪の変形も時に経験します。貧血があると、心血管系への影響もあり、貧血に基づく低酸素血症を補うために心拍出量と血流が増大します。そのほか、鉄欠乏性貧血の際の口角炎、舌炎、味覚異常、ビタミンB12欠乏性貧血の際の亜急性連合性脊髄変性症などの神経障害も重要です。いずれも貧血に特有な症状ではないので注意が必要です。要するに、「貧血」は、症候群であって特定の病気を意味するわけではないのです。「血液が薄い」という「貧血」を

考える際に重要なことは、「なぜ貧血になるか？」です。その答えが「病名」となります。

　貧血の原因を考える際には、赤血球の産生と破壊の過程のどの段階に障害があるかに従って分類すると理解しやすいと思います。幹細胞レベルから成熟赤血球に至るまでの増殖・分化過程の異常と、成熟赤血球の出血・破壊などの消費亢進状態に大別されます。この分類は病態生理の理解と治療上役に立ちます。

5. 代表的な血液の病気

1）鉄欠乏性貧血

　名前の通り、ヘモグロビンにとって重要な鉄分の減少による貧血です。血液検査により診断は容易ですが、その原因の検索が重要です。若年男性では過度の偏食や急激な成長期に経験します。女性では、これらに加えて月経による出血が原因になり、子宮筋腫・子宮内膜症による月経過多によるものがあります。また、男女を問わず消化管を中心とした悪性腫瘍、出血性潰瘍なども重要で、消化器の検査が必要になります。治療は鉄剤の経口投与が原則です。なぜならば、鉄剤の静脈内投与では鉄過剰症を招く危険性があるからです。静脈内投与は、消化器症状のため内服がどうしても困難な時、消化器疾患で内服が不適切な時、透析や自己血貯血の際の鉄補充の時などに限られます。鉄剤は、見かけの貧血が改善するのみならず、体内に貯蔵しておく分が確保できるまで（血清フェリチンが正常化するまで）服用の継続を原則としますが、先に述べたような原因が改善しない限り、貧血が

再燃しやすいのは当然です。

2）慢性炎症による貧血

　慢性の全身性疾患に伴う貧血のことです。原因として、感染症、膠原病（特に関節リウマチ）が多く、原因となっている疾患の治療が重要です。

3）ビタミンB₁₂欠乏性巨赤芽球性貧血

　ビタミンB₁₂は、肉・魚に多く含まれます。ビタミンB₁₂の欠乏状態では造血細胞におけるDNA合成が障害される結果、正常な造血機構が破たん（無効造血）し、貧血のみならず、白血球数、血小板数も減少（汎血球減少）します。血液細胞減少の症状以外に神経の障害も招くことがあります。ビタミンB₁₂欠乏の原因は、胃切除や慢性胃炎などにより、ビタミンB₁₂を吸収するのに必要な胃液中の内因子と呼ばれる成分が減少し、結果として経口摂取されたビタミンB₁₂が小腸で吸収されないために生じます。近年では美容を目的とした菜食主義などによるビタミンB₁₂の摂取不足も少なくありません。治療は、摂取不足の場合はビタミンB₁₂の経口投与で良いわけですが、吸収障害の場合は非経口投与（注射）が必要になることもあります。

4）骨髄異形成症候群（MDS）

　MDSは、高齢者に多い、造血幹細胞の異常による造血不全と前白血病状態の二面性のある病気で、現在最も注目されている造血器疾患の一つです。血球3系統の質的・量的異常のため無効造血をきたし、汎血球減少を呈します。一部は白血病に移行

します。多くの症例で染色体異常、遺伝子異常が認められ、加齢にも密接に関係しています。治療は、アザシチジンという薬が使われますが、効果は限定的です。若年であれば同種造血幹細胞移植が考慮されます。

5）再生不良性貧血

　骨髄中の細胞がなくなる骨髄低形性（工場の従業員が少なくなる状態）によって汎血球減少を呈する疾患です。さまざまな原因が考えられますが、特発性のものの一部は自己免疫によるメカニズムが関係しています。治療は、重症度に応じて選択されますが、重症例に対しては、可能であれば同種造血幹細胞移植術が選ばれます。移植以外には免疫抑制療法（ATG、シクロスポリンA）が選ばれます。

6）急性白血病

　貧血を契機に白血病が明らかになることもあります。白血病細胞は、血液のがん細胞といわれることがありますが、正常白血球になり損なった不良白血球（不良従業員）を意味します。白血球の分化過程が停止し、未熟な状態のままの白血球が腫瘍の性格を獲得して異常増殖をきたすのです。異常増殖した白血病細胞は、正常の造血能を抑制し、正常な白血球の減少や貧血、血小板減少を招きます（図4）。白血病細胞は主として骨髄（工場）で増殖しますので、必ずしも末梢血で白血球が増加するわけではなく、骨髄中から白血病細胞が流血中にこぼれなければ、白血球減少として捉えられることも多いです。急性白血病が疑われる

図4. 急性白血病

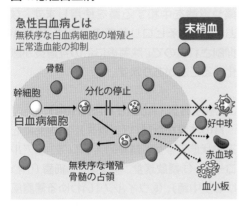

場合は積極的に骨髄穿刺検査を行い、白血病、再生不良性貧血、MDSなどを鑑別しなければなりません。治療は、抗がん剤が中心になりますが、症例によっては、同種（時に自家）造血幹細胞移植が行われます。抗がん剤治療中は、正常白血球が著しく減少し、感染症に対する抵抗力が極めて低下するため、無菌室などが利用されることもあります。

6. 造血幹細胞移植

　血液細胞がつくられるには、造血幹細胞が重要であることは説明しました。白血病などの血液の悪性腫瘍に対して、超大量の抗がん剤投与や放射線照射を行い、悪性細胞を完全に殺します。しかし、同時に正常細胞も死んでしまいます。そこで、抗がん剤投与や放射線照射の後に、あらかじめ用意した正常な造血幹細胞を補います。造血幹細胞が患者さんの体の中で芽を出せば治療成功です。

　例えば兄弟をドナー（提供者）として、

末梢血幹細胞を利用した移植を「血縁者間同種末梢血幹細胞移植」といいます。兄弟に白血球の血液型（HLA）が一致する者がいない場合、骨髄バンクや臍帯血バンクを通して非血縁者のドナーが探されます。移植といっても、骨髄はドロドロの液体ですので、「移植」は点滴で行われます。自家移植は、自分自身の細胞なので副作用が極めて少ないのですが、白血病の再発率は高くなります。一方、同種移植は、再発率は低いのですが、他人の細胞であるがゆえに、拒絶反応や移植片対宿主病（GVHD）と呼ばれる免疫反応が問題になります。強いGVHDは致死的な状態を招きます。

　骨髄バンクには、白血球の血液型（HLA）で登録されます。登録者は、自分のHLAに一致する骨髄細胞を求めている患者さんが出たら、ドナー候補者になるわけです。ドナーは、多くの場合、全身麻酔下で骨髄血が採取され、患者さんの「骨髄移植」に利用されます。

7. おわりに

　血液の病気は、多くの他の病気とは異なり、若い人々にも発症する率が高いです。「貧血」の場合、単なる鉄欠乏性貧血か否かは、極めて重要ですので、少しでもおかしいと感じたら専門医療機関を受診しましょう。

（岐阜大学・松波総合病院　鶴見寿）

<もっと知りたい人のための本>
・血液疾患 最新の治療2020-2022, 南江堂, 2019
・ハーバード大学テキスト 血液疾患の病態生理, メディカル・サイエンス・インターナショナル, 2012
・血液病レジデントマニュアル第3版, 医学書院, 2019

第5章　大学生のための病気の知識

第5節　消化器・肝臓の病気

1. 消化管の病気

　口から始まり、咽頭・食道・胃・小腸・大腸・直腸を経由し、肛門で終わる管状の器官で、食べ物の通り道を消化管といいます。ここでは、消化管の上の方から順番に大学生に多く見られる病気を紹介します。

1）アフタ性口内炎

　口の中の粘膜に赤く縁どられた2〜10mm程度の丸くて白い潰瘍で、その周辺に強い痛みを伴います。ストレスや疲れによる免疫の低下、睡眠不足、栄養不足（ビタミンB2など）、外傷（ほほを噛むなど）への細菌感染などが原因として考えられますが、詳細なメカニズムは不明です。普通は10〜14日で自然に消滅します。痛みに対して口内炎用の軟膏などがあり、症状を和らげるには効果があります。潰瘍の範囲が広いときやしばしば再発するときには、ベーチェット病などの特殊な病気の場合があります。また、高齢者で難治性であれば口腔がんの場合があるので、専門医に相談しましょう。

2）逆流性食道炎（GERD：Gastro-esophageal Reflux Disease）

　胃酸そのものや胃酸で消化される途中の食べ物が食道に逆流し、その酸のために食道がただれて胸焼けや胸痛を起こす病気です。逆流の原因には、加齢・肥満・姿勢や体位・食べ物の内容などが関係します。逆流性食道炎の状態を長期に放置すると、バレット潰瘍（前がん病変）や食道がんが発生することがあります。胸焼けに対しては、薬物療法として胃酸の分泌を抑制する薬や胃酸を中和する薬を使用します。なお、後述するピロリ菌感染症では、胃酸が抑制されるので、除菌後にこの食道炎が悪化することがあります。

3）急性胃炎（Acute Gastritis）

　胃の粘膜がただれて（胃炎）、上腹部痛を来す状態です。①精神的ストレス、②アルコール、③暴飲暴食、④薬剤、⑤細菌（いわゆる食中毒）、⑥ウイルス（いわゆる胃腸風邪）などが原因で、短時間のうちに発症して激しい上腹部痛・不快感・吐き気がして、ときに救急病院に搬送されます。胃カメラの所見では、胃粘膜の発赤・むくみ・出血などが見られ、原因が除去されれば短時間で回復し、完全に治癒します。

4）胃潰瘍（Gastric Ulcer）・十二指腸潰瘍（Duodenal Ulcer）

　上述の胃炎の状態が続くと胃の粘膜壁が崩れ落ちて欠損し、発症も回復も急性胃炎より長期化します。①ヘリコバクター・ピロリ菌感染、②鎮痛剤やステロイド剤の連用、③身体的あるいは精神的ストレス、④アルコール、⑤コーヒー、⑥喫煙などの原因により発症します。特徴的な症状は、空腹時の上腹部痛で、時に痛みによって夜中に目が覚めることがあります。吐き気、不快感、食欲低下も合併することがあり、これらの症状は食物摂取により軽減します。胃カメラでは、胃または十二指腸の粘膜の欠損を伴ったむくみ・発赤・出血などが見られます。粘膜の欠損の度合いによっては消化管の穿孔・出血で致命的になったり、

手術を要したりすることがあります。治療には薬物療法がありますが、原因を除去することが第一であり、そうでないと再発を繰り返します。また、胃がんとの鑑別が困難な場合があり、病変部の細胞を調べる病理検査が必要になることがあります。ピロリ菌の感染は、胃がんと深い関係があるといわれています。ピロリ菌の除菌は薬剤を一週間内服することによりほぼ可能です。除菌により発がんの可能性は半減しますが、ゼロになるわけではないので、ピロリ菌がいた人には除菌後も胃がん検診は必要です。

5）急性腸炎（Acute Entero-colitis）

　腸の粘膜壁がただれて（腸炎）、下痢と腹痛を来した状態です。細菌性（いわゆる食中毒）とウイルス性（いわゆる胃腸風邪）がほとんどですが、飲酒・暴飲暴食や寝冷えでも起きます。細菌では、赤痢菌、コレラ菌、O-157菌、サルモネラ菌、腸炎ビブリオ菌、カンピロバクター菌が、またウイルスでは、エンテロウイルス、ロタウイルス、そしてノロウイルスが有名です。さしこむタイプの腹痛と下痢（いわゆる渋り腹）があり、時に嘔吐・発熱・血便の症状が出ます。腹痛は一定の強さではなく、時間とともに強弱を繰り返し、一般には排便によって軽くなります。通常は一過性で、脱水にさえ注意すれば数日程度で完治します。抗生物質は、細菌性の場合にのみ有効で、ウイルス性には無効です。下痢止めの使用は病気の回復を遅らせる可能性がありますが、水分の排出が多い時の使用はやむを得ません。

6）炎症性腸疾患

　前述の状態（腸炎）が、原因不明のまま長期に持続する病気です。大別して潰瘍性大腸炎とクローン病があり、初期には急性腸炎との区別が困難です。大腸の内視鏡検査で特徴的な粘膜像を見つけ出すことで診断できます。症状の強い活動期には、下痢・血便・腹痛・発熱があり、症状が軽くなる寛解期には落ち着きます。完治が困難な難病に指定されており、活動期と寛解期を繰り返して栄養失調や貧血で体力が奪われます。なるべく寛解期を長く保つように、内服治療と食習慣にも気を付けてコントロールします。

7）過敏性腸症候群（IBS：Irritable Bowel Syndrome）

　腸自体には機能的な異常がないのに、心理的な刺激によって下腹部痛を伴う下痢または便秘になることです。神経症的気質や自律神経が不安定な人に精神的ストレスや不安が加わると、腸管の運動が異常に活発になり、腹痛が生じるとともに下痢または便秘になり、時には日常生活や学業に支障がでます。ストレス社会の先進国に多い文明病の一つです。男性に多い「下痢型」、女性に多い「便秘型」、両者が交互にあらわれる「混合型」があります。下痢型は走行時間が長い快速電車に乗ることがためらわれるため、「各駅停車症候群」と呼ばれることがあります。診断には、血液・便・腸などの検査では異常がないことを確認することが必要です。治療には、心理療法や症状に応じた薬物療法があります。

第5章　大学生のための病気の知識

8）虫垂炎

　小腸が終わって大腸が始まるところの5〜10cmほど先に突起物があり、それを虫垂といいます。虫垂は内側が袋小路になっているので細菌感染を起こしやすく、これが虫垂炎の原因になります。感染が進行し膿がたまった状態から、破裂に至ると腹腔全体に感染が及ぶ腹膜炎になり致命的になります。腹痛（初期には右の下腹部）・吐き気・発熱が主な症状で、初期であれば抗生物質の投与などで散らす（内科的に感染を収める）ことができます。炎症が進むと外科的手術しか方法はありません。

9）痔

　肛門や肛門周辺に起こる病気を総称して痔といいます。痔核（いぼ痔）・裂肛（切れ痔）・痔瘻（穴痔）に大別されます。①痔核は、痔の患者の約半数を占めます。中の方にできる内痔核には症状はありませんが、進行すると飛び出してきます。肛門の外にできる血豆状の外痔核は、腫れて激しく痛みます。②裂肛は、硬い便を出すことにより肛門に亀裂が生じ、排便時に激しい痛みと出血があります。③痔瘻は、直腸の肛門付近に感染を起こして膿がたまり、その抜け道として皮膚に貫通するトンネルができた状態です。皮膚の痛みがあり、皮膚の穴からは膿が出て下着が汚れます。また、時には熱が出ます。長期に放置すると痔瘻がんになることがあります。

2. 肝臓等の病気

　食べ物を消化する消化器官として、前述の消化管以外に消化管付属器と称する一群の臓器（肝臓・胆のう・膵臓）があります。肝臓は、腸から吸収された栄養分の貯蔵や毒物の解毒、そして消化を助ける胆汁を分泌しています。胆汁は、胆のうと呼ばれる袋にいったん蓄えられ、濃縮されて食事の際に十二指腸に分泌されます。この時、膵臓も膵液という消化酵素を分泌します。ここでは、これらの臓器の代表的な病気を紹介します。

1）急性肝炎

　いわば、肝臓の風邪です。原因はウイルスであることが多く、特に肝臓に特化したウイルス（肝炎ウイルス）では、A型からE型までの5種類が知られています（**表1**）。概ねA型とE型は食べ物や飲み物から、B型は性行為を介して、C型は血液を介して感染します。その他、全身のウイルス感染症（サイトメガロウイルス、EBウイルス、ヘルペスウイルスなど）に伴うものや原因不明の急性肝炎もあります。初期症状は風邪との区別が困難で、そののち食欲低下・全身倦怠感・黄疸などが強くなります。一部の症例では、その後に急激な悪化の一途をたどる劇症肝炎や、肝臓の機能がなかなか回復しない亜急性肝炎になることがあります。これらの場合は致命的であり、血漿交換・肝移植などが可能な専門病院での治療が必要です。B型（中でも特にウイルスタイプAのもの）やC型急性肝炎の一部では慢性肝炎（後述）に移行しますので、そ

表1. ウイルス性肝炎の種類と特徴

肝炎名	原因ウイルス	主な感染経路	急性肝炎/慢性肝炎/ワクチンの有無	急性肝炎の潜伏期	診断のための血液検査項目
A型肝炎	HAV（A型肝炎ウイルス）	水や野菜、魚介類（特にかき）	あり/なし/あり	2-7週間	IgMHA抗体
B型肝炎	HBV（B型肝炎ウイルス）	性交渉、母子感染	あり/あり/あり	1-6カ月	HBs抗原 IgMHBc抗体
C型肝炎	HCV（C型肝炎ウイルス）	輸血、血液製剤、医療過誤	あり/あり/なし	2-14週間	HCV抗体 HCV-RNA
D型肝炎	HDV（D型肝炎ウイルス）	B型肝炎との重複感染でのみ成立	あり/あり/なし	B型肝炎のあと	HDV抗体 HDV-RNA
E型肝炎	HEV（E型肝炎ウイルス）	水や野菜	あり/なし/なし	2-7週間	IgMHEV抗体 HEV-RNA

の兆候があればすぐに抗ウイルス療法を行うことが必要です。一般には、1カ月ほどの経過で回復して通常は完治します。ただし、B型急性肝炎において完治といわれた状態であっても、そののちリウマチやがん治療において免疫を抑制する薬を投与されたときに再発し、時に肝炎として重症化することがあり、ウイルスは体に残存し続けることが示唆されています。A型とB型肝炎ウイルスに対しては、予防接種がありますので、医療関係や東南アジア旅行などの際には接種しておきましょう。

2) 慢性肝炎

いわば、肝臓が風邪をひいて治らない状態です。原因はウイルスであることが多く、特に肝炎ウイルスでは、B型とC型の2種類が知られ、いずれも感染者の血液を介して感染します（**表1**）。B型では出産時の母子感染が主な原因でしたが、今ではワクチンで防御されます。C型では輸血や血液製剤の使用が主な原因でしたが、今では感染した血液は破棄されています。これ

により新しい患者は減少していますが、時に感染ルートが不明である患者が見られます。感染すると、ほとんどは無症状のまま経過します。感染しても肝炎が発症しない状態をヘルシーキャリア、肝炎が持続的に発症している状態を慢性肝炎といいます。いずれも症状がないので、肝炎かどうかは血液検査でしか確認できません。慢性肝炎を放置しておくと、中高年以降に肝硬変（後述）へ移行し、いずれ肝臓がんを合併してきます。慢性肝炎の治療目標は、①ウイルスを体から排除すること、②肝硬変への移行を遅らせるために肝障害を抑えること、③肝臓がんの出現に注意すること、などが重要になります。核酸アナログ（B型）、プロテアーゼインヒビター（C型）などの抗ウイルス治療薬の進歩により、多くの患者でウイルスの排除ができるようになりました。また、肝障害抑制のために以前から、ウルソデオキシコール酸などが使われます。さらに、早期がん発見のために定期的な肝臓の画像診断や肝腫瘍マーカー（AFP、PIVKA2）による経過観察が

必要です。

3) 薬剤性肝障害

　主に一定の物質に対するアレルギー反応が肝臓に出たものをいいますが、有機溶剤・キノコ毒などのように、薬剤や化学物質の直接的な肝毒性により肝臓が障害されたものも含まれます。通常よく見かけるアレルギー性の薬剤性肝障害は、特定の薬剤に対してアレルギーを持った人に発症します。原因薬剤には、抗生物質がよく見られますが、同定が困難な場合が少なくありません。いったん同定された原因薬剤は、二度と使用しないように心得ておくことが必要です。肝毒性による場合は、個人の体質とは関係なく、体に入った毒性物質の量と肝障害の度合いが比例してきます。化学実験や研究で有機溶剤等を使用する人は、特定有害物に対しての特殊健康診断で肝臓の障害が起きていないかどうかを定期的に調べる必要があります。症状と経過は急性肝炎と類似しており、重症であれば劇症肝炎で致命的になることもありますが、軽症で無症状であることも少なくありません。

4) 脂肪肝

　肝臓の細胞内に脂肪がたまった状態で、症状は特にありません。一般の健診などで最もよく見かける肝臓病で、腹部CTや腹部超音波などの画像検査で診断できます。主な原因は、①アルコール、②肥満、③糖尿病などの代謝異常ですが、原因不明なこともあります。血液検査でγGTPを中心とした肝臓酵素の値が上昇します。アルコールが原因のものについては、肝臓の持

続的な炎症により線維化が進行し、長期にわたると肝硬変（後述）に移行していきます。また、脂肪肝の約1割にはアルコールを飲んでいなくても飲んでいる場合と同様に、肝硬変に移行していく特殊なタイプ（MASHと略称される非アルコール脂肪肝炎）もあります。なお、MASHは、肝臓の組織を直接採取する肝生検という検査をしないと診断ができません。

5) 肝硬変

　慢性肝炎やアルコールによる障害が長期に持続した結果、肝臓に線維が多量に蓄積・硬化して、本来の機能が果たせなくなった状態です。肝臓は沈黙の臓器といわれるように、大半の期間は症状に乏しい代償期の肝硬変ですが、終末に近くなると症状が出現して非代償期の肝硬変になります。肝臓は消化・解毒を担う臓器であるため、非代償期になると消化不良から栄養失調になって足のむくみや腹水貯留が起き、アンモニアなどの毒が脳にまわってもうろう状態やこん睡状態（肝性脳症）になります。また、黄疸が進行して全身倦怠感が増してきます。肝臓が硬化するため、もともと肝臓に流れ込むべき血流が、別の血管を迂回して流れるようになります。その代表的なものが食道静脈瘤で、いったん破裂すると止血が極めて困難で致命的です。B型・C型肝炎ウイルスには発がん性があり、肝硬変には、しばしば肝臓がんが合併してきます。肝硬変の主な死因は、①肝性脳症、②食道静脈瘤破裂、③肝臓がんです。

6) アルコール性肝障害

　飲酒習慣がある人の肝臓が、アルコールにより障害を受けた状態の総称です。①アルコール性脂肪肝と②アルコール性肝硬変（前述）以外に、③アルコール性肝炎に注意が必要です。アルコール性肝炎は、長期の飲酒習慣がある人が、ある時点で急に肝機能が破たんして、全身倦怠感、吐き気、嘔吐、腹痛、食欲不振や発熱が出現し、そののち黄疸、腹水、意識障害、全身の出血が出現する死亡率の高い病気です。飲酒習慣がある人が健診で肝障害を指摘されたら、飲酒習慣を改める必要があります。

　一気飲みなどで問題の急性アルコール中毒症や社会問題化したアルコール依存症は、脳を中心とした全身の病気です。アルコールは百薬の長といわれますが、飲み方次第では害が多いと考えられます。

7) 胆のう結石（胆石）

　肝臓が作り出す胆汁を胆のうに蓄えて濃縮する過程で、胆汁成分が石のように変化し胆のう内に残存したものが胆石です。胆石があっても多くの場合は無症状で、症状が出るのは5人に1人程度といわれています。胆のうの出口を胆石がふさいでしまうと、胆のう内に細菌が充満し胆のう炎になり高熱を出します。胆汁の通り道（胆管）を胆石がふさいでしまうと痛みが出現し、ふさがれたことで胆汁が胆管内にうっ滞し細菌に感染すると胆管炎になります。また、胆汁成分が行き場を失い血液中に逆流すると、黄疸などいずれも死に直結するような重篤な症状が出現します。膵液の出口に胆石がはまってしまうと、急性膵炎（後述）の原因になります。胆石と胆のうがんは、比較的合併しやすいといわれています。

8) 急性膵炎

　膵臓には、血液中の糖分を低下させるホルモン（インスリン）を作る機能と、タンパク質などを分解する消化酵素（膵液）を分泌する機能があります。膵液には、食肉などを溶かす作用がありますが、当然に自分の肉体をも溶かす可能性を持っています。通常は自らには作用しない仕組みが備わっていますが、膵臓の出口を胆石がふさいだり、飲酒により膵液の成分に変化が起きたりするとその仕組みが破たんし、膵臓そのものが溶かされてしまいます。この急性膵炎は、腹痛・脱水・感染・ショック症状などを来す極めて重篤な病気です。

（岐阜大学　田尻下聡子）

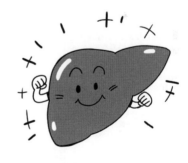

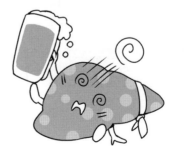

第6節　内分泌・代謝の病気

1. 内分泌の病気 -ホルモンとは？-

　私たちの身体には、常にある一定のバランスを保つ働き（恒常性の維持）が備わっています。その働きの中で重要な役割を担っているもののひとつに"ホルモン"があります。ホルモンは、体内の臓器で産生される微量な成分で、ターゲット（標的）となる臓器に作用します。血液中のホルモン量はフィードバック機構という制御機能により一定に調節されていますが、何らかの原因でこの調節が崩れるとホルモンの量が不適切になり、病気の原因となります。これが内分泌の病気です（**図1**）。内分泌疾患には、とてもたくさんの種類があります

が、ここでは、大学生の年代に多い病気を中心に紹介します。

2. 甲状腺の病気

　甲状腺は首の前面に蝶が羽を広げたような形（戦国武将の甲を正面から見た形）で存在する小さな臓器です。甲状腺は、甲状腺ホルモンを産生しており、身体の活動性（新陳代謝）を維持するホルモンです。視床下部から出る甲状腺刺激ホルモン放出ホルモンと、下垂体前葉から出る甲状腺刺激ホルモンという2つのホルモンによって、甲状腺で産生されるホルモンの量は調節されています。甲状腺の病気は男性より女性に多く、若い世代にも見られます。

図1. 全身の内分泌臓器と主な疾患

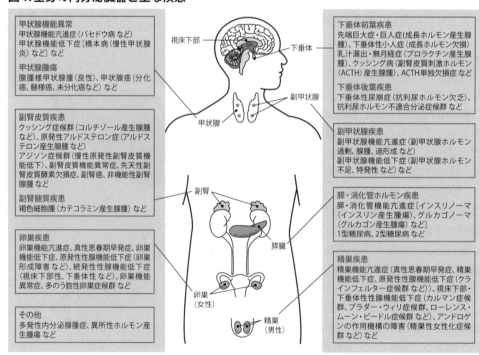

甲状腺機能異常
甲状腺機能亢進症（バセドウ病 など）
甲状腺機能低下症［橋本病（慢性甲状腺炎）など］など
甲状腺腫瘍
腺腫様甲状腺腫（良性）、甲状腺癌（分化癌、髄様癌、未分化癌など）など

副腎皮質疾患
クッシング症候群（コルチゾール産生腺腫など）、原発性アルドステロン症（アルドステロン産生腺腫 など）
アジソン症候群（慢性原発性副腎皮質機能低下）、副腎皮質機能異常症、先天性副腎皮質酵素欠損症、副腎癌、非機能性副腎腺腫 など
副腎髄質疾患
褐色細胞腫（カテコラミン産生腫瘍）など

卵巣疾患
卵巣機能亢進症、真性思春期早発症、卵巣機能低下症、原発性性腺機能低下症（卵巣形成障害 など）、続発性性腺機能低下症（視床下部性、下垂体性 など）、卵巣機能異常症、多のう胞性卵巣症候群 など

その他
多発性内分泌腺腫症、異所性ホルモン産生腫瘍 など

下垂体前葉疾患
先端巨大症・巨人症（成長ホルモン産生腺腫）、下垂体性小人症（成長ホルモン欠損）、乳汁漏出・無月経症（プロラクチン産生腺腫）、クッシング病（副腎皮質刺激ホルモン（ACTH）産生腺腫）、ACTH単独欠損症 など
下垂体後葉疾患
下垂体性尿崩症（抗利尿ホルモン欠乏）、抗利尿ホルモン不適合分泌症候群 など

副甲状腺疾患
副甲状腺機能亢進症（副甲状腺ホルモン過剰、腺腫、過形成 など）
副甲状腺機能低下症（副甲状腺ホルモン不足、特発性 など）など

膵・消化管ホルモン疾患
膵・消化管機能亢進症［インスリノーマ（インスリン産生腫瘍）、グルカゴノーマ（グルカゴン産生腫瘍）など］
1型糖尿病、2型糖尿病 など

精巣疾患
精巣機能亢進症（真性思春期早発症、精巣機能低下症、原発性性腺機能低下症（クラインフェルター症候群 など）、視床下部・下垂体性性腺機能低下症（カルマン症候群、プラダー・ウィリ症候群、ローレンス・ムーン・ビードル症候群 など）、アンドロゲンの作用機構の障害（精巣性女性化症候群 など）など

視床下部　下垂体　副甲状腺　甲状腺　副腎　膵臓　卵巣（女性）　精巣（男性）

①甲状腺機能亢進症（バセドウ病）

身体の中に、甲状腺を刺激するような抗体（甲状腺を勝手に刺激して甲状腺ホルモンを産生させてしまう成分）ができてしまうと、甲状腺は大きく腫れ、甲状腺が必要以上にホルモンを作り続けてしまいます。甲状腺ホルモンは、身体の活動性を上げる方向に働きますから、新陳代謝が盛んになり過ぎてしまいます。食欲は旺盛なのにエネルギー消費が高いため体重が減ったり、基礎代謝が上がり過ぎて微熱が出たり汗かきになったりします。心臓の動きが高まり過ぎて重症になると不整脈や心不全などの心臓の不調も起こります。手の震えや、精神的な不安定さが現れることもあります。これを甲状腺機能亢進症といいます。特徴的な症状として、目が出てくる（眼球突出）ことがあります。これは眼筋や目の奥の組織にも抗体が作用するためで、重症になると物が二重に見えたり（複視）します。

以上のような症状からこの病気が疑われたら、血液検査で甲状腺ホルモンの量や抗甲状腺抗体を測定し、診断します。治療には、薬物治療、外科治療、放射性ヨード治療などがあり、それぞれの利点とリスクなどを総合的に判断して選択されます。バセドウ病は自然に治癒する病気ではありませんから、専門医に定期受診して甲状腺ホルモン量の測定や治療による副作用の有無を管理してもらうことが必要です。

②甲状腺機能低下症（橋本病）

バセドウ病とは反対に、甲状腺を破壊するような抗体（甲状腺を勝手に攻撃してしまう成分）ができると、甲状腺の働きが悪くなり甲状腺ホルモンが低下してくる病気です。症状は、身体の活動性が下がるもので、疲れやすい、やる気が出ない、むくみがある、食欲は落ちているのに体重は減らない、寒がりになったなどです。血液検査で比較的容易に診断でき、治療は甲状腺ホルモン剤を補充内服します。甲状腺ホルモン剤は適切な量を内服していれば副作用はほとんどなく、年に数回の甲状腺機能を確認していけばうまくコントロールできる病気です。

③その他の甲状腺の病気

無痛性甲状腺炎（橋本病または寛解したバセドウ病の組織が破壊され、一過性に甲状腺ホルモンの多い状態が出る）、亜急性甲状腺炎（ウイルス感染を契機に痛みを伴う甲状腺組織の破壊が起こる）などの病気もあります。また、甲状腺には腫瘍ができることもあります。大部分は良性ですが、甲状腺がんの場合もあり、超音波検査や細胞診などの検査が必要です。健康診断で甲状腺の所見を指摘されたら、専門医を受診して、精密検査を受けましょう。

3. その他のホルモンの病気

その他にも内分泌疾患は数多くあります。その中には、顔が丸くなったりお腹に赤い線条が現れるクッシング症候群（副腎皮質から産生されるコルチゾールホルモンが多過ぎる）や、手足が大きくなる末端肥大症（下垂体前葉から産生される成長ホルモンが多過ぎる）のように身体的特徴を伴う病気もあります。このようなホルモンの異常が疑われたら、学校医やかかりつけ医

に相談して内分泌専門医を紹介してもらいましょう。

　図1に示すように全身にはたくさんの内分泌臓器があり、そこから産生されているホルモンの量がわずかに崩れるだけでも病気を引き起こします。原因不明の体調不良の時は、ひょっとしたら内分泌の病気かもしれないと疑う必要があることも覚えておいてください。

4.代謝の病気
-大学生に多い問題を中心に-

①肥満とやせ

　体格指数（Body Mass Index：BMI）＝体重（kg）÷［身長（m）］^{2} の計算式は栄養状態を評価する指標のひとつです。日本人は、22あたりが最も疾病合併率が低いので、理想体重を22×［身長（m）］^{2}で計算します。25.0以上や18.5未満では有病率が増えるため、日本肥満学会は判定基準を設定しました（**表1**）。日本人は、BMIが25以上で疾病合併率の増加が他民族より高いため、WHOの基準より厳しい基準となっています。ストレスがたまるとむちゃ食いをしたり（むちゃ食い症候群）、夜間の食事量が多いために熟睡できず午前中の食欲が低下する人（夜食症候群）は、いませんか。夜遅い時間の食事や、1日に1～2食しか食べない"まとめ食い"は内臓脂肪を蓄積させやすくなることが分かっています。BMIが25以上だと、**表2**に示すような病気が増えやすいことも分かっています。

　20歳代の女性ではBMIが18.5未満の人が増えています。外見を重視しすぎた過

表1.肥満の程度によるわが国とWHO基準の比較

BMI値	日本肥満学会基準	WHO基準
BMI＜18.5	低体重	Under weight
18.5≦BMI＜25.0	普通体重	Normal range
25.0≦BMI＜30.0	肥満（1度）	Preobese
30.0≦BMI＜35.0	肥満（2度）	Obese class Ⅰ
35.0≦BMI＜40.0	肥満（3度）	Obese class Ⅱ
40.0≦BMI	肥満（4度）	Obese class Ⅲ

「肥満症診療ガイドライン2016」（日本肥満学会）より

表2.肥満に起因・関連して発症する健康障害

Ⅰ.肥満症の診断基準に必須な健康障害

1）耐糖能障害（2型糖尿病・耐糖能異常など）
2）脂質異常症
3）高血圧
4）高尿酸血症・痛風
5）冠動脈疾患：心筋梗塞・狭心症
6）脳梗塞：脳血栓症・一過性脳虚血発作（TIA）
7）非アルコール性脂肪性肝疾患（NAFLD）
8）月経異常・不妊
9）閉塞性睡眠時無呼吸症候群（OSAS）・肥満低換気症候群
10）運動器疾患：変形性関節症（膝・股関節）・変形性脊椎症、手指の変形性関節症
11）肥満関連腎臓病

Ⅱ.診断基準には含めないが、肥満に関連する健康障害

1）悪性疾患：大腸がん、食道がん（腺がん）、子宮体がん、膵臓がん、腎臓がん、乳がん、肝臓がん
2）良性疾患：胆石症、静脈血栓症・肺塞栓症、気管支喘息、皮膚疾患、男性不妊、胃食道逆流症、精神疾患

Ⅲ.高度肥満症の注意すべき健康障害

1）心不全
2）呼吸不全
3）静脈血栓
4）閉塞性睡眠時無呼吸症候群（OSAS）
5）肥満低換気症候群
6）運動器疾患

「肥満症診療ガイドライン2016」（日本肥満学会）より

剰なダイエットの風潮が影響しているのではないかと心配されています。若い女性の栄養不良は、将来の不妊や骨粗鬆症につながる問題です。妊娠中にお母さんの栄養状態が悪いと、お腹の中の子供は、むしろ太りやすくなって生活習慣病が増えることも分かっています。エネルギー摂取量の不足や偏った栄養バランスは、心身の健康を損ねます。「油と砂糖を控えた野菜たっぷりの、主食と副食のバランスのとれた食事を3食きちんと食べる」ことが健康的な食生活の基本です。自分の健康体重を維持することのできる自己管理能力を身に付けましょう。

②糖尿病（ダイアベティス）

　食事をすると炭水化物（ご飯やパンなど）は消化されてブドウ糖になり、小腸で吸収されて血液中に入ります。この時、すい臓からインスリンというホルモンが素早く分泌され、血液中のブドウ糖は肝臓や筋肉、脂肪、脳など身体の適材適所に運ばれます。この働きによって、血液中のブドウ糖の濃さ（血糖値）は常に70〜140mg/dLの範囲に厳格に調節されます。このインスリンの作用がわずかでも不足すると、血糖値が上昇し、170mg/dL以上では尿に糖が漏れ（浸透圧利尿による糖排泄）ます。「尿に糖が漏れる程のレベルまで血糖が上昇した状態」ですから、健康診断で「尿糖（＋）」と指摘されたら、必ず精密検査が必要です。

　糖尿病は、世界中で増加しており、この増加の背景には、食生活の欧米化による動物性油脂の摂取量増加や、交通手段変化に伴う運動不足など、生活環境の変化が誘因のひとつとされています。さらに、体質（遺

伝情報）も深く関係していることも分かっています。日本人は他民族と比較するとインスリンの分泌能力が比較的少なく糖尿病になりやすい体質であることもわかってきました。

　糖尿病は大きく、1型糖尿病、2型糖尿病に分けられます。1型は何らかの原因でインスリンを分泌する膵臓のβ細胞が破壊されてしまい、インスリンが絶対的に不足するタイプです。急激に発症することが多く、極端な高血糖とケトアシドーシス（体内にケトン体という酸が蓄積してしまう状態）から意識がなくなる（昏睡）こともあります。足らないインスリンを適切なタイミングで適切量補充する治療が必要ですが、血糖調節がうまくいっていれば、学校生活やスポーツ、妊娠出産を含む日常生活に制限はありません。インスリンの種類や、注入方法、血糖測定器もどんどん進化して（持続皮下インスリン注入療法）います。自己インスリン分泌量が枯渇している場合は膵臓移植治療の対象でもあります。

　一方、2型糖尿病は日本の糖尿病患者の大多数を占めるタイプで、インスリンの量が足らなくなる（分泌不足）ことと、インスリンの効きが悪くなる（インスリン抵抗性）ことが重なり発症します。体質（遺伝素因）や肥満（脂肪細胞から分泌されるサイトカインがインスリン抵抗性を惹起する）、精神的ストレス（緊張すると分泌量が増える副腎皮質ホルモンなどの"緊張ホルモン"はインスリン作用に拮抗する）などの環境因子も発症に関係しています。

　2型糖尿病の治療は、生活改善（食事・運動療法）と薬物療法を駆使して、目標血

糖値を維持することです。血糖値は、少々高くても、ほとんど症状はないので放置しておくと、高血糖による弊害（合併症）が知らないうちに進行してしまうからです。特に、眼（糖尿病性網膜症）、腎臓（糖尿病性腎症）、神経（糖尿病性神経症）で痛みが起こりやすく、高血糖が持続すると、失明や腎不全、足壊疽などの深刻な合併症に至ってしまいますが、血糖が適切に管理されていれば、合併症の進行が食い止められ、糖尿病のない人と変わらない日常生活の質の維持と寿命の確保が可能だからです。

　糖尿病は、血液検査で血糖値とHbA1c（ヘモグロビンエーワンシー）（1～2ヶ月間の血糖値の平均を反映する）値で診断します。必要に応じて、75g経口糖負荷試験（75gOGTT）という精密検査も実施します。10時間以上絶食（朝食抜き）の後、ブドウ糖75gを含む液体を飲んでもらい、2時間後の血糖値で判断する検査です（図2）。境界型（いわゆる糖尿病予備軍）というわずかな異常を早く見つけることもできるので、糖尿病の早期予防にも有用です。

③脂質異常症

　血液中の脂質異常は、動脈硬化（血管の壁が厚く硬くなる）を進めることが分かってきました。LDL（悪玉）コレステロールが140mg/dL以上、HDL（善玉）コレステロールが40mg/dL未満、中性脂肪（トリグリセライド）が150mg/dL以上のどれかを満たす場合、脂質異常症と診断されます。健康診断の血液検査で異常を指摘されたら、精密検査を受けましょう。体質が関与することもあるため、薬物治療が必要なこともあるからです。

④高尿酸血症、痛風

　血液中の尿酸値が高い高尿酸血症が長期間持続すると、析出した尿酸や尿酸塩が急性関節炎（痛風発作）や腎障害（痛風腎）を起こします。痛風発作は、激烈な痛みで、突然、足の親指の付け根や足首の関節が赤く腫れ2、3日歩けなくなるほどです。高尿酸血症は「血清尿酸値が7.0mg/dLを超える場合」と定義されますが、生涯を通じて血清尿酸値を6.0mg/dL以下に調節することで発作や臓器の障害を防ぐことができます。尿酸はプリン体からつくられるので、過食や過飲（アルコール）を防ぐことは必要ですが、尿酸値が高くなりやすい遺伝的素因も関与していますから、薬物治療が必要な人もいます。

図2. 糖尿病の診断基準
空腹時血糖値と75g経口糖負荷試験の2時間値

空腹時値	< 110 mg/dL	≧ 126 mg/dL
75gブドウ糖負荷試験2時間値	< 140 mg/dL	≧ 200 mg/dL
75gブドウ糖負荷試験の判定	両者をみたすものを正常型とする	いずれかをみたすものを糖尿病型※とする
	正常型にも糖尿病型にも属さないものを境界型とする	

※随時血糖値≧200mg/dL およびHbA1c ≧6.5%の場合も糖尿病型とみなす。正常型であっても、1時間値が180mg/dL以上の場合には、180mg/dL未満のものに比べて糖尿病に悪化する危険が高いので、境界型に準じた取り扱い（経過観察など）が必要である。75g経口糖負荷試験における糖負荷後の血糖値は随時血糖値には含めない。

糖尿病治療ガイド（日本糖尿病学会 編・著）より

第5章

大学生のための病気の知識

⑤メタボリックシンドローム

　動脈硬化は心筋梗塞（心臓の筋肉に血液を送る血管が詰まる）や脳梗塞（脳の血管が詰まる）などの病気の原因になります。動脈硬化を進める要因（危険因子）（**表3**）は、一つ一つが軽度でも複数重なると相乗的に心臓の血管を詰まらせる頻度を上げます。この危険因子と内臓脂肪（おなかの中についた脂肪組織）に深い関係があることがわかってきました。内臓脂肪は、エネルギーを貯蓄するだけでなく、さまざまなTNF α（Tumor Necrosis Factor α）、遊離脂肪酸（FFA）、レジスチンなどのサイトカインを分泌しインスリンの作用を邪魔します。インスリンの作用を助けるアディポネクチンという成分も分泌されていますが、これは内臓脂肪が蓄積すると逆に減少します。このインスリン抵抗性が高まった状態は、糖尿病、脂質異常症、高血圧などの動脈硬化危険因子を促進させます。この危険因子が重積している病態をメタボリックシンドロームと言います。どのくらい内

表3. 動脈硬化の危険因子

変えられないもの
1. 男性、閉経期以後の女性
2. 年齢
3. 動脈硬化性疾患の家族歴（遺伝的要因）

変えられるもの
1. 高血圧
2. 脂質代謝異常（高コレステロール血症、高中性脂肪血症、低HDLコレステロール血症 など）
3. 喫煙（ニコチン、一酸化炭素 など）
4. 肥満（とくに内臓脂肪肥満）
5. 糖尿病、耐糖能異常、インスリン抵抗性
6. 低身体活動
7. ストレス

表4. メタボリックシンドロームの診断基準

腹腔内脂肪蓄積
ウエスト周囲径（内臓脂肪面積 男女とも≧100 cm²に相当） 男性≧85cm、女性≧90cm

上記に加え、以下のいずれか2項目以上（男女とも）
①高トリグリセリド血症　≧150mg/dL
　　　　　かつ／または
　低HDLコレステロール血症　＜40mg/dL
②収縮期血圧　≧130mmHg
　　　　　かつ／または
　拡張期血圧　≧85mmHg
③空腹時高血糖　≧110mg/dL

※CTスキャンなどで内臓脂肪量測定を行うことが望ましい。
※ウエスト周囲径は立位、軽呼気時、臍レベルで測定する。脂肪蓄積が著明で臍が下方に偏移している場合は肋骨弓下縁と前上腸骨棘の中点の高さで測定する。
※メタボリックシンドロームと診断された場合、糖負荷試験が勧められるが診断には必須ではない。
※高トリグリセリド血症、低HDLコレステロール血症、高血圧、糖尿病に対する薬剤治療をうけている場合は、それぞれの項目に含める。
※糖尿病、高コレステロール血症の存在はメタボリックシンドロームの診断から除外されない。

「日本内科学会雑誌 2005; 94:188-203」より

臓脂肪が蓄積すると動脈硬化になりやすいかを調べ、日本人では臍の高さで撮影したCTの断面で内臓脂肪面積が100cm²以上、これを腹囲にすると85cm（男性）・90cm（女性）以上であることから診断基準が作成されました（**表4**）。メタボリックシンドロームに相当する人は動脈硬化だけでなく、糖尿病や脂肪肝、がん（乳がんや大腸がんなど）の頻度も高いことが報告されていますから、内臓脂肪量の管理が若い世代からも重要なのです。

（岐阜大学　山本眞由美）

<もっと知りたい人のためのURL>
・日本内分泌学会
　http://www.j-endo.jp/
・日本糖尿病学会
　http://www.jds.or.jp/

第5章

大学生のための病気の知識

145

第7節　神経の病気

1.神経系のしくみ

【神経系とは】

　ヒトの体の中には、神経という情報ネットワークがあります。機能で分けると、外部からの情報を中枢に伝える感覚系、中枢からの指令で運動を行う運動系、身体の各部の内分泌系や恒常性の調節に重要な役割をしている自律神経系、といった仕組みが備わっています。さらにこうした情報システムを統括する高次機能があります。形態としては、末梢神経系、中枢神経系、自律神経系、の3つの主要な部分に分かれています。

【神経の病気】

　さて、この神経系のシステムのどこかで障害がおきると、機能的にさまざまな症状を引き起こし、日常生活に障害をもたらします。例えば、意識がなくなったり、ぼんやりしたりする、もの忘れをする、頭が痛む、けいれんを起こす、言葉がうまく話せない、食事がのみ込みにくい、手足がふるえる、顔面や手足が動かせない、体の感覚がわからない、立ちあがれない、歩きにくい、などの症状をきたします。

　病気の種類としては、脳梗塞や脳出血などの脳血管障害(脳卒中)、髄膜炎や脳炎といった炎症性疾患、脳腫瘍や転移性腫瘍といった腫瘍性疾患、認知症・筋萎縮性側索硬化症やパーキンソン病といった神経変性疾患、遺伝性疾患、てんかんや慢性頭痛といった機能性疾患、多発性硬化症といった脱髄疾患、全身の内科の病気に伴う神経疾患、アルコールや薬物による中毒性疾患があり、ほかにも末梢神経や筋肉の病気もあります。

　これらの病気の中には、小児期に多いもの、若者に多いもの、中年に多いもの、高齢者に多いもの、などさまざまです。大学生になって起こしてくる病気として多いものは、主に慢性頭痛とてんかんであります。また非常にまれですが、精神疾患のように発症する脳炎もあります。

2.頭痛

【頭痛の分類】

　頭痛は最もよくみられる症状の一つです。その原因はさまざまです。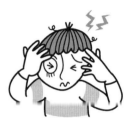大きく、一次性頭痛と二次性頭痛の二つに分けられます。一次性頭痛は機能性頭痛、原発性頭痛ともよばれ、片頭痛、緊張型頭痛、群発頭痛などがあります。二次性頭痛は頭痛の原因となる何らかの疾患があって発生する頭痛のことであり、症候性頭痛、続発性頭痛ともよばれ、クモ膜下出血や脳出血などの脳血管障害、髄膜炎や脳炎などの中枢神経系感染症、脳腫瘍など、生命に危険を及ぼす可能性のある頭痛があります。

【頭痛の診断】

　頭痛の診断でまず重要な点は、生命に危険を及ぼす可能性のある二次性頭痛かどうかを見分けることにあります。医療面接(問診)、診察(神経診察)、検査などをすすめていきます。医療面接(問診)では、頭痛の発症様式(何月何日何時何分から始まっ

たとか、何をしているときに頭痛がでたか、日常生活に影響する程か）、部位（全体か一部か、いつも同じ場所か）、性状（拍動性のズキンズキンとした痛み、締め付けられるような痛み、眼の奥の痛み、今までに経験したことのないような痛み）、頻度・持続時間（痛みがどんどん悪くなっていないか、ずっと続く痛みか、繰り返すような痛みか、1日に何回くらいあるか、何時間くらい続くか）、一緒にある症状（眼の前が光る感じ、光や音に過敏、涙が出る、鼻水が出るなどの症状があるか）、薬の状況（いつもの薬やアルコールはどうか）、他の病気になったことがあるか、などが大切なポイントになります。検査としては、頭部画像検査（CTやMRI）を行います。髄膜炎や脳炎を疑う場合には髄液検査なども行います。

【慢性頭痛（一次性頭痛）】
　日本人の成人では約40％が慢性的な頭痛、いわゆる頭痛もち、といわれています。慢性頭痛の原因は、片頭痛、緊張型頭痛、群発頭痛などがあります。

【片頭痛】
　片頭痛は長年にわたり、頭痛発作が繰り返し出現するのが特徴で、中等度から重度の痛みが4〜72時間続き、日常生活の動作で痛みが悪化します。吐き気や嘔吐を伴うことが多く、光や音に過敏になります。20〜40歳代の女性に多い傾向があります。前兆がみられる場合もあります。片頭痛には誘発しやすくする要素があり、ストレスなどの精神的因子、月経周期に関連し

た内因性因子、天候の変化などの環境因子、アルコールなどの食事性因子などがあります。高血圧症や心疾患、脳卒中、精神科疾患など他の病気を伴うことがあり、注意が必要です。現在は薬物療法が主体で、急性期の頭痛の頓挫薬、予防薬があります。
　また頭痛のため日常生活に支障がでているにもかかわらず、意外にも医療機関を受診する方が少ないことが問題になっています。

【緊張型頭痛】
　緊張型頭痛では、頭の両側に軽度から中等度の圧迫感または締め付け感があります。日常生活の動作で痛みが悪化することはなく、吐き気や嘔吐を伴うことも少ないです。男女比は1：2であり、成人男性ではほぼ全年齢層に均等に出現し、女性では50歳代に多く出現します。緊張型頭痛を引き起こす因子には、ストレスや不安、うつ、運動不足やうつむき姿勢などがあります。治療法としては、薬物療法、頭痛体操やバイオフィードバック（認知行動療法）、頸部指圧、鍼灸などの方法があります。薬物療法には急性期の頭痛の頓挫薬、予防薬があります。緊張型頭痛では生活習慣の影響が大きいので、薬物のみに頼るのではなく、自分なりの誘因を意識して、それを避けるような生活が大切です。

【群発頭痛】
　群発頭痛では、どちらか片側の眼の周囲を中心とする短時間の激しい頭痛が、数週〜数カ月の間、継続します。また涙や鼻水が出やすくなります。出現している期間を

第5章　大学生のための病気の知識

群発期といいます。群発頭痛は片頭痛の1/100程度の稀な疾患ですが、20～40歳代の男性に多く出現します。生活習慣として大酒家やヘビースモーカーに多く、そのライフスタイルに問題があると考えられます。薬物療法として急性期の頭痛の頓挫薬、予防薬があります。急性期には酸素吸入が有効な場合があります。薬物が無効の場合には神経ブロックを行うことがあります。

【薬物乱用頭痛】

　薬物乱用頭痛では、頭痛に対する急性期治療薬の乱用により、1カ月に15日以上、片頭痛とも緊張型頭痛ともいえない頭痛がみられます。3カ月を超えて頭痛薬を乱用している方に起きやすくなります。医療機関を受診してしっかり治療をすることが大切です。治療としては、原因薬物の中止、薬物中止後に起こる頭痛への対応、予防薬の投与になります。それまで乱用していた薬物を中止しなくてはいけません。本人の認識が大切であり、しっかり医療機関に通院することが必要です。治療により、70％の割合で改善します。

【頭痛の予防】

　セルフメディケーションとして、仕事や家事に根をつめないようにして心身をリラックスする、十分な睡眠をとる、こめかみや首筋をマッサージする、自分に合ったストレス発散を行う、などがあります。

　頭痛が続く場合には、保健管理センターの医師への相談や、医療機関の受診を検討しましょう。

　また、頭痛ダイヤリーをつけて、頭痛日数、服薬日数、治療効果などの情報を記していただくと、診療上とても有用です。最近ではスマホなどのアプリもありますので、活用していただくとよいでしょう。

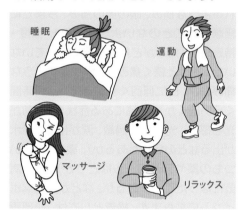

睡眠　　運動　　マッサージ　　リラックス

3.てんかん

【てんかんとは】

　てんかんとは、大脳の慢性的な異常により、発作を繰り返し起こす病気です。大脳はその場所ごとに備わっている機能が違っています。そのため大脳の中でてんかんを起こしている場所によって、発作の症状はさまざまとなります。しかし、ある人の発作の形はほぼ一定しています。一定した形の発作が繰り返して起きるのが特徴です。

　てんかんは原因によって、特発性てんかんと症候性てんかんに分けられます。また、発作の型によって、全般てんかんと焦点性てんかんに分けられます。検査として、脳波検査では特有

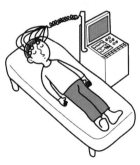

の異常波の出現を認めます。

【てんかんの頻度】

　日本におけるてんかんの有病率は人口1,000人あたり8人といわれています。日本の人口全体を1億2,000万人とすると、約100万人の人がこの病気に悩んでいます。また毎日200人以上の人が新たにてんかんを発症していると推測されています。

【てんかんの原因】

　てんかんの約30%は症候性てんかんと推測され、何らかの大脳の器質的な変化を見出すことができます。原因としては、頭部外傷、脳の先天奇形、出生時の低酸素状態、脳腫瘍、脳卒中、脳炎や髄膜炎の後遺症などがあります。一方、70%が特発性てんかんと推測され、脳に器質的な原因を見出すことができません。

　乳幼児では、出生時の低酸素状態、出生時の頭蓋内外傷、代謝障害、脳の先天奇形、感染症などの器質性病変による症候性てんかんが多くみられます。学童期から思春期では、特発性てんかんが多くなり、ほかに外傷と感染症による症候性てんかんがあります。成人期になると、外傷、脳腫瘍、脳卒中などによる症候性てんかんが多くなります。30〜50歳代では脳腫瘍によるてんかんが、50歳代以降は脳卒中によるものが多くなります。

【発作の種類】

　てんかんは、意識を失い、けいれんを起こす病気と古くからいわれてきました。今日では、てんかんの発作の形を発作の症状や脳波の所見から分類しています。発作の症状とてんかんによる電気発射が、脳のある一定の部分から始まるものは焦点発作（部分発作）、左右の大脳半球全体から同時に始まるものは全般発作と呼ばれます。部分発作から引き続いて全身にけいれん発作が広がる発作のことを二次性全般化発作とよびます。

　焦点発作（部分発作）の現れ方はさまざまです。運動発作では、手や顔の一部がひとりでに引きつったり、声が出たりします。感覚発作では、体の一部にピリピリ感が生じたり、見えるはずのないものが見えたり、ブンブンという音が聞こえたり、妙なにおいが鼻についたりします。自律神経発作では、胃のあたりから気持ち悪い感じがこみ上げてきたり、胸がしめつけられたりします。精神発作では、言葉が出なかったり、言葉の意味が分からなくなったり、ずっと前に見た情景が蘇ってきたり、夢を見ていたような気がしたり、恐怖や不安にかられたり、見ているものが大きく、あるいは小さく見えたりします。意識が保たれていて、発作の出来事を後で思い出せる場合は意識保持発作（単純部分発作）といいます。目的もなく歩き出したり、一点を凝視したり、口をモグモグさせたりして、意識のくもりを伴う場合は意識減損発作（複雑部分発作）といいます。

　全般発作は発作の始まりから意識を失います。けいれんのある発作とけいれんのない発作があります。欠神発作とは、急に意識を失い、20〜30秒後に急に正気に戻る発作です。ミオクロニー発作とは、両手、時に両足に一瞬ピクッと力が入る発作で、

朝の起きがけに出やすく、歯ブラシを投げ出したり、箸を落としたりします。強直発作とは、筋肉に力が入って硬くなる発作です。間代発作とは、力が抜け全身がガクンガクンとする発作です。強直間代発作とは、強直発作と間代発作を交互に繰り返す発作です。失立発作とは、急に力が抜けたかのように床に倒れ込んでしまう発作です。

　また最近では、非けいれん性てんかん発作という状態が注目されています。明確なけいれん発作をきたさず、意識障害が蔓延します。これは医療機関で診断してもらう必要があります。

　てんかんの診断には発作の状況がどうであったかを正確に知ることが大切です。周りにいる方がその様子をしっかり見ていることが診断に非常に役に立ちます。

【てんかんの診断】

　てんかんの診断は医療面接（問診）、診察（神経診察）、検査などをすすめていきます。病歴（発作の状況）が最も大切な情報になります（発作のときに周りにいた方は発作の状況をお話していただくために一緒に受診していただくことをおすすめします）。検査は脳波検査、頭部画像検査（CT、MRI）、血液検査になります。時に脳血流を調べるSPECT検査や脳代謝を調べるPET検査を行います。このうち脳波検査が最も重要な検査です。発作のない時期にも脳波の異常波は検出されることがあり、また1回の脳波検査ではっきりしない場合には繰り返し検査を行うこともあります。負荷検査として、過呼吸負荷や光刺激を行うことがあります。発作型によって脳波の

異常所見は異なります。これらの情報や結果から、総合的に診断していきます。

【てんかんの鑑別（区別）】

　けいれん発作や意識がくもる発作はてんかん以外の病気でも起きます。乳幼児期では、低カルシウム血症によるテタニー発作、低血糖によるけいれん発作、ピリドキシン欠乏症、息止め発作、泣き入りけいれん、熱性けいれん、などがあります。小児期には、失神、片頭痛、心因性の発作があります。成人期には心血管性の失神、片頭痛、心因性発作、アルコールや薬物による発作、一過性脳虚血性発作、一過性全健忘、ナルコレプシーなどがあります。

　鑑別が特に問題になるのが心因性発作です。心理的な問題から身体的な症状に転換されて出現します。心因性発作は、発作が長く5分以上続く、周囲の気を引くため人前で起こす、などの特徴があります。この場合、精神科や心療内科に相談が必要になります。

【てんかんの治療】

　てんかんの治療の目標は発作の大きさや頻度の抑制によって、生活の質を改善することです。てんかんの治療方法には、抗てんかん薬による薬物療法、外科手術、アルコールなどの誘発因子の除去、食事療法や心理療法、バイオフィードバック療法などがあります。基本は薬物治療です。抗てんかん薬はてんかん自体を治療させるのではなく、発作を抑制します。できれば完全に発作を止め、寛解状態になるのを待ちます。

　薬物治療の基本は、てんかんの診断が確

かであることです。1回だけの発作で脳波検査に異常がない場合は薬物治療を保留し、2回以上の発作があり脳波検査にてんかん性の異常波がある場合には治療を開始します。1回だけの発作でも、神経学的異常や脳波検査の異常、家族歴がある場合には、治療開始を考えます。初めて治療を開始する場合には単剤（1種類の薬剤）で治療を開始します。約2/3の方は副作用なく、発作を抑制することができます。発作が再燃した場合、服薬がきちんとされていたか確認したり、てんかんの診断を再検討したり、投与量を増やしたりします。発作が続くようなら第2薬剤を追加します。約20%が多剤併用療法で発作を抑制できます。数年間の薬物治療でも発作がコントロールできないような難治性てんかんの場合には外科手術の適応を考慮します。治療をいつまで続けるかについては、主治医の指示に従ってください。主治医と相談せずに勝手に減量や休薬をすることは危険です。

【発作時の対応】

　てんかんの約7%の方は発作の前兆がわかるといわれています。その場合には発作に備えて、座ったり、横になったり、人の助けを呼ぶことが大切です。

　発作自体は止めようとしても止まりません。周りの方は本人がけがをしないように見守り、発作の状況を十分観察することが大切です。立っていたり、座っていたりする際には、横にさせます。周辺に危険なものがあれば遠ざけます。顔を横に向かせます。口の中にはものを入れないようにしてください。頭を床に打ち付けないように

頭の下には柔らかいものを敷いて保護します。けいれんが続き、おさまらないようなら医療機関に連絡します。

【日常生活】

　てんかんの治療にとって大切なことは規則正しい日常生活です。てんかん発作の誘因は、睡眠不足や過労などの不規則な生活やアルコール摂取ですので、生活習慣を見直すことが大切です。またてんかん治療の主体は薬物治療ですので服薬をきちんと行うことが大切です。

　運動の中で、水泳の場合には主治医とよく相談することが大切です。また日常生活では入浴中に発作を起こして、溺れたり、浴槽や水道の蛇口でけがをしたりする事故に注意が必要です。仕事も高所での作業などは主治医とよく相談してください。

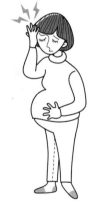

　妊娠の可能性のある女性の場合、主治医とよく相談することが大切です。妊娠・出産・授乳について、あらかじめ基礎知識を学んでいただくこと、生活指導や服薬指導を受けていただくことが必要です。計画妊娠が望ましいといわれています。

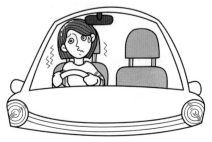

自動車免許については道路交通法に基づいて判断されます。主治医とよく相談することが大切です。また、海外旅行や留学の際も主治医とよく相談することが大切です。

【医療機関を受診する際に】

医療機関を受診する際には、発作の頻度や状態の記録をつけて持っていくことが、その診断や治療をすすめる上で非常に大切になります。手帳やダイアリーをつけましょう。

スマホなどのアプリもありますので活用するとよいでしょう。可能であれば、身近な人に発作の様子を撮影してもらい、医師に相談すると良いでしょう。

4.脳炎

脳炎とは脳の炎症のことです。脳炎の症状は頭痛、発熱などがあり、さらに意識がなくなったり、ぼんやりしたりする、けいれんを起こす、言葉がうまく話せない、手足がふるえる、顔面や手足が麻痺して動かせないといった症状を認めます。原因としては細菌・ウイルス・真菌・結核などの感染症、膠原病に関連した疾患、自己免疫疾患、腫瘍、薬剤性などがあります。

また非常にまれですが、精神科疾患のように発症する特殊な脳炎があります。最近になって病気の詳細が徐々にはっきりとしてきました。

初めは発熱・頭痛・倦怠感など感冒のような症状があり、無気力・無感動・抑うつ・不安・孤独感などの感情障害が出現し、日常の単純な動作もできなくなります。自分でも病識があり、精神科を受診しストレス反応やうつ病と診断されていることもあります。その後、急速に興奮・幻覚・妄想などの統合失調症のような症状があり、けいれん発作も出現します。この時期を過ぎると緊張病性昏睡のような無反応状態になります。こうした症状の中には、自己免疫性脳炎とよばれる特殊なタイプがあります。若い女性の場合、卵巣腫瘍などに関連して起こる場合があります。治療としては腫瘍を合併している際には、早期の腫瘍切除と免疫療法の併用療法を行います。精神科疾患の症状のようですが急速に進行する場合には、特殊な脳炎の可能性があります。

こうした症状がみられる場合には、早期にかかりつけの医師や保健管理センターの医師と相談して、脳神経内科などの医療機関の受診を検討しましょう。

（愛知教育大学　田中優司）

<もっと知りたい人のための本>
・藤田光江：子どもの頭痛 頭が痛いって本当だよ，メディカルトリビューン，2013
・間中信也：改訂2版ねころんで読める頭痛学 診断と治療，メディカ出版，2021
・五十嵐久佳：頭痛女子バイブル，世界文化社，2016
・井上有史・池田 仁（編）・渡邊真介：新てんかんテキスト 改訂第2版てんかんと向き合うための本，南江堂，2021
・川崎淳・公益社団法人てんかん協会（編）：てんかん発作こうすればだいじょうぶ 作発と介助 改訂新版，クリエイツかもがわ，2021
・中里信和（監修）：「てんかん」のことがよくわかる本（健康ライブラリーイラスト版），講談社，2015

第8節　膠原病

1.膠原病とは
こうげんびょう

1)まず免疫について少し説明しましょう

免疫とは本来、がん細胞などを攻撃したり、細菌・ウイルスなどの感染に対する抵抗力を持つことです。抵抗力、つまり正常免疫が低下すると病原体からの感染にかかりやすくなります。また花粉症は、花粉に対する免疫の反応が過剰になり、くしゃみ・鼻水といった症状が現れるアレルギーの代表です（花粉症は、免疫が高すぎる状態ですが、異常免疫ですので抵抗力が増すということではありません）。これらの免疫システムで重要なのは、免疫を担当する細胞（血液中の白血球、特にリンパ球など）が菌・ウイルス・花粉などを異物であると認識し、自分の体内から排除することができることです。

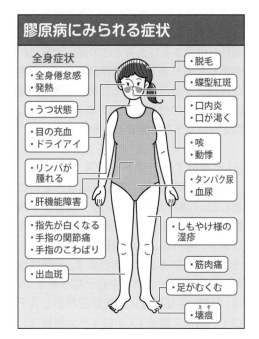

膠原病にみられる症状

全身症状
・全身倦怠感
・発熱
・うつ状態
・目の充血
・ドライアイ
・リンパが腫れる
・肝機能障害
・指先が白くなる
・手指の関節痛
・手指のこわばり
・出血斑

・脱毛
・蝶型紅斑
・口内炎
・口が渇く
・咳
・動悸
・タンパク尿
・血尿
・しもやけ様の湿疹
・筋肉痛
・足がむくむ
・壊痕
えそ

2)では膠原病での免疫状態はどうなっているのでしょうか

膠原病では、免疫のシステムに何らかの異常なスイッチが入り、血液中のリンパ球は自己の細胞に反応する自己抗体を作ってしまいます。自己抗体は自分の体の細胞を攻撃、破壊します。膠原病はもっと広い意味では自己免疫性疾患の枠に入ります。

3) どんな症状があるのでしょうか

自己抗体の攻撃のターゲットは、皮膚、関節、筋肉だけでなく肺、肝臓、腎臓、神経、血管など全身のあらゆる臓器です。したがって初期症状としては、湿疹や微熱、全身のだるさ、関節痛などで風邪と似ていますが、進行すると全身のあらゆる臓器が障害されます。

4) 原因は分かっているのでしょうか

膠原病の詳しい原因は現在でも分かっていません。しかし何らかの異常免疫のスイッチは、感染、ストレス、外傷、紫外線、寒冷、妊娠、薬剤などがきっかけとなるようです。

5) その他に特徴はあるのでしょうか

発症年齢、性別の違いにも特徴があり、膠原病の中でも特に関節リウマチ、全身性エリテマトーデスなどの疾患は、20～40歳くらいの女性に多くみられる特徴があります。女性ホルモンとの関連も研究されています。

第5章

大学生のための病気の知識

さまざまな膠原病

関節リウマチ

全身性エリテマトーデス

強皮症

皮膚筋炎

多発性筋炎

結節性多発動脈炎や大動脈炎症候群のような血管炎症候群

シェーグレン症候群、混合性結合組織病

成人スチル病

若年性関節リウマチ

ベーチェット病

サルコイドーシス

再発性多発軟骨炎

強直性脊椎炎

リウマチ性多発筋痛症、線維筋痛症　など

6）膠原病という字そのものが馴染みがないのですが

　歴史的には、細胞と細胞の間の結合組織である膠（コラーゲン）などに病変が起こると考えられ、コラーゲン病という概念が生まれました。日本では昔、膠原病と訳されましたが、今でも聞き慣れないため高原病（実際は高山病はあっても高原病という病名はありません）などと勘違いされることがあります。

2.膠原病の症状

　微熱、疲れやすい、関節痛、手がこわばる、手足がむくむ、手足の力が入らない、筋肉痛、手や顔などに赤い斑点が出る、日光過敏、冷水で手が真っ白や紫に変化する、治りにくい傷がある、目や口が乾く、空咳、リンパ節が腫れる、など多彩です。上記の症状は風邪と間違われることがあり注意が必要です。

3.膠原病に含まれる病気

　膠原病はひとつの病名ではなく左記のようなたくさんの病気を含んでいます。

4.代表的な2つの疾患の説明

1）関節リウマチ

　朝の手のこわばりを伴い、手指、肘、膝などの関節痛、腫れが左右対称性に起こります。痛みは6週間以上続き、放っておくと、時に数年で関節変形を招くこともあります。早期診断、早期の治療が非常に重要であることが分かってきました。日本では全体で70万人の患者さんがいると報告されています。最近では免疫抑制剤、生物学的製剤を併用するなど有効性の高い治療法が進歩しておりますが、副作用を伴い、薬剤が高額となることもあるため、関節痛の原因となるその他の膠原病を確実に鑑別し、関節リウマチを診断する必要があります。

2）全身性エリテマトーデス

　発熱、関節痛、顔の蝶形紅斑などを特徴とした、比較的若年女性に多く発症する病気です。大学生の方にも発症することがあります。紫外線、感染、妊娠などが発症のきっかけとなることがあります。治療は副腎皮質ステロイド剤が中心となりますが、肺、腎臓、中枢神経に病変が広がるとステロイドパルス療法（ステロイド大量療法）、

免疫抑制剤が必要となることがあります。

5. 膠原病の治療

　異常な免疫を抑えるために、ステロイド剤を中心とした免疫を抑える薬が使われます。しかし正常な免疫も抑えてしまうため、治療の途中で感染症にかかりやすくなるなどの問題が生じることがあります。また膠原病のメカニズムが徐々に解明され、それに伴い最新の治療方法も開発されてきています。関節リウマチは、その原因となるサイトカインという物質が発見され、さらにサイトカインだけを阻害する薬剤（生物学的製剤）が開発されました。

6. 生活上の注意点

　膠原病の初期症状は風邪に似ているため気が付くのは難しいのですが、前述の症状などが治りにくい場合まず疑ってみることが大切です。またストレスや紫外線が免疫異常のきっかけになるため、睡眠、栄養を十分に取り、過剰な日光浴などは避けましょう。

7. 膠原病についてのまとめ

a) 女性の方に多い傾向があり、関節リウマチ、全身性エリテマトーデスなどは20〜40歳くらいの女性に多く見られます。
b) 多臓器に障害を及ぼすことがあります。
c) 遺伝的な要素も一部関連がありそうです。

d) 感染、ストレス、紫外線、寒冷、妊娠などがきっかけになることがあります。
e) 自己抗体の出現など免疫学的異常が関与しています。
f) 良くなったり悪くなったりと慢性の経過をとることがあります。
g) 初期には発熱、倦怠感、関節痛などの症状や貧血、リンパ節が腫れるなどの所見が共通してみられます。
h) 治療は免疫反応を抑えることが必要ですので、ステロイド剤や免疫抑制剤が中心に使われます。

（加納内科リウマチ科・
　　糖尿病内科クリニック　加納克徳）

＜もっと知りたい人のための本・URL＞
・竹内勤：膠原病・リウマチは治る,文春新書
・岸本忠三・中嶋彰：現代免疫物語,講談社
・宮坂信之：膠原病がわかる本,法研
・日本リウマチ財団
　https://rheuma-net.or.jp
・難病情報センター
　https://www.nanbyou.or.jp

第5章　大学生のための病気の知識

第9節　アレルギーの病気

1.はじめに

　アレルギー反応とは、通常は免疫応答を示さない無害な外来抗原に対して、過剰な免疫応答を起こす反応のことをいいます。アレルギー疾患の主なものとしては、喘息（ぜんそく）、アレルギー性鼻炎、アレルギー性結膜炎、アトピー性皮膚炎、食物アレルギーなどがあります。

　また、アレルギーマーチの概念（図1）があるように、同一個体で、乳児期に食物アレルギーやアトピー性皮膚炎を発症した人が、その後に喘息やアレルギー性鼻炎を発症し、それぞれが軽快、または増悪、持続することが知られています。そして、その有症率は図2に示す通りかなり高率です。

　アレルギー疾患は問診が大切で、いつ、どこで、何が原因で症状が出現したのかを十分に確

図1. アレルギーマーチ

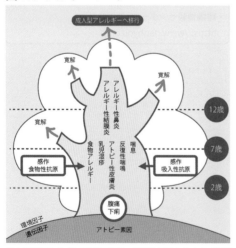

※本図はアレルギー疾患の発症・寛解を図示したもので「再発」については示していない（馬場實による原図を改編）

（小児アレルギー疾患総合ガイドライン2011より引用）

図2. 児童生徒全体のアレルギー疾患有症率

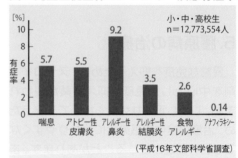

（平成16年文部科学省調査）

（小児アレルギー疾患総合ガイドライン2011より引用）

認する必要があります。また、アレルギーの家族歴や、生活環境（喫煙者の有無、ペット飼育状況）の確認も大切です。アレルギーの家族歴がある場合は、ない場合に比べて、高率にアレルギー疾患を発症します。このことから、アレルギー疾患には遺伝的要因が関わっていると考えられます。生活環境としては、風通しが悪く湿気の多い住居は、ダニが繁殖しやすいため、アレルギー疾患をお持ちの方には苦手な環境です。ネコ、イヌ、ハムスターなどのペット飼育がアレルギー症状を悪化させている場合もあり、注意が必要です。さらに、喫煙は、喘息だけでなくアレルギー性鼻炎の症状を悪化させることもあります。このように、アレルギー疾患は、遺伝的な要因に、環境の要因が加わって発症する疾患と考えられています。つまり、遺伝的な要因を持っていても、環境整備を十分に行うことで、症状の発症や、悪化をある程度防ぐことができ、使用する薬剤も減量できる可能性のある疾患です。

2.アレルギーの病気

喘息

　喘息は、ダニなどの抗原（原因となる物質、

アレルゲン）を吸い込んだ時に、発作的にゼイゼイ、ヒューヒューといった狭い気管を通る空気によって作られる口笛のような音がする喘鳴や、呼吸困難、咳を特徴とする疾患です。発作がないと治ってしまったと思う人がいますが、実際は、気道には慢性の持続的な炎症があることが多く、きちんとコントロールしないと再び発作を起こすことがあります。治療には、気道の炎症を抑え、発作を起こさないためのものと、発作が起きてしまったときに症状を抑えるためのものがあり、これらを区別して使うことも重要です。

アレルギー性鼻炎（花粉症）

　アレルギー性鼻炎は、反復性、発作性のくしゃみ、鼻水、鼻づまりを呈する疾患です。喘息と同じく気道のアレルギー性疾患ですので、両方の症状を持っている人も多いと言われています。そして、症状が春などの特定の季節にのみ現れる季節性と、1年中見られる通年性の2つのタイプがあります。季節性の場合、多くはスギやヒノキの花粉が抗原として関与しています（花粉症）。一方、通年性では、ダニなどが抗原となっていることが多いです。症状のコントロールのためには、原因となっている抗原を明らかにし、抗原を避けるような工夫をし、適切なタイミングで薬物治療を行うことが大切です。最近は、体質改善として、スギやダニの舌下免疫療法も行われています。免疫療法とは、原因となる物質を体内に入れて治そうとする方法です。
（詳細は第13節参照）

アトピー性皮膚炎

　アトピー性皮膚炎は、悪くなったり良く

なったりを繰り返す、かゆみのある湿疹を主病変とする疾患であり、多くはアトピー素因といわれる免疫グロブリンEを産生しやすい遺伝的要因や、他のアレルギーの家族歴や既往歴をもつ疾患です。小児のアトピー性皮膚炎の多くは、いったん症状が落ち着いても、その後の生活習慣の変化やストレス、発汗、掻破などの物理的刺激、細菌感染などで、再び症状が悪化する例が増えています。治療は、原因や悪化因子を見つけてそれを回避すること、保湿剤によるスキンケア、炎症を抑制するための外用薬の適量使用（図3）、かゆみをコントロールするための内服薬が重要です。
（詳細は第10節参照）

図3. どれだけ塗ったらいいの？

軟膏のチューブから、大人の人さし指の指先から第1関節までの長さに軟膏を押し出した量（1 finger tip unit、0.3〜0.5 g程度）で、両方の手のひらの面積に塗ることが目安です。
ローションタイプでは、1円玉大の量がこの量に相当します。

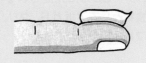

「ぜん息悪化予防のための小児アトピー性皮膚炎ハンドブック」（独立行政法人環境再生保全機構）より引用

食物アレルギー

　食物アレルギーは、ある特定の食物を食べた後、15〜30分くらいで発疹、鼻づまり、咳、悪心、腹痛などが出現し、時には血圧低下などのショック症状を引き起こします。また食物摂取後1日以上経過してから皮膚の湿疹が悪化するなどの症状が出現することもあります。小児では、鶏卵、牛乳、小麦などが主な原因となりますが、成人に

なるとそば、カニ、エビ、ピーナッツなどが原因の食物アレルギーの頻度が増えます。

食物アレルギーの特殊型として、食物依存性運動誘発アナフィラキシーや口腔アレルギー症候群、ラテックスフルーツ症候群などもあります。食物依存性運動誘発アナフィラキシーとは特定の食物（小麦や甲殻類など）摂取後に運動負荷が加わることによってアナフィラキシーが誘発される疾患です。口腔アレルギー症候群は、生の果物や野菜を食べた際に口の中がかゆくなったり、口唇が腫れたりする病気です。主な原因食物は、花粉との交差抗原性を示す果物、生野菜や豆類です。ラテックスフルーツ症候群とは、ラテックス抗原と果物や野菜に含まれる抗原との交差反応性が原因となり、ラテックスアレルギー患者（天然ゴムラテックスに対する即時型アレルギーで、ゴム手袋や輪ゴムなどに接触後数時間以内に発赤やかゆみなどの症状を認める患者）の30〜50%に発症します。リスクが高い食物としてアボガド、クリ、バナナ、キウイフルーツがあります。

アナフィラキシー反応

アナフィラキシー反応とは、食物、薬物、ハチ刺されなど、抗原が体内に入って、早いときは数秒〜数分後にかゆみ、じんましん、喉の違和感などと共に動悸、血圧低下、ショックなどの症状を呈するものです。直ちに治療を開始する必要があることが多く、頭を低く、足を上げて、呼吸ができる状態を作ることが重要です。症状が出たときに自分で注射するアドレナリン自己注射薬（エピペン®）も普及しています。

3. アレルギー疾患に関する環境整備

アレルギー疾患の薬物治療に関しては、各種のガイドラインが整備され、アレルギー疾患のコントロール状態は格段に向上しました。しかし、アレルギー疾患の原因をそのままにして薬物療法のみでコントロールできるわけではありません。アレルギー症状が起きにくい環境（表1）を作ることによって、治療に必要な薬物量の減量、中止が可能になると思います。

①室内アレルゲン

室内アレルゲンとして重要なものは、ほこり、ダニ、真菌、ペット由来のアレルゲンです。喘息やアレルギー性鼻炎の原因として重要なアレルゲンはダニですが、アレルギーに関与するダニはヤケヒョウヒダ

表1. アレルギーの環境整備

室内塵中のダニアレルゲンを減少させるための方法	
床の掃除	少なくとも3日に1回、掃除機で掃除をする。1㎡あたり20秒をかけることが望ましい。
畳の掃除	少なくとも3日に1回、掃除機で掃除する。1㎡あたり20秒をかけることが必要である。
その他の場所の掃除	年に1回は徹底したふき掃除をする。
寝具類	少なくとも1週間に1回、シーツをはずして寝具の両面に掃除機をかける。1㎡あたり20秒をかけることが必要である。
布団カバー、シーツの使用	こまめに取り替える。ダニアレルゲンの通過できない高密度繊維のカバー、シーツはより有効である。
大掃除	年に1回は普段管理の行き届かない場所を大掃除する。

（喘息予防・管理ガイドライン2006 より引用）

ニとコナヒョウヒダニが代表的です。高温（25℃）多湿（湿度75%）という条件でよく繁殖します。そこで、ダニの繁殖を防ぐために、湿度の上昇を抑える（水分の発生源となる加湿器、鉢植えの植物、洗濯物を室内に置かない）、室内の通気を良くする、ほこりがたまりやすいもの（じゅうたん、ぬいぐるみなど）を置かない、ダニを通さないような高密度繊維布団カバーの使用などの工夫が必要です。また、ダニは死滅させても、ダニの虫体成分や糞もアレルゲンとして働くため、掃除機で吸い取るなどしてアレルゲンを除去しなければなりません。

②ペット

最近は、室内で飼われるペットが増えてきており、ペット由来のアレルゲンの影響も報告されています。ネコ、イヌのみならず、げっ歯類（モルモット、ハムスター、マウスなど）や鳥類によるアレルギーも注目されています。基本的には毛のある動物はアレルギーの原因になる可能性があると考えなければなりません。

③食品

日本では2002年から加工食品のアレルギー表示が始まりました。表示義務のある特定原材料は鶏卵、牛乳、小麦、エビ、カニ、そば、ピーナッツの7品目です。その他表示が推奨されている食物は大豆、牛肉、豚肉、鶏肉、カシューナッツ、くるみ、ごま、さば、さけ、あわび、いか、いくら、バナナ、オレンジ、もも、りんご、キウイフルーツ、ゼラチン、まつたけ、やまいもの20種類です。これらの食品表示をよく確認して、除去を指導されている食物の誤食に注意しましょう。しかし、対面販売や飲食店のメニュー、表示面積の少ない（30㎠以下）のものには表示義務がないため、口にする前に、よく確認する必要があります。

④入浴

アトピー性皮膚炎に悩む方にとって入浴はとても大切です。多くのアトピー性皮膚炎の患者さんは皮膚に黄色ブドウ球菌という細菌を多数保有しています。黄色ブドウ球菌は、スーパー抗原と呼ばれる毒素を産生し、皮膚のリンパ球を刺激して炎症を悪化させます。そこで、皮膚表面についている細菌を石けんなどを使いしっかり洗い流すことが大切です。

⑤喫煙

乳幼児期の受動喫煙は、10歳時点での喘息の発症頻度を高めるとの報告があり、喫煙により喘息の発症リスクが高くなることが知られています。また、喫煙は、喘息の治療薬である吸入ステロイドの効果を減弱させてしまいます。

4.おわりに

アレルギー疾患は、遺伝的要因と環境要因のバランスの上に発症する疾患であり、近年の有症率の増加は、生活様式の変化など、環境の変化が大きく影響していると考えられています。日常生活におけるさまざまな注意点を見直すことにより、アレルギー症状の軽減のみならず、薬物の減量を図ることも可能となります。

（まつおかクリニック　松井永子）

第5章　大学生のための病気の知識

第10節　皮膚の病気

はじめに

　皮膚は、私たちの体の中で最も広い面積を有する感覚器官で、体の内部と外部の環境を隔てているシート状の構造をしています。私たちの体はこのシートに覆われることにより、外部から細菌やウイルスなどの病原体、またアレルギーの原因になる抗原や刺激物が簡単に体内に入れないような仕組みになっています。いわば、皮膚は外敵から私たちの身を守る丈夫な城壁のような役割をしています。

　一方で、皮膚は汗を出すことによって体温を調節し、真皮（皮膚の内側）にあるコラーゲンは皮膚に弾力性と硬度を持たせ、さらに皮膚の下にある脂肪はエネルギー代謝に関与し、体温調節や外力に対するクッションとしての役割も担っています。

　このように多様な働きをする皮膚は一見薄いシートですが、さまざまな成分が緻密にバランスを保つことによって機能を正常に発揮しているのです。しかし、何らかの原因によってこれらのバランスが少しでも崩れると、皮膚の機能が妨げられ、皮膚病を引き起こします。

　皮膚病には皆さんがよく知っている湿疹や水虫から珍しい病気まで、非常に多種類ありますが、今回は、その中でも大学生に比較的に多くみられる皮膚病について説明します。

1.湿疹・皮膚炎

　日常の診療では湿疹・皮膚炎で皮膚科を訪れる患者さんは非常に多いです。湿疹は原因によってさまざまな種類があります。乾燥による皮脂欠乏性湿疹、皮脂の分泌異常や真菌の関与が推測される脂漏性湿疹、俗に「かぶれ」といわれる接触皮膚炎、アレルギー素因をもっている人がなるアトピー性皮膚炎などがあります。

　湿疹・皮膚炎の一部は何らかの刺激により皮膚のバリア機能が低下することで起こります。一番身近な例では強い洗剤などの使用による「手荒れ」が挙げられます。近年は高い洗浄力を持つ製品が増えましたが、その分皮膚に対してもダメージを与えます。数回であれば皮膚の回復力により影響はありませんが、度重なる使用によって、皮膚のバリアが壊され、皮膚の水分保持力が低下するために手がカサカサ、ボロボロになってしまいます。これではまるで壁の一部が壊れた家のように、雨も風も防げず、屋内にそのまま吹き込んでいる状態です。結果として、外界からの刺激や抗原が皮膚内部に侵入しやすくなり、炎症を起こし皮膚が赤くなり、ジュクジュクしたり、かゆみを伴うようになります。この状態を「手湿疹」といいます。

　手湿疹の予防には、普段からハンドクリームなどの保湿剤でよく保湿することが大切です。これは家の外壁にペンキを塗って長持ちさせるのと同様です。それでも手荒れが改善しない、またはより悪化することがあれば、ステロイド外用剤で一度炎症を抑え皮膚を元の状態に戻し、これ以上、抗原が皮膚に侵入することを防ぐ必要があります。手は他の部位に比べて、外部からの刺激を受けやすいので、軽い手荒れでもバリア機能が完全に回復するのに時間が掛

かります。医師の診断を受け、早めの治療を心掛けて下さい。

2. アトピー性皮膚炎

　アトピー性皮膚炎は一般に乳幼児期に発症し、成長と共に軽快していくことが多いですが、思春期以降に再燃することもあります。アトピー性皮膚炎の患者さんを悩ます大きな原因は、全身のしつこい痒みと慢性的につづく皮膚の炎症やジュクジュク、カサカサ、ザラザラなどの症状です。強いかゆみはいら立ちや不眠をもたらし、集中力を大きく妨げるため、日常生活や勉強に支障をきたすこともあります。

　アトピー性皮膚炎の治療は症状の重症度によってさまざまですが、基本的には外用薬を根気よくしっかり塗ることが大事で

す。どんなに重症の患者さんでも外用薬をきちんと塗れば、大体 1 週間程度で症状はかなり改善することが分かっています。しかし、アトピー性皮膚炎は改善・悪化を繰り返す慢性的な疾患なので、一旦改善したようにみえても完全に治ったわけではありません。ですから、毎日軟膏を外用し、良い状態を維持することが大事です。しかし、毎日薬を塗ることは必ずしも簡単ではありません。特に病変が全身に及んでいる場合、毎日の処置で疲れてしまい、つい諦めてしまうことも多いと思います。最近このような既存治療で効果不十分な重症患者さんを対象に、新しい注射薬が保険適用となり、アトピー性皮膚炎の治療は新たな時代を迎えています。症状がなかなか改善しない人はぜひ一度皮膚科医に相談して下さい。

図 1. 皮膚の構造

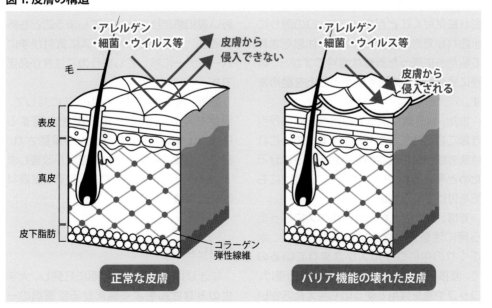

毛
表皮
真皮
皮下脂肪
・アレルゲン
・細菌・ウイルス等
皮膚から
侵入できない
・アレルゲン
・細菌・ウイルス等
皮膚から
侵入される
コラーゲン
弾性線維
正常な皮膚
バリア機能の壊れた皮膚

第 5 章

大学生のための病気の知識

3.単純ヘルペスウイルス感染症

　日常診療でよく見るウイルス性疾患として、単純ヘルペスウイルス感染症が挙げられます。単純ヘルペスウイルスは皮膚や粘膜を介して感染し、その後神経節へ移行し潜伏します。日本では、成人における単純ヘルペスウイルスの抗体保有率はおよそ50%と言われています。

　単純ヘルペスウイルスにはⅠ型とⅡ型があります。まず、Ⅰ型ヘルペスウイルスは口の周りを好み、典型的には「口唇ヘルペス」を引き起こします。口唇ヘルペスは、日本では約10人に1人はかかったことがあると推測されています。唇や口の周りに小さい水膨れができる病気で、ときに高熱の後に出るので、「熱の吹き出物」と呼ばれています。口唇ヘルペスの原因の多くは疲れやストレスなどから免疫力が低下することによるもので、軽いかゆみや違和感から水膨れに気付くことが多いです。口の周りに水膨れができた場合には、体が休息を求めて私たちに送った貴重な信号ですから、無理に頑張らず、体調を整えることを勧めます。

　また、紫外線によって口唇ヘルペスが引き起こされることも知られています。これは紫外線が顔の皮膚の免疫力を低下させるためと考えられていますので、日焼けにも気を付けてください。

　では、身近な人が口唇ヘルペスになったら何に注意すればよいのでしょうか。水ぶくれの中にウイルスが含まれているので、直接、水膨れに触れることは極力避け、コップや箸を共用で使うのも控えた方がいいです。

　次に、Ⅱ型ヘルペスウイルスは、主に陰部や肛門周囲などの下半身に存在します。Ⅱ型ヘルペスウイルスが引き起こす病気として、性器ヘルペスがあります。これは性感染症の一つで、つまりセックスを通じて移ります。近年は、オーラルセックスなどセックス習慣の変化により、元々上半身に多いⅠ型ヘルペスウイルスも性器ヘルペスでよく検出されています。

　性器ヘルペスに初めて感染する場合、陰部に小さい水膨れや潰瘍、強い疼痛（ズキズキする痛み）に伴って、足の付け根のリンパ節腫脹と全身のだるさを感じ、発熱もあります。特に女性では、陰部にただれや潰瘍ができて排尿時に強くしみるため、排尿を我慢し膀胱炎を合併することもよくあります。症状が改善するまで数週間を要し、入院治療が必要なことも多いです。

　再発の場合、症状は軽く、特に男性では軽い違和感だけで終わってしまうことも多いです。そのため、ヘルペスに気付かずにパートナーに移してしまうので注意が必要です。

　最近、再発性の単純ヘルペスに対して、発症初期から抗ウイルス剤を内服するPatient Initiated Therapy が承認され、従来の治療法より速やかに症状が改善します。悩んでいる人がいれば、是非、皮膚科医にご相談ください。

4.にきび

　にきびは思春期〜青年期に好発し、大学生のみなさんをよく悩ませる皮膚病の一

つです。毛穴上部の皮膚が角化し、角栓と呼ばれる角化物が毛穴の出口を塞ぐことによって「白ニキビ」と呼ばれる肌色の小さな隆起ができます。さらに、若い人ではホルモンの影響で皮脂の分泌が亢進し、毛穴に過剰に溜まる傾向があります。その結果、毛穴を住処とする細菌が増殖しやすくなり、「白ニキビ」に炎症を引き起こします。にきびは赤いブツブツが顔に多発するだけでなく、治ってからも茶色い色素沈着や瘢痕を残すことがありますので、若い大学生のみなさんにとってはまさに天敵といえます。

　にきびをできるだけ早くかつ奇麗に治すために、まずは正しい洗顔とスキンケアが不可欠です。また規則正しい生活を送ることも大事で、夜更かし、暴飲暴食、ストレスなどは悪化因子になりますので、極力避けましょう。さらに髪が肌にかかる部分は治りにくいので、髪の毛を縛るなど髪型の工夫も必要です。

　軽症のにきびには外用薬で治療します。これ以上ひどくならないように細菌を抑える薬と、「白ニキビ」の元となる角栓をできにくくする予防的な薬の2種類を主に用います。重症の場合は、抗生剤などの内服薬が必要になることもあります。毛穴の炎症が長く続くと色素が沈着し、消えるまで数カ月もかかりますので、にきびが軽いうちに、早めに皮膚科医に相談して下さい。

5. 日焼けと皮膚病

　紫外線が強くなる夏の季節、屋外で過ごす機会も増えると思います。みなさん、日焼け対策をきちんとされていますか。紫外線は私たち人間の生活にとってなくてはならない存在ということは言うまでもありませんが、同時に過剰な紫外線は私たちの皮膚に害を及ぼすこともよく知られています。

　海水浴に出掛けた人が翌日に全身が真っ赤になり、肌があまりにもヒリヒリ痛むため、慌てて救急外来に駆け込むことも時々みかけます。しかし、いったんひどく日焼けすると皮膚の炎症を止めることはできず、自然に軽快するのを待つしか方法はありません。数日経つとヒリヒリ感は痒みに変わり、およそ1週間で皮膚がめくれます。これは紫外線が皮膚にもたらす急性の変化で、「日光皮膚炎」と呼びます。

　また近年は、紫外線の慢性的暴露による光老化も注目されています。紫外線の影響で皮膚が厚くなったり、乾燥したり、シミができたりします。また、真皮の弾性線維が壊され、皮膚の張りがなくなり、シワやたるみの原因にもなります。さらに、長年大量の紫外線を浴びることによって皮膚がんが発生することもよく知られています。紫外線が皮膚にもたらすダメージはすぐには現れないかもしれませんが、長年の時間を経て必ず皮膚に反映されますので、いつまでも若々しい健康な皮膚を維持するためには日焼け対策は欠かせません。

6. 蕁麻疹

　蕁麻疹は頻繁にみられる皮膚病で、非常にかゆいミミズ腫れのような盛り上がった斑点で、体中にできることが特徴です。原

因は食べ物や薬、疲労、ストレスなどさまざまですが、不思議なことに蕁麻疹は何もしなくても数時間のうちにいったん消えてしまいます。しかし、これは蕁麻疹が治ったわけではなく、一時的に皮疹が引いたに過ぎません。原因が持続している場合、蕁麻疹は再燃します。

　蕁麻疹は持続する期間によって、急性蕁麻疹と慢性蕁麻疹に分けられ、発症して１カ月以内のものは急性蕁麻疹、１カ月以上のものを慢性蕁麻疹と呼びます。急性蕁麻疹の場合、皮膚だけでなく、内臓にも症状が出る重症型があります。例えば、鼻水やくしゃみ、さらに重症の人は息苦しさや腹痛、血圧低下まで起こすことがあります。この場合は放置すると命に関わることがありますので、一刻も早く医療機関を受診する必要があります。一方、皮膚だけに症状が出ている場合は慌てる必要はなく、皮膚の血管が拡張した状態になっていますから、冷たい水で皮疹を冷やすと楽になることがあります。逆に熱いシャワーを浴びたりすると、さらに血管が拡張するので症状は悪化します。また、アルコールを飲むなど血行が良くなることも熱いシャワーと同じ理由で避けるべきです。

　一方、慢性蕁麻疹の場合は急性蕁麻疹のように激しく全身広範囲にできることは少ないですが、皮疹が出たり消えたりするのを繰り返します。治療は基本的に飲み薬になりますが、きちんと医師の指示通りに内服するのが肝心です。慢性蕁麻疹では、皮疹が出なかったといって内服をやめると、数日あるいは１週間後に蕁麻疹が再燃してしまいます。蕁麻疹が出ないように内服を続け、蕁麻疹が出なくなっても、いきなり中止せず、ゆっくり減量していくのが正しい飲み方です。

おわりに

　皮膚病はその症状が目に見えやすいため、日常的にチェックすることで、早期発見、早期治療につながりやすい病気といえます。

　しかしその反面、症状の出る部位によっては、自分だけでなく他人にも認識されやすいため、たとえ痛みやかゆみなどの症状が軽くても、その外見に悩みやストレスを抱える患者さんも多いです。幸い、若い人がかかりやすい皮膚病は治りにくいものが少ないので、一人で悩まず、早めに皮膚科医に相談して下さい。

（岐阜大学　周円）

＜もっと知りたい人のためのURL＞
- 日本皮膚科学会ホームページの「皮膚科Q&A」をチェックしてください。
  https://www.dermatol.or.jp/modules/
  public/index.php?content_id=1

第５章

大学生のための病気の知識

第11節　歯・口の中の病気

1. 歯科疾患の実態

　近年の歯科疾患に対する取り組みの結果、小児のう蝕（虫歯）の罹患率が抑制され、さらには「8020運動」によって80歳

で20本以上の歯が残っているひとが半数を超えるなど大きく改善がみられるようになりました。しかし、歯が残せるようになった反面、近年ではすべての年齢層で歯周病に罹っている方が増加しているのが実態です。また、高齢化社会において健康長寿を維持するためには、サルコペニアやフレイルを予防し、口から食事をとる機能（摂食機能）を維持することが求められています。

　（サルコペニア：加齢に伴って生じる骨格筋量と骨格筋力の低下のこと。フレイル：高齢者が筋力や活動が低下している状態（虚弱）のこと。）

歯のつくり

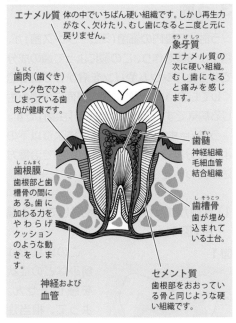

エナメル質　体の中でいちばん硬い組織です。しかし再生力がなく、欠けたり、むし歯になると二度と元に戻りません。

象牙質　エナメル質の次に硬い組織。むし歯になると痛みを感じます。

歯肉（歯ぐき）ピンク色でひきしまっている歯肉が健康です。

歯髄　神経組織　毛細血管　結合組織

歯根膜　歯根部と歯槽骨の間にある。歯に加わる力をやわらげクッションのような動きをします。

歯槽骨　歯が埋め込まれている土台。

神経および血管

セメント質　歯根部をおおっている骨と同じような硬い組織です。

2. 歯周病

　歯周病は、お口の中の歯と歯茎の間から細菌が感染して起こります。歯周病は歯肉炎と歯周炎に分けられます。歯肉炎や歯周炎は成人の2/3以上が罹患し、最も罹患率の高い感染症としてギネスにも認定されています。また、歯周病は「静かな病気」と呼ばれるほど、自覚症状がほとんどなく進

歯周病の進み方

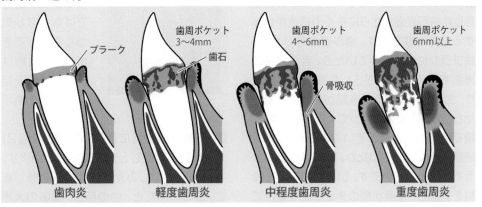

プラーク

歯周ポケット3〜4mm　歯石

歯周ポケット4〜6mm　骨吸収

歯周ポケット6mm以上

歯肉炎　　軽度歯周炎　　中程度歯周炎　　重度歯周炎

第5章　大学生のための病気の知識

行し、歯が揺れたり、歯茎が腫れたりなど重症化してから歯科医院に来られることが比較的多い病気です。

　古くは歯周病を歯槽膿漏と呼んでいましたが、これは歯茎から膿が漏れ出て、次第に歯がぐらぐらし、最後には歯が自然に抜けてしまう病気で、その原因は歯の表面に付着した歯石であると思われていました。しかし現在では、歯周病は口腔内にいる歯周病原菌といわれる細菌を中心にプラークバイオフィルムを形成し、歯と歯茎の間の溝から生体内に侵入（感染）し発症する病気であることが明らかとなっています。この歯周病原菌は感染すると血管内にも侵入し体内に様々な悪影響を及ぼすことが明らかとなっています。歯周病の進行が、糖尿病、早期低体重児出産、誤嚥性肺炎、心筋梗塞など循環器障害、さらにはアルツハイマー型認知症の発症に深く関与していることが明らかになってきました。このように全身にも様々な影響をおよぼす歯周病原菌を含むプラークが歯の表面に何日も付着していると、唾液や体液の成分とともに石灰化し、硬くなってきます。この硬くなった歯石は歯ブラシでは除去できず、さらにはざらざらした歯石表面にさらに多くの細菌が付着する結果となります。歯みがきをした時、歯ブラシに血がついていたり、舌先で歯の表面を触るとざらざらした感触があったり、歯が浮いたような感覚があるようでしたら、歯科医院を受診してください。また、鏡で自分の歯肉をのぞいてみてください。歯茎が赤くなっていたり、腫れぼったいようでしたら要注意です。いずれの場合も歯科を受診し、健康状態のチェックを受けてください。より早く歯周病を見つけることで、処置も簡単で済みます。また、その際に正しい歯磨き方法などを教わって、生涯健康な歯肉を保てるようにすることが、全身疾患の予防にもつながり、とても大切です。

3. う蝕

　う蝕は口腔内の細菌（ミュータンス菌）が、糖質から酸を作り、この酸によって歯の成分であるカルシウムやリンを溶かして歯を脆くしてしまい、結果的に歯の表面に欠損が生じる病気です。これがいわゆる「虫歯」です。

　う蝕（＝虫歯）は、進行程度により以下のように分けられ、それぞれの状態で治療方法が変わってきます。

1) う蝕がエナメル質に限局している場合（図1）

図1

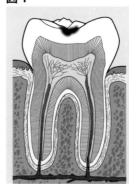

この段階では痛みなどの症状を感じません。よって、相当注意深く観察していないと、自分ではなかなか気づくことができません。治療は簡単で樹脂を詰めて終了です。

2) う蝕が象牙質に進行した場合（図2）

　象牙質まで進むと症状が出はじめます。冷たいものがしみたり、違和感を感じます。この段階だと、歯の部位、虫歯の大き

図 2

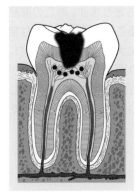

図 3

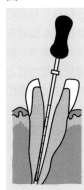

図 4

さによって少しずつ治療に違いが出ますが、樹脂を詰めたり、金属の詰め物をします。

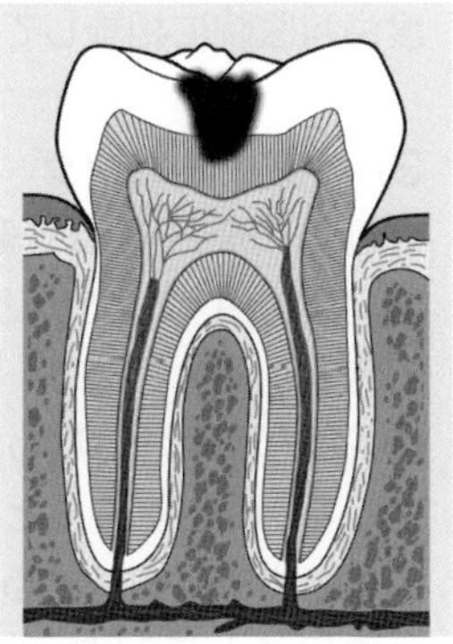

3) う蝕が歯髄に進行した場合

歯髄とは？一般的に「しんけい」と呼ばれています。冷たいもの熱いものもしみ始めます。症状はいろいろですが時に強度の痛みが出ることがあります（**図 3**）。通常は歯髄をとることになります（**図 4**）。とった歯髄の穴は樹脂で詰め、土台を立てて金属やガラスのクラウン（冠）を被せます（**図 5**）。

すでに歯髄が死んで歯根の先の組織が炎症をおこしている場合（**図 6**）は死んだ歯髄をとって、歯髄の穴を清潔にすることにより炎症を改善できた後には同様に穴を詰めてクラウン（冠）を被せます（**図 5**）。

図 5

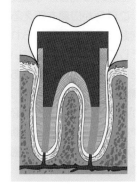

図 6

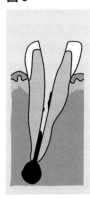

4) う蝕が歯根にまで進行した場合

回復が望めないほどの歯の欠損が大きい場合や歯根周囲の炎症が著しい場合は抜歯となります。

う蝕の予防はプラークコントロールです。またキャンデイーなどの糖質が長時間あると口腔内は酸性の状態が続き、う蝕にかかりやすくなるので注意しましょう。

4. 親知らずの病気

親知らず（智歯）は奥歯の奥から生えてく

る時に痛みや腫れを起こすことがあります。また完全に生えないことや横に向かって生えてくると歯肉に感染を起こす原因になることがあります。感染の原因となり、腫れや痛み等の急性症状がでる場合には、抜歯することが一般的です。十分な検査を受けた後、専門の歯科医師を紹介されることがあります。

5. 顎関節症

口を開け閉めするときに、あごの関節がゴリゴリ音がしたりあご関節の痛みが生じ

ることがあります。症状が進むと口が開けられなくなることもあります。あごの関節は複雑な動きをすることからいろいろな症状がでます。無理に大きく口を開いたり、関節音をわざと繰り返すと悪化することがあります。違和感を感じたり、痛みを感じる場合は専門の歯科医師に相談することをすすめます。

6. その他

1) 口臭

　口臭には、病的・生理的に明らかな口臭がある真性口臭症、ご自身が口臭を訴えるが社会的許容限度を超える口臭は認められない仮性口臭症、そして口臭が全くしないのに妄想的に口臭を感じるなどの症状がある場合には口臭恐怖症と呼ばれています。真性口臭症で病気が原因の場合は治療が必要となります。いずれも正確な検査と診断が必要となりますので、口臭外来のある歯科診療施設でご相談ください。

2) 口呼吸

　口呼吸とは、鼻から呼吸するのではなく口を介して行われる呼吸をいいます。口呼吸は口の中を乾燥させ、結果として歯周病や虫歯が起こりやすくなります。口呼吸の原因には、鼻疾患などによる通気障害が原因の鼻性口呼吸、歯並びが原因でお口が閉じにくい歯性口呼吸、そして前述の原因がないにもかかわらず習慣として口呼吸を行っている習慣性口呼吸があります。唇がいつも乾燥している場合や、あごの先（オトガイ）に梅干し状のしわが入ることが多

い方は、口呼吸の可能性がありますので一度歯科医院に相談してください。

3) ホワイトニング

　近年の美的意識や健康志向の向上に伴い、歯を白くしたいと願う方も多くなってきているようです。歯の色を白くするには、歯の表面に付着した汚れをきれいにしてから、脱色することにより本来の歯の色よりもさらに白くすることを言います。

　ホワイトニングにはオフィスホワイトニングとホームホワイトニングがあり、オフィスホワイトニングでは歯科医院で漂白する薬品と特殊な光を当てることで歯を白くします。歯科医院で実施した場合、治療前後の色調を確認しながら、より短時間で白くすることが可能です。しかし、対象となる歯に虫歯や歯石がついていると処置ができないことがあります。一方、ホームホワイトニングは、その人専用のマウスピースを歯科医院で作製し、そのマウスピースに漂白剤を入れて一日数時間、毎日装着して白くします。ホワイトニングを自宅でできる反面、時間がかかることが欠点です。また、どちらの処置でもホワイトニング処置後は着色しやすい状態になっているので、コーヒー、紅茶、赤ワイン、カレー、チョコレートやキムチなど濃い色の食べ物やタバコは控えたほうが良いでしょう。

（朝日大学　辰巳順一）

> ＜もっと知りたい人のための本・URL＞
> ・日本歯周病学会・日本臨床歯周病学会編，日本人はこうして歯を失っていく，朝日新聞出版
> ・朝日大学医科歯科医療センター
> 　https://www.asahi-u.ac.jp/asahi-hosp/

第12節　目の病気

1. はじめに

　皆さんは、眼科疾患といえば白内障や緑内障、網膜剥離といった疾患を思い浮かべるのではないかと想像します。確かに網膜剥離は20歳代で発症することもありますが、一般的な眼科疾患はある程度年齢を重ねたのちに発症することが圧倒的に多いです。

　そこで本稿では、10代あるいは20代の皆さんが実際に日常罹患しやすい眼科疾患についていくつか紹介したいと思います。

2. ものもらい

　皮膚に汗を分泌する腺があるように、目の周囲（瞼）には涙あるいは汗を分泌する皮脂腺（ツァイス腺）や汗腺（モル腺）、マイボーム腺といった腺組織が存在しています。これらの腺に炎症を生じた場合に発症します。"ものもらい"という呼び方は、かつて他の人からものを恵んでもらうと治癒するという迷信が存在したことに由来するらしいです（Wikipediaより）。他にも呼び方は様々で岐阜では"めんぼ"、"めこじき"、"めばちこ"などが私の聞き覚えのある呼び方です。

　医学的には麦粒腫といい、腺組織の細菌感染症です。臨床的に症状あるいは眼科的所見が似ていて区別がつきにくい疾患として霰粒腫がありますがこちらはマイボーム腺に生じる慢性肉芽腫性炎症であり、非感染性です。

　症状としては、瞼のしこり、腫れです（**図1**）。腫れの程度によっては、見難さがある場合もあります。また、めやにや痛みを伴

図1. ものもらい

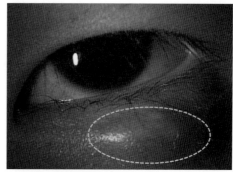

点線で囲った部位が隆起、発赤しています

うこともあります。自然に治癒することもありますが、眼科を受診すれば抗生剤の点眼や眼軟膏あるいはステロイドを含む眼軟膏などが処方されます。通常数日から1週間ほどで治癒する予後良好な疾患です。しかし、長期的に眼瞼腫張が残った時には、外科的に切開を加え排膿させることもあります。もし皆さんに発症した場合には、コンタクトを装用している方は当面コンタクト装用を控えるようにしてください。

3. コンタクトレンズによる眼障害

　現在コンタクトレンズ装用者は、全国で1500万人以上といわれています（割合としては10人に1人）。眼科的に問題なのは、これらのコンタクトレンズ装用者のうち、おおよそ10人に1人が眼障害を伴っているということです。

　コンタクトレンズには大別してハードコンタクトレンズとソフトコンタクトレンズの2種類があり、現在では使い捨てタイプのソフトコンタクトレンズも普及しています。ハードコンタクトレンズでは、異物感

などの症状に気付きやすいため早期に眼科受診するなど対応が速くなされる傾向にあるようです。しかし、ソフトコンタクトレンズでは装用感がハードコンタクトレンズよりよいため、眼症状に気付きにくく重症化する傾向にあります。コンタクトレンズによる眼障害には、角膜感染症やアレルギー性結膜炎、ドライアイといった様々なものがありますが、以下には視機能に重篤

図2. カラーコンタクトレンズ装用による角膜潰瘍

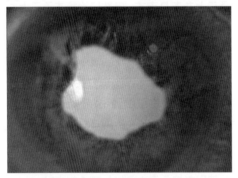

角膜中央部に白く染まった部位（蛍光色素で染めてあります）があり、角膜の潰瘍が存在していることがわかります

図3. アカントアメーバによる眼内炎

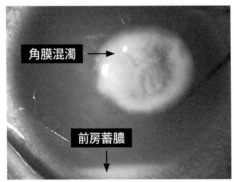

角膜混濁

前房蓄膿

角膜中央部に白濁部位を認める（感染部位）とともに、前房下方にニボーを形成する前房蓄膿を認めます。ここまで進行すると治療しても元の視力には戻りません

な障害を生じえる疾患として、角膜感染症につき述べることとします。

眼症状としては、充血、めやに、異物感、眼痛、視力低下がありますが、視力低下が生じる場合はその時点でかなりの重症です（図2および図3）。病原菌としては、緑膿菌やアカントアメーバなどが挙げられます。眼科を受診すると、菌種の同定検査をされるとともに、基本的には抗生剤の点眼で早期には加療されます。

要因としては、レンズケアがしっかりされていない場合や、コンタクトレンズの使用期間や検査間隔が正しく守られていない場合に生じることも多いようです。また、コンタクトレンズによる眼障害は重症化すると治療したとしても失明状態になってしまう場合もあるため、コンタクトレンズ使用方法をしっかり守ると同時に、何か違和感があった時にはすぐ眼科を受診するように心掛けてください。

4. 飛蚊症

硝子体の線維などの混濁が網膜に投影されることによって生じます。その影は、眼球を動かすことにより動き回っているように感じられます。糸くずに見えることもあり、あたかも蚊が飛び回っているように見えることもあります。明るい場所、あるいは白っぽいものを見た時によく感じられます。

飛蚊症には、生理的なものもありますが、網膜の病気（網膜剥離など）によっても生じることがあり注意を要することがあります。「若い頃もあったがあまり変化がない」、「どちらの目に起こっているのかわ

からないといった場合だと生理的飛蚊症である可能性が高く心配はありません。しかし、「最近急にその数が増加してきた」、「明らかにどちらの目のみ見える」といった場合だと病的な可能性が高く、そうした場合はすぐに眼科を受診して精査してもらった方がいいと思います。

5. スポーツによる眼障害

　スポーツ外傷のうち目の外傷は実際数％に過ぎないのですが、視力低下などの後遺症が残ってしまう確率は約30％だとされています。ほぼ失明状態になってしまった症例も経験したことがあります。

　球技によるものが大半を占めており、野球、サッカー、バスケットボール、テニスが多いのですが、その他バドミントン、卓球、ラグビー、バレー、ゴルフなどでも起こることがあります。頻度としては、国内では野球による眼外傷が多いようです。内容としては軽度なものから重度なものまで多岐に亘り、前房出血（**図4**）や硝子体出血（目の中の出血）、黄斑円孔（**図5**）、網膜剥

図4. 野球ボールによる前房出血

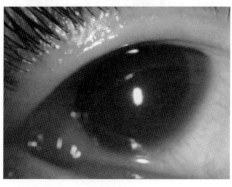

図5. 野球ボールによる黄斑円孔

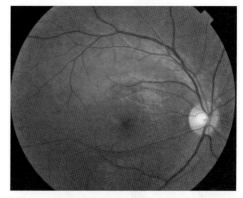

眼鏡をかけての矯正視力は 0.3 しかでていません

離、眼球破裂（黒目あるいは白目が破れてパンク状態になること）、外傷性視神経症（外傷による視神経の障害：視力低下を生じます）、眼窩底骨折（眼球が納まっている骨の骨折：ものがだぶって見えるなどの症状を示します）と様々なものがあります。

6. ドライアイ

　涙は眼表面を覆っており、外界からのバリアの様な働きをしています。この涙液層は表面から脂質層、水層、ムチン層の3層で構成されていますが、どの層が障害されても不安定な状態となりドライアイになります（**図6**）。

　ドライアイの要因としては様々あり、加齢、パソコンやスマホの使用、エアコンの使用、コンタクトレンズ装用などが挙げられます。私も手術など顕微鏡下で行う際に、集中すると涙が出ることがあります。こうしたこともドライアイによることが原因で、まばたきが少なくなるため目の表面がドライになり、傷がつきやすい状態にな

図6. ドライアイ

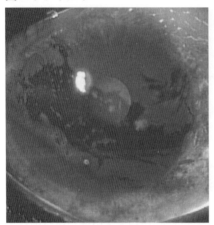

角膜表面のまだらな涙液層を認めます

るため涙が出るようになります。パソコンやスマホの普及などによりドライアイ患者は増加しているようで、1種の"現代病"といえるのかもしれません。

　自覚症状としては、「目がしょぼしょぼする」「眩しく感じる」「目を開けているのがつらい」「目が疲れる」といった症状を訴えることが多いです。

　治療としては、涙の分泌を増加させる薬はないため、基本的には点眼薬によって涙液成分を補うことが主流です。まずは、ドラッグストアなどで売っている市販薬を使用してください。それでも症状がとれないようであれば眼科に受診することをお勧めします。眼科で処方される点眼薬としては、涙液成分にヒアルロン酸を加えた点眼薬などがあります。点眼薬で効果不十分であれば、涙の排出口である涙点にプラグを挿入し、涙の流出を抑制する手段をとることもあります。

7. おわりに

　本稿では、若い人に身近な目の病気について紹介させていただきました。目の病気を患ってみえる方は、周りの人から気が付きにくく、患者さんにとってはそうしたこともストレスに感じられるようです。若い時分は目の不都合を感じることは少ないかもしれませんが、ちょっとしたことが重篤な事態を招くことは往々にしてあります。

　皆さんも目の健康に留意して楽しいキャンパスライフを楽しんでください。また何か目の不都合を感じられた時は、些細なことであっても眼科を受診することを躊躇わないでください。

（岐阜大学　澤田明）

<もっと知りたい人のための本>
- 病気が見える vol.12 眼科　医療情報科学研究所
  （岐阜大学医学部生をみていますと、上記を利用している学生が多いです。確かにイラストが多くわかりやすい本ではあります。ただ眼疾患を学ぶ上では何といっても写真が多い方が理解を得られやすいため、個人的には下記のアトラス系の本を推薦したいと思います。）
- 前眼部アトラス [眼科プラクティス 18] 文光堂
- 眼底アトラス [眼科プラクティス 12] 文光堂
- 眼疾患アトラスシリーズ 第1巻
  前眼部アトラス　総合医学社
- 眼疾患アトラスシリーズ　第2巻
  後眼部アトラス　総合医学社
- 眼疾患アトラスシリーズ 第3巻
  外眼部アトラス　総合医学社

第13節　耳・鼻・のどの病気

1. アレルギー性鼻炎

1）はじめに

われわれは細菌やウイルス、寄生虫や癌などに対して免疫が働き身体を守るようにできています。しかし、免疫が過剰に反応し、体に症状が引き起こされることがあり、これをアレルギーと呼びます。アレルギー性鼻炎ではアレルゲン（花粉、ハウスダスト、ダニ、カビなど）によって鼻粘膜の炎症が引き起こされ、これらを排除しようとする反応としては鼻詰まり、鼻水、くしゃみに代表される症状が生じます。他にも睡眠障害、嗅覚障害、学習障害、集中力の低下、疲労、頭重感、頭痛等の症状が生じますので、学生にとってはぜひ対処したい病気でしょう。

日本ではアレルギー性鼻炎を有する人が年々増加しており、10〜60歳では半数近くの人がアレルギー性鼻炎を持っているのが現状です。また、発症年齢が低くなっている傾向もあり、その高い有病率から、アレルギー性鼻炎は「国民病」とも称されています。アレルギー性鼻炎は季節性アレルギー性鼻炎と通年性アレルギー性鼻炎とに大別されます。

2）季節性アレルギー性鼻炎

「花粉症」とも呼ばれ、スギやヒノキの春の花粉がアレルゲンとして代表的なものになります。また、夏はシラカンバ、イネ科の植物、秋にはブタクサ、ヨモギなどもアレルギー性鼻炎の原因となります。地域によって花粉の飛散時期や量が異なりますので、その地域の情報を確認することが重要です。

3）通年性アレルギー性鼻炎

ダニ、ハウスダスト、カビ、ガ・ゴキブリなどの昆虫、イヌ・ネコなどのペットの毛などがアレルゲンとなるアレルギー性鼻炎です。アレルゲンが年中存在するため、症状が絶えず現れることがあります。

4）診断と治療

鼻詰まり、鼻水、くしゃみなどのアレルギー性鼻炎の症状がある場合、医療機関に相談することをおすすめします。診断は症状やその発症時期、鼻の内部の観察、血液検査、鼻水の検査などを通じて行われます。採血では、どのアレルゲンに反応しやすいかを確認することもできます。

① アレルゲンの回避

アレルギー性疾患の対処法の一つとして、まずアレルゲンの回避が考えられます。具体的な対策として、部屋の掃除や寝具の洗濯などが挙げられます。

季節性アレルギー性鼻炎では、花粉の飛散量の多い日の外出を控える、外出する際にはマスク、メガネを使用するなどで花粉への暴露を避けてください。また、帰宅時には衣服についた花粉を払ってから入室する、帰宅後は洗顔、うがいをし、鼻をかむことも対策になります。

通年性アレルギー性鼻炎では、ダニ、ハウスダスト、カビ、ペット由来のアレルゲンなどを避けてください。高温多湿の日本では、除湿器を用いて部屋の温度、湿度を上げないこともダニを減らす効果があります。鉢植えの植物、洗濯物を室内に置かない、またダニの繁殖しやすい絨毯、ぬいぐるみを避けることもよいで

しょう。ペットのアレルギーの場合には原因となっているペットを飼育しないことが推奨されます。イヌ、ネコは清潔に保ち、室内で飼う場合は居住空間を分けるなどの対処も有効です。

これらの対策を行うだけで軽度のアレルギー性鼻炎の人は対処できることがあります。

②薬物治療

内服薬、鼻噴霧薬を中心とした治療を行います。代表的な内服薬である抗ヒスタミン薬には眠くなる副作用があり注意が必要ですが、種類によってはそれほど副作用が強くないものもあります。比較的軽い花粉症の場合は薬局で売られているいわゆるOTC医薬品でもこと足りることがあります。ひどい場合には生物学的製剤と呼ばれるタイプの注射薬も開発されており、効果が期待できます。

③アレルゲン免疫療法

皮下または舌の下にアレルゲンを投与することで、アレルゲンに反応する体質自体を改善していく治療方法です。一般的にアレルギー性鼻炎は治ることのない疾患ですが、この治療は治すことができることもある治療です。皮下注射としては、スギ、ダニ、ブタクサ、舌下錠としては、スギ、ダニの製剤があります。

舌下免疫療法では、自宅で舌の下に薬を入れて1分間保持することを毎日行います。3年ほど継続することが望ましく、治療終了後も多くの方で治療効果を持続する効果が期待できます。

④手術

アレルギー性鼻炎による鼻詰まりや鼻水

の症状を軽減するために、鼻の内部を広げる手術や、神経を切断してアレルゲンに反応しにくくするような手術があります。

2. 嗅覚障害

1）はじめに

嗅覚障害の症状としては、においが弱くしか感じられないものやにおいをまったく感じないものの他に、本来のにおいを違うにおいとして感じるもの、あるいはにおいの原因物質がないのににおいが感じられるといった「異臭症」も含まれます。

においは、鼻から入ったにおいの分子が鼻腔上方の嗅裂部に存在する嗅細胞の受容体に結合し、嗅神経を介して脳に信号を送ることによって感じることができます。すなわち、においを感じない状態というのはこの経路のどこかに障害があるために発生します。

2）気導性嗅覚障害

呼吸時に鼻の入り口から吸入された空気が嗅細胞の存在する嗅裂に到達しないため

図1. 嗅覚障害の部位別分類

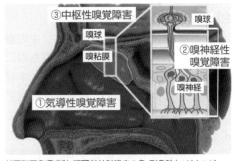

新図説耳鼻咽喉科・頭頸部外科講座3鼻・副鼻腔（メジカルビュー社）表紙図から引用改変

に生じる嗅覚障害です。慢性副鼻腔炎、特にポリープ（鼻茸）を伴う例に多く、その他にアレルギー性鼻炎が原因となります。稀に腫瘍や、鼻中隔などの骨折により気流が障害されて生じることがあります。

　副鼻腔炎は、副鼻腔の炎症により鼻詰まり、鼻水、後鼻漏、咳などの症状の他、頭痛、頬部痛、顔面圧迫感などを伴うことがあります。副鼻腔炎の治療である内服治療や手術を受けることで嗅覚障害も改善が期待できます。

　アレルギー性鼻炎はアレルギー性鼻炎の項を参照してください。

3）嗅神経性嗅覚障害

　嗅細胞が傷害を受けて嗅覚の低下を引き起こす状態です。嗅粘膜に分布している嗅神経自体が感冒などのウイルス感染症や薬剤の影響などにより障害をうけてにおいを感じにくくなるものと、転倒などで頭部を打った際に嗅神経が直接障害を受けるものがあります。COVID-19感染に関連する嗅覚障害は通常の感冒に関連する嗅覚障害よりも頻度が高く改善しにくいことが知られています。

　漢方や内服薬、鼻噴霧薬による治療が行われます。近年、嗅覚刺激療法というリハビリ治療が広まってきており、数種類のにおい物質を毎日嗅ぐことで改善を図ります。具体的には花、果実、樹脂、スパイス（バラ、レモン、ユーカリ、クローブなど）のにおいを1日2回、10秒ずつ嗅ぐといったことを3ヶ月以上続ける方法になります。アロマオイルなどを使用して自宅で容易に可能な方法です。

4）中枢性嗅覚障害

　頭を強く打つような事故などで脳挫傷をおこしてしまった後、または脳の病気（脳腫瘍，脳出血，脳梗塞）などが原因で発生する嗅覚障害です。神経変性疾患であるパーキンソン病やアルツハイマー型認知症などに嗅覚障害が合併することが知られています。

（岐阜大学　寺澤耕祐・小川武則）

3. のどの感染症

1）咽頭炎

　咽頭に炎症を起こしたものの総称が「咽頭炎」で、急性咽頭炎と慢性咽頭炎があります。

　急性咽頭炎はウイルスや細菌などの微生物の感染による急性炎症で発熱やのどの痛みを伴うことが多いです。うがいをしたり、必要に応じ抗菌薬などを内服して治療します。症状が強く、食事を摂ることもできない場合には入院を要することもあります。

　慢性咽頭炎はのどの痛み、違和感や飲み込みにくさなどが生じることがあります。様々なことが原因として起こり、ウイルスや細菌などへの感染のほか、胃酸の逆流、自己免疫疾患や性病などでも生じることがあります。

　長期に続くのどの症状の場合には悪性腫瘍のこともあります。また、神経痛や狭心症・心筋梗塞の関連痛、精神的なストレスでも似た症状となることがあります。

2）急性扁桃炎

　のどの奥の左右両側にある扁桃が、ウイルスや細菌などの感染により炎症を起こし

たものが「扁桃炎」です。扁桃は赤く腫れ、しばしば白い膿を持ちます。のどの強い痛み、つばを飲み込むときの強い痛みがあり、高熱を出すこともあります。扁桃の膿を取ったり、うがい、抗菌薬の内服などで治療します。食事がとれないときは点滴をしたり、入院が必要になることがあります。咽頭痛が強い場合に全てが急性扁桃炎とは限りません。後述する扁桃周囲膿瘍などのより重症な病気や、一部の抗菌薬を使用すると皮疹などの副作用を生じるウイルスが原因の伝染性単核球症といった病気もあります。

3）扁桃周囲膿瘍

　桃炎をこじらせ、扁桃のまわりに膿がたまる状態が「扁桃周囲膿瘍（のうよう）」です。

　のどの強い痛み、つばを飲み込むときの強い痛みがあります。痛みが強くて食事が食べられないことや、口が開きにくくなることがあり、耳も痛く感じることがあります。扁桃だけでなく、扁桃のまわりも赤く大きく腫れます。腫れているところを切開して膿を出し、抗菌薬の点滴、内服をします。しばしば入院が必要となります。膿がたまる場所によっては、一見すると口の中を見ただけではわかりづらい場合があります。再発しやすく、再発を繰り返す場合には扁桃を手術で取る必要があります。

　　　　　　　（岐阜大学　森健一・小川武則）

4. めまい（平衡機能障害）

　「めまい」は一般的になじみの深い言葉ですが、その実態は意外にもよく知られていません。「ぐるぐる回る」「ふわふわする」など

症状が多彩であること、なかには命にかかわるような危険なめまいも存在することから、「よく分からないけどなんだか恐い病気」というイメージを持たれている方も少なくありません。ここでは、めまいが起こるしくみ、代表的なめまいをきたす疾患について解説します。

1）めまい（平衡機能障害）のしくみ

　めまいは、医学的には平衡機能障害といいます。人間の平衡機能は、耳からの情報である「前庭覚」、目からの情報である「視覚」、皮膚や筋肉の感覚が受け取る情報である「体性感覚」の3つの感覚から成り立っています。例えば「歩く」という動作を例にとると、頭の上下左右の動きや回転の情報は前庭覚で検知します。目に入る景色の情報は視覚で検知します。そして、歩行に伴う振動や、足にかかる荷重の情報は体性感覚で検知します。これらの器官で検知された情報はリアルタイムで脳に送られ、統合し処理されることで、人間はバランスを保って歩くことができています。このうちのいずれか、もしくは複数の機能が低下すると、平衡機能障害が起こると考えられます（**図1**）

図1. 平衡機能障害のしくみ

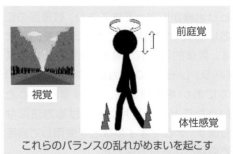

視覚

前庭覚

体性感覚

これらのバランスの乱れがめまいを起こす

2) 原因部位ごとのめまいの症状と治療

　一般的によく言われる「耳からのめまい」は、前庭覚の機能障害によるもの（前庭性めまい）であり、ぐるぐる回る回転性のめまいを生じることが多いと言われています。糖尿病や神経疾患による感覚障害や、血圧の調節異常などがあった場合、体性感覚の機能低下を生じ、この場合はふわふわする浮動性のめまいを生じることが多いと言われています。視覚の機能低下により起こるめまいの場合は、視界がぼやける、ものが二重に見えるといった症状をめまいとして訴えられることがあります。

　また、その他の病気や加齢などにより、人間の感覚は少しずつ低下します。複数の原因でめまいが生じた場合、めまいの性状は様々であり、「○○病」という診断がはっきりつかないことも多くあります。

　めまいの治療は、原因がはっきりしている場合はその原因に対する治療を行います。並行して、低下した平衡感覚を改善させる投薬やリハビリを行います。どの感覚が低下しているかを調べ、最適なリハビリを行うことで、なかなか治らないめまいに対しても症状の改善が期待できます。

3) 代表的な前庭性めまいについて

　耳鼻咽喉科では、主に耳からのめまい（前庭性めまい）を診療しています。他の部位が原因となるめまいと比較し、前庭性めまいは若い方にも多く生じる傾向にあります。

良性発作性頭位めまい症（BPPV）

　良性発作性頭位めまい症（BPPV）は、前庭の一部分である三半規管の中に小さな石

（耳石）が脱落し、頭の動きに伴って動くことで過剰に三半規管を刺激し、回転性のめまいを生じます（**図2**）。起床したとき、寝返りを打ったときなどに発症しやすく、じっとしていると数十秒〜1分程度で改善しますが、動くとまためまいを生じる、という症状を反復します。

図2. 良性発作性頭位めまい症の原因

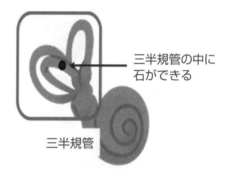

三半規管の中に石ができる

三半規管

　治療は、急性期は安静と抗めまい薬の投与です。石を三半規管の外に追い出すようなリハビリ（耳石置換法）もあり、これを行うには専門の医師による正確な診断とリハビリ法の選択が必要です。良性という言葉の通り、数日〜数週間程度で改善することがほとんどですが、まれに数か月症状が持続することや、ふわふわする感じが残ることがあります。

メニエール病

　メニエール病は、前庭と聞こえを司る蝸牛にリンパ液のむくみ（内リンパ水腫）を生じることにより、回転性のめまいと難聴・耳鳴り・耳閉感を発作的に繰り返します。めまいは数十分から半日程度持続し、じっとしていても治らないこと、また聞

こえの症状を伴うことがBPPVと異なります。働き盛りの方、女性にやや多いと言われていましたが、最近では高齢の方や、まれですが小児で発症することも知られています。不規則な生活習慣、睡眠不足、過労、ストレスなどが発作を起こすリスク因子と言われています（**図3**）。

図3. メニエール病のリスク因子

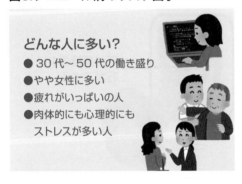

治療は、急性期は安静と抗めまい薬の投与です。発作の抑制には上に述べたような生活習慣の改善や有酸素運動、さらに内リンパ水腫の解消を目的とした投薬が有効とされています。一部に上記の治療でコントロール困難な難治例が存在し、そういった場合には、耳の中に直接薬剤を注射する治療、専用の機械を使用して中耳を加圧し、内リンパ水腫を解消させる治療（中耳加圧療法）、手術治療などを行います。

4) 危険なめまい

脳（主に小脳）で出血や梗塞が生じた場合（脳卒中）にもめまいを伴うことがあり、これは放置しておくと命に関わる危険なめまいです。感覚を統合する部分の障害であるため、回転性・浮動性のいずれのめまい

も生じる可能性があります。この場合はめまいの他に、激しい頭痛・吐き気がある、ろれつが回らない、手足の運動・感覚がおかしい、顔の筋肉が動かし辛い、などの症状を伴います（随伴症状）。こういった症状を伴うめまいの場合は、直ちに病院を受診する必要があります（**図4**）。

図4. 脳卒中のめまいの際に生じる随伴症状

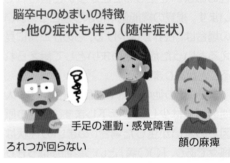

（岐阜大学　奥田弘・小川武則）

5. 耳科領域

耳は、耳の穴から鼓膜までの「外耳」、音を伝える耳小骨という小さな骨がある「中耳」、音の振動を電気信号に変換し神経に伝える蝸牛や、平衡器官のある「内耳」からなっており、音を聞いたり平衡機能を維持するための役割を果たしています。

耳の病気になると、難聴やめまいを起こします。

1) 耳の症状を引き起こす疾患
①外耳炎

耳のかゆみを引き起こします。耳掃除をしすぎて皮膚にダメージを生じることが多く、悪化すると耳の痛みや耳漏れを生じま

す。この場合は耳鼻科での治療が必要となります。

②中耳炎

鼓膜の奥の中耳に炎症を起こした状態です。鼻の奥にある耳管という管を介して鼻の炎症が中耳に及んで生じることが多く、痛みや熱、難聴を生じる急性中耳炎となります。鼓膜は赤く腫れあがり非常に強い痛みを生じます。

耳鼻科での投薬や長引く場合は鼓膜切開などの処置が必要となります。放置し炎症が増悪した場合めまいや顔が動きにくくなる顔面神経麻痺などを生じることもあります。

痛みを生じず難聴や耳閉感のみを生じる場合は滲出性中耳炎といいます。耳管周囲の炎症や飛行機などの気圧変化がある際に耳抜きがうまくできないことで中耳に液体がたまることで生じます。この場合も投薬や鼓膜切開による貯留液排出など耳鼻科的な治療が必要となります。

③突発性難聴

突然発症した原因不明の難聴です。ある時突然一側の難聴を生じるほかに、めまいや耳鳴り、耳閉感などを伴うこともあります。耳鼻咽喉科での聴力検査や他疾患との鑑別を行った後に、副腎皮質ステロイドや血管拡張薬、ビタミン製剤などの内服もしくは点滴を行います。程度や治療内容によっては入院を要する場合もあります。しかし、確実な治療法は確立されておらず、治療後も難聴が残ることがあります。早期治療開始できることで聴力予後が改善する報告もあり、なるべく早期に耳鼻科医への受診が必要です。

難聴が残った場合、一側性難聴でも補聴器などの対応が有効な場合もあり、学校での授業で困ることなどあれば耳鼻科医への相談を検討してください。

④外リンパ瘻

突発性難聴と同じく、突然発症する難聴・めまいを起こす疾患です。蝸牛の中にあるリンパが漏れることで生じます。原因として、内耳の脆弱な部分に外圧がかかることによって生じることが多く、水中ダイビング、飛行機、くしゃみ、鼻かみ、いきみなどがきっかけになることが多いです。また、耳かきが耳の奥に入ってしまったり、頭部打撲など外傷をきっかけに生じることもあります。

外リンパ瘻確定診断方法が確立されており、それによって診断がついた場合や、経過から疑わしい場合は、瘻孔を閉鎖させる外科的手術を要することもあります。

⑤ヘッドホン・イヤホン難聴

正式名称は音響性聴器障害といいます。長時間大きな音を聴き続けることによって内耳機能に影響がでることで、少しづつ聴力が悪化する疾患です。ヘッドホンやイヤホン使用時は音量が大きくなりやすく、使用時間も長くなりがちなため、リスクがより高くなります。

予防のためには、まず、音量をあげないことが大切です。再生機器の最大でも60％以下の音量にすることが推奨されています。周囲音が大きいと音量を上げがちになるため、ノイズキャンセリング機能が付いたイヤホンの使用が望ましいです。また、定期的に使用を休

むことも推奨されています。1時間使用した際は10分の休憩をとるように心がけましょう。

放置することで聴力障害は改善しない可能性もあります。早めに耳鼻科医師に相談し聴力検査を受けることもお勧めします。

⑥若年発症型両側性感音難聴

若年（40歳未満）で発症し、両側徐々に進行する難聴で、ここまでにあげたような他の難聴原因がないことや、遺伝子検査による原因遺伝子が特定された場合に診断され、難病指定をうけることができる疾患です。難聴が進行した場合、補聴器の装用を開始します。補聴器での対応が困難なほど難聴が進行し、適応基準を満たした場合は、人工内耳が有効となります。原因不明の両側性難聴がある場合、耳鼻咽喉科で相談を検討してください。

2）聴覚補償の方法
①補聴器

会話が聞き取りにくくなった場合に、はっきり聞き取れるように音を大きくして伝える機器です。難聴があり、日常会話で聞きにくさを感じるようになったら補聴器装用を検討してみてください。補聴器は様々な種類があります。適したものを、適した設定で使用するためには耳鼻咽喉科医への相談が必要です。

補聴器を使用しても、大学の講義が聞き取りにくいなどの悩みがある場合は、話し手が送信機（ワイヤレスマイクロホン）を使用し、聞き手が使用する補聴器に受信機を付けることで、話し手の声が聞き手に届きやすくする、デジタル補聴援助システムというものもあります。

難聴の程度が重たい場合、購入時に公費負担制度があるので、居住する市町村の福祉関係窓口へ申請してください。

②人工内耳

人工内耳は、手術によって内耳に電極を埋め込み、直接蝸牛神経に音を伝えることによって聞こえを取り戻す方法で、補聴器で音を大きくしても聞き取れないくらい難聴が進行した方が適応となります。体内に埋め込むインプラントと体外に装着するサウンドプロセッサというものが必要となります。サウンドプロセッサで音を集め、音を電気信号に変換してインプラントに送信する仕組みになっています。難聴が進行して補聴器での生活が困難になった方は人工内耳の適応がある可能性があります。耳鼻咽喉科医に相談をおすすめします。

（岐阜大学　小原奈津子・小川武則）

6. 耳鼻咽喉科領域の外傷

耳鼻咽喉科領域の外傷はスポーツや不慮の事故などで見られます。最も多いものは鼻出血になりますが、顔面の骨折など手術も必要となるような重症となる事もあります。以下に代表的な耳鼻咽喉科領域の外傷について解説を行います。

1）鼻出血
【原因と注意点】

顔面への打撲など外傷によることが多い

ですが、原因不明のものや白血病のような血液や血管の異常によるものもあります。外傷による場合は、鼻以外の部位の顔面周囲の骨折などを伴うこともあります。また、交通事故やスポーツでの接触などの場合、頭部の外傷や全身の打撲を伴うこともあり病院での精査が必要になります。

【対応】

まずは下を向き、両側の鼻翼（鼻で一番膨れている部分）を強く圧迫します。のどに血液が落ちてくるため、飲み込まないようにしましょう。30分ほど経っても止まらない場合は、耳鼻科を受診することをお勧めします。また、誘因のない鼻出血を繰り返す場合は耳鼻科受診の際にそのことを伝えて内科受診などの相談もしましょう。

2）鼻骨骨折

【原因と注意点】

なんらかの打撲により発生します。治療しなくても自然治癒はしますが治癒過程で鼻の変位や鼻内の変位により整容的（見た目）な問題や鼻閉症状の原因となる可能性があり、治療をすすめます。

【対応】

時間が経過すると骨の癒合がすすみ、治療に難渋する場合や整復が困難になる可能性があります。遅くとも1週間以内、できる限り早期の耳鼻科受診をすすめます。

3）眼窩壁骨折

【原因と注意点】

スポーツや交通事故・喧嘩などによる目の周囲への強い打撃が原因となります。鼻かみは症状の悪化を来す可能性があり避け

て、早急な病院受診をしましょう。

【対応】

ものが二重に見える場合、特定の方向への眼球運動が制限されている場合は眼窩骨折により眼球を動かす筋肉が絞扼（挟まって）している可能性があります。可及的速やかな手術が必要となるため早急に病院受診をしましょう。受傷直後は眼球周囲が腫れており、絞扼の有無を見分けるのは困難であるケースも多く、自己判断せず早急な病院受診が必要となります。強い鼻かみなどは視力障害などの増悪を来すため禁止です。早急な耳鼻咽喉科・形成外科・眼科専門医受診をすすめます。

4）顎顔面骨折

【原因と注意点】

最も多いのは交通事故ですが、その他運動などによる外傷でも生じる骨折です。前述の1）～3）の外傷を合併することが多く、注意点や症状もそれらに準じたものに加えて咬合異常やそしゃく嚥下障害なども生じます。

【対応】

すべてが治療対象になるわけではなく、機能障害の有無や外形の異常の程度によって治療適応は判断されます。治療は主に手術療法になります。耳鼻咽喉科・形成外科などへの受診をすすめます。

（岐阜大学　飯沼亮太・小川武則）

<もっと知りたい人のためのURL>
・主な花粉症原因植物の花粉捕集期間
　http://www.jiaio.umin.jp/
　　common/pdf/GL20030330.pdf

第5章　大学生のための病気の知識

第14節　感染症

1. 感染症とは

　宿主（ヒト）が病原体に感染することによって、起こる病気のことをいいます。宿主の抵抗力が病原体を上回る場合には、感染症を発症しない、あるいは不顕性感染や潜伏感染（感染はしても発症しない）となることもあります。

2. 大学生に身近な感染症

　大学生がかかる感染症の多くは、抵抗力のある人にも感染する病気です。感染症にかかったときに、無理をして授業や実習に参加することで、回復までに時間がかかる可能性や、周りの人に感染させてしまう危険があります。そのため、体調が悪いときは無理をせずに、回復するまで自宅で療養をすることが大切です。

　いくつかの感染症は、表1に示すように、学校保健安全法で出席停止期間が定められています。これらの感染症にかかった時には、出席停止の期間を過ぎるまでは登校することはできません。

1）インフルエンザ

　インフルエンザウイルスの感染による病気で、北半球では特に冬に流行します。咳や咽頭痛などの呼吸器の症状と、発熱、頭痛、筋肉痛、倦怠感などの症状を伴い、突然発症することが特徴です。多くは、発症から24時間以内に38〜41℃に発熱し、

表1. 学校保健安全法で定められている感染症の出席停止期間

疾患名	出席停止の期間
第一種感染症 （ポリオ、ジフテリア、鳥インフルエンザ、新型インフルエンザ、指定感染症など）	治癒するまで
第二種感染症 インフルエンザ	発症した後（発熱の翌日を1日目として）5日を経過し、かつ、解熱した後2日（幼児は3日）を経過するまで
百日咳	特有の咳が消失するまで、または5日間の適切な抗菌薬治療が終了するまで
麻疹（はしか）	解熱後3日を経過するまで
流行性耳下腺炎（おたふくかぜ）	耳下腺、顎下腺または舌下腺の腫脹が発現した後5日を経過し、かつ全身状態が良好になるまで
風しん	発しんが消失するまで
水痘（水ぼうそう）	全ての発しんが痂皮化するまで
咽頭結膜熱（プール熱）	主要症状が消退した後2日を経過するまで
結核	感染のおそれがないと認められるまで
髄膜炎菌性髄膜炎	感染のおそれがないと認められるまで
新型コロナウイルス感染症	発症した後5日を経過し、かつ、症状が軽快した後1日を経過するまで
第三種感染症 （コレラ、細菌性赤痢、腸管出血性大腸菌感染症、腸チフス、パラチフス、流行性角結膜炎、急性出血性結膜炎など）	感染のおそれがないと認められるまで

その後 2 〜 3 日間で解熱しますが、場合によっては 1 週間程度発熱が続くこともあります。病気の程度も、熱が出ない軽度のものから、重症となる場合まで、さまざまなことがあります。

インフルエンザにかかった可能性のあるときには、早めに医療機関を受診し、検査と治療を受けることが大切です。抗インフルエンザ薬を処方された場合は、体調が回復しても途中でやめずに、最後までしっかりと服用しましょう。発症してから 5 日かつ、解熱してから 2 日の間は、登校せずに自宅で療養する必要があります（表 1）。

インフルエンザの予防には、毎年秋にインフルエンザワクチンの接種を受け、流行時は特に、手洗いを心がけることが重要です。

2）胃腸炎

病原微生物に汚染された食べ物や、汚染された手を介して、口から病原微生物を取り込むことで発症することが多い病気です。特に、冬に流行しやすいノロウイルスは、10 〜 100 個程度のわずかなウイルスでも感染症を起こすため、注意が必要です。トイレの後や、食事の前、食事の準備の前には、石けんと水道水でしっかりと手洗いをすることが大切です。手洗いをした後の手が汚れることを防ぐために、タオルの共有はやめましょう。

食べ物と関連した健康被害のことを食中毒と呼び、胃腸炎が代表的症状です。食中毒の原因には、細菌やウイルスなどの微生物、毒キノコやフグ毒などの自然毒、寄

表2. 潜伏期別の食中毒の症状と原因となる主な食べ物

病原体	潜伏期	症状	原因となる主な食べ物
黄色ブドウ球菌	1 〜 6 時間	悪心、嘔吐、下痢	おにぎり、弁当、ハム、鶏肉、ポテトや卵のサラダ、マヨネーズ、クリームパン
セレウス菌	1 〜 6 時間	悪心、嘔吐、下痢	弁当、チャーハン
ウェルシュ菌	8 〜 16 時間	腹痛、下痢（嘔吐はまれ）	牛肉、鶏肉、豆、肉汁
セレウス菌	8 〜 16 時間	腹痛、下痢（嘔吐はまれ）	肉、野菜、乾燥豆、シリアル
コレラ菌	16 時間以上	水のような下痢	甲殻類、水
毒素原性大腸菌（ETEC）	16 時間以上	水のような下痢	サラダ、チーズ、肉、水
腸管出血性大腸菌（EHEC）	16 時間以上	血液の混ざった下痢	牛ひき肉、ローストビーフ、サラミ、生乳、生野菜、リンゴジュース
サルモネラ属	16 時間以上	炎症性の下痢	牛肉、鶏肉、卵、乳製品
カンピロバクター	16 時間以上	炎症性の下痢	鶏肉、生乳
赤痢菌	16 時間以上	赤痢	ポテトや卵のサラダ、レタス、生野菜
腸炎ビブリオ	16 時間以上	赤痢	軟体動物（イカ、タコなど）、甲殻類
ノロウイルス	24 〜 48 時間	嘔吐、下痢、発熱	野菜、果物、カキなどの二枚貝
ボツリヌス	12 時間〜数日	全身の筋力低下、麻痺	缶詰、瓶詰、真空パックに入った食品

（ハリソン内科学 18 版をもとに改変）

第 5 章　大学生のための病気の知識

生虫のほかに、食品添加物などの化学物質などがあります。食中毒の発生件数では細菌によるものが、患者数ではウイルスによるものが最も多く報告されています。細菌性食中毒では、食べてから発症までの時間（潜伏期）によって、原因を推測することができます。**表2**に、潜伏期別の原因と症状、原因となる主な食べ物を示します。黄色ブドウ球菌やセレウス菌による食中毒では、細菌が出した毒素を摂取することで病気が起こるため、潜伏期が短いことが特徴です。一方で、腸炎ビブリオやサルモネラ、カンピロバクターなどは、ヒトの腸に入ってから増殖し、腸炎を引き起こすため、潜伏期が長いことが特徴です。

　細菌性胃腸炎の場合は、抗菌薬で治療をすることもありますが、抗菌薬の投与により、かえって悪化することもあります。また、下痢止めの使用で、微生物が腸内で増え、症状が悪化することや、長引くことがあります。手洗いをし、食中毒を起こしやすい食品の摂取を避けて、予防を心掛けることも重要です。整腸剤は、腸内細菌のバランスの回復を助けてくれます。

3）麻疹（はしか）・風しん・流行性耳下腺炎（おたふくかぜ）・水痘（水ぼうそう）

　小児期にすでに感染、あるいはワクチンを接種することで免疫を獲得していることの多い感染症です。しかし、大人になってから感染した場合には、重症化しやすく、合併症を起こすこともあります。また、妊娠している女性が感染すると、先天性風疹症候群や先天性水痘症候群といった子供への合併症が起こることがあります。そのた

め、感染したことがなく、ワクチンも打っていない人は、ワクチンを接種して予防することが大切です。ワクチンを接種したかどうかや、感染したことの有無が分からない場合は、血液検査で免疫（抗体）を調べることができます。免疫を持たない場合は、ワクチンを打って予防しましょう。これらの感染症についても、**表1**で示すように、学校保健安全法で出席停止の期間が定められています。

4）結核

　結核菌に感染することによって起こる病気です。日本での結核患者数は減少傾向にあり、結核低蔓延国とされる人口10万対10以下になりました。一方、アジア諸国では罹患率が高く（**図1**）、若年層の結核では、外国生まれ患者の割合が増加しています。

　肺結核の患者から空気中に排出された結核菌は長時間空気中に浮遊し、この菌を吸い込むことで感染します。幼小児などでは、感染後すぐに粟粒結核などの全身感染症で結核を発症することが多いです。一

図1. 世界各国の全結核届出率（2022年）

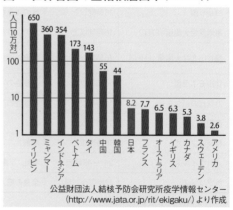

公益財団法人結核予防会研究所疫学情報センター
（http://www.jata.or.jp/rit/ekigaku/）より作成

方、成人では、体内に取り込まれた結核菌は、いったんリンパ節などに取り込まれ、宿主の免疫が低下したときに、肺結核などで発症することが多くなっています。一般的に、感染した人の約10%が生涯に結核を発症し、特に、感染から2年以内が発症の危険が高いと言われています。肺をはじめ、骨、筋肉、脳など、全身のあらゆる場所に結核を起こす可能性があります。結核の症状には、発熱、体重減少、食欲低下、全身倦怠感などがあり、肺結核の場合にはこれらの症状に加え、咳や痰といった症状が出ることが多いです。これらの症状は急激に出てくることは少なく、多くは徐々に現れてきます。結核を発症しやすい年齢は、高齢者と、大学生を含む若年者です。結核を発症しないために、規則正しい生活、十分な睡眠、健康的な食事を摂り、抵抗力をつけておくことが必要です。

　結核を発病したときには、自分自身のためにも、周囲の大切な人のためにも、できるだけ早く診断と治療を受けることが必要です。2週間以上咳が続くときは、肺結核の可能性も否定できませんので、早めに医療機関を受診することが大切です。肺結核は、周囲の人に感染する危険があるため、適切な治療を受け、感染の恐れがないと認められるまでは、登校することができません（**表1**）。

5）新型コロナウイルス感染症（COVID-19）

　新型コロナウイルス感染症は、2019年12月に中国・武漢にて確認された新たなウイルス感染症で、2020年初めから世界全体に拡がりをみせ、日本でも社会全体に大きな影響を及ぼしました。

　潜伏期間は当初1～14日とされていましたが、2023年10月時点で主流であるオミクロン株では2～3日程度です。初期には発熱、咳、咽頭痛、倦怠感、頭痛など、カゼと似たような症状がみられ、健康成人の多くは軽症のまま治癒しますが、罹患後症状と呼ばれる倦怠感・疲労感、息切れ、思考力・記憶力の低下などの症状が長期に続く例（long COVID）も問題となっています。また、高齢者や持病のある方などでは生命を脅かすこともありうる病気です。感染力が強く、周囲に感染を拡げる可能性もあるため、社会の一員として十分な注意を払う必要があります。

　2023年10月現在、新型コロナウイルス感染症は、学校保健安全法の対象疾患の1つです。かかった場合には、決められた期間は登校できません。また、体調不良時など疑いの段階でも登校を見合わせるなど慎重な対応が求められます。必ず大学に連絡の上、医療機関などの指示に従ってください。

3. 海外渡航の際の注意

　海外に渡航する際、特に発展途上国に行く際には、さまざまな感染症にかかる可能性がありますので、注意が必要です。**表3**に、発展途上国に1カ月間滞在した場合に、かかりやすい感染症とその頻度を示します。旅行者下痢症が最も多く、30～80%の頻度で発症すると報告されています。**表4**には、旅行者下痢症の原因を示します。細菌によるものが半数以上となって

います。

　発展途上国では、上・下水道の整備が十分でなく、衛生状態が悪いことが多いです。そして、皆さんは現地の人と同じ免疫を持っているわけではありませんので、現地の人と同じ生活をすると、感染症にかかる可能性が高くなります。生水や氷、生野菜などの加熱処理されていない食べ物は避けましょう。可能なら、歯磨きやうがいにも、ペットボトルの水を使いましょう。

　海外旅行の前には、A型肝炎や破傷風などに対するワクチン接種、マラリアの流行

表3. 1カ月間発展途上国に滞在したときの罹患率

疾患	発症率
旅行者下痢症	30 〜 80%
毒素原性大腸菌 (ETEC) 感染症	10%
マラリア（予防せずに西アフリカに滞在した場合）	2 〜 3%
インフルエンザ（A型またはB型）	1%
A型肝炎、デング熱、狂犬病（疑い動物による咬傷を含む）	0.1 〜 1%
腸チフス、HIV感染症	0.01 〜 0.1%
コレラ、麻痺性ポリオ	0.0001 〜 0.001%

（Textbook travel medicine and health 2nd edition より）

表4. 旅行者下痢症の原因

原因	おおよその頻度	備考
細菌性	**50 〜 75%**	
毒素原性大腸菌 (ETEC)	10 〜 45%	唯一最大の病原体
凝集付着性大腸菌 (EAEC)	5 〜 35%	新興の腸管病原体
カンピロバクター	5 〜 25%	アジアで多い
赤痢菌	0 〜 15%	赤痢の主な原因
サルモネラ	0 〜 15%	
その他	0 〜 5%	エアロモナス属、プレシオモナス属、コレラ菌も含まれる
ウイルス性	**0 〜 20%**	
ノロウイルス	0 〜 10%	クルーズ船と関連
ロタウイルス	0 〜 5%	特に小児で多い
寄生虫性	**0 〜 10%**	
ランブル鞭毛虫	0 〜 5%	アウトドアで湧水を飲むと危険が高くなる、ロシアでは水道水でも感染のリスクあり
クリプトスポリジウム	0 〜 5%	塩素で殺菌されない
赤痢アメーバ	1%未満	
サイクロスポーラ	1%未満	
その他	**0 〜 10%**	
急性食中毒	0 〜 5%	
原因不明	10 〜 50%	

（ハリソン内科学 18 版より）

地へ渡航する際には、予防薬を服用することで予防することも可能です。デング熱やチクングニア熱は蚊に刺されることで感染する感染症です。ワクチンや薬では予防できませんが、長袖長ズボンの着用や虫よけスプレーといった防蚊対策によって予防できます。

　ワクチンを接種する場合は、複数回の接種が必要なことも多いため、旅行の予定が決まったら、できるだけ早く医療機関を受診し、ワクチン接種や感染症の予防対策などについて相談をしましょう。

　多くの感染症は、感染してから発症するまでに数日〜数週間程度の潜伏期があります。帰国後2カ月以内に発熱や発疹など、体調の変化があれば、早めに医療機関を受診し、外国に旅行してきたことを伝えて診察を受けるようにしましょう。

（岐阜大学　馬場尚志）

<もっと知りたい人のためのURL>
・国立感染症研究所感染症疫学センター
　http://www.niid.go.jp/niid/ja/from-idsc.html
・公益財団法人結核予防会結核研究所疫学情報センター
　http://www.jata.or.jp/rit/ekigaku/
・厚生労働省検疫所
　http://www.forth.go.jp/index.html
・国立国際医療研究センター病院　トラベルクリニック
　http://travelclinic.ncgm.go.jp/

第5章

大学生のための病気の知識

第15節　性感染症・エイズ

1. 性感染症（STI）とは

　性感染症（STI：Sexually Transmitted Infections）は、以前はSTD（Sexually Transmitted Disease）ともいわれましたが、性器どうしを接触させる性交渉のみならず、口と性器の接触（オーラルセックス）も含むセックスによって病原微生物が感染する病気のことです。病原体の種類によって分類した**表1**を示します。感染経路は、主として精液・膣液を介して伝搬するもの、唾液を介して伝搬するもの、局所の外傷や皮膚粘膜間の接触により伝搬するもの、などに分類されますが、後述するHIVは血液、精液、膣分泌液、母乳、唾液などに存在し、セックスや輸血、授乳、針（医療事故、麻薬患者の注射針の回し打ち）などを介して感染（体内に侵入）します。

2. エイズ（AIDS）とは

　エイズ（AIDS: Acquired Immunodeficiency Syndrome、後天性免疫不全症候群）とは、HIV（Human Immunodeficiency Virus）というウイルスが、ヒトの免疫の司令塔であるCD4陽性細胞（白血球の一種であるリンパ球の特定集団であり、免疫能を反映する）に感染し、その数と機能を減少させることにより、感染者の免疫力（抵抗力）を低下させ、通常の人では感染しないような弱い病原体にでも感染するような状態（免疫不全状態）に陥った状態です。従って、HIVに感染にしていることがAIDSを意味するわけではありません。

3. HIV感染の病期

　HIVに感染してからAIDSに至るまで、主として3つの病期に分類されます。

①急性感染期

　感染したHIVはリンパ組織の中で急速に増殖し、感染後1～2週間で血液の中でピークに達します。この時期に感染者の多くは、発熱、発疹、リンパ節腫脹、頭痛など（インフルエンザと似た症状）の急性感染症状を示します。HIVに対する免疫反応で抗HIV抗体ができてくると、活発に増殖するHIVとそれを抑え込む免疫力が拮抗し、次の段階である無症候期（慢性感染状態）に移行します。多くの感染者は、この急性期をHIVに感染したという自覚なしで過ぎてしまうことになります。

②無症候期

　患者さんの免疫能とHIVが拮抗した状態が数年から10年程続きます。この間、感染者は無症状で過ごします。一般にウイルス量が多いと無症候期は短くなり、早く次のエイズ期に進行します。無症候期において通常1μlあたり800個以上あるCD4リンパ球が徐々に減少することになります。この時期に献血や保健所検査などで感染が判明しない限り、自らの感染を知らぬままに進行してしまうことになります。

③エイズ（AIDS）期

　CD4リンパ球が200個/μlを下回るころになりますと、さまざまな日和見感染症（通常の人では感染しないが、抵抗力のない人がかかりやすい感染症）を発

症するようになります。

　特に頻度の高い重要なものは、ニューモシスチス肺炎（以前のカリニ肺炎）、食道カンジダ症などです。**表2**にAIDS診断のための指標疾患を示します。治療しないで末期に至ると非ホジキンリンパ腫、カポジ肉腫、HIV脳症などを発症するようになります。エイズ発症後に適切な治療がなされない場合は、1～2年で死亡に至ります。

表 1. 性感染症

種類	感染症	主たる感染経路		
		A	B	C
細菌感染症	梅毒		○	○
	淋菌感染症	○	○	
	軟性下疳			○
	鼠径リンパ肉芽腫			○
クラミジア感染症	クラミジア・トラコマチス感染症	○	○	
マイコプラズマ感染症	マイコプラズマ・ジェニタリウム感染症	○		
ウレアプラズマ感染症	ウレアプラズマ感染症	○	○	
ウイルス感染症	HIV 感染症	○		○
	性器ヘルペス	○	○	○
	尖圭コンジローマ			○
	その他のヒト乳頭腫ウイルス感染症	○		○
	A 型肝炎	○		
	B 型肝炎	○		
	C 型肝炎	○		
	サイトメガロウイルス感染症		○	
	EB ウイルス感染症		○	
	ヒトヘルペス 8 感染症（HHV8）		○	
	伝染性軟属腫			○
	HTLV-1 感染症（※）	○		
真菌感染症	陰股部白癬症			○
	カンジダ症			○
原虫感染症	トリコモナス症			○
	赤痢アメーバ症			○
虫によるもの	疥癬			○
	ケジラミ			○
その他				

A：精液および腟液を介して伝搬する感染症
B：唾液を介して伝搬する感染症
C：局所の外傷や皮膚粘膜間の接触により伝搬する感染症
無印：性交渉全般
（※）母乳を介する感染が最も多い

第 5 章　大学生のための病気の知識

表2. エイズ診断のための指標疾患

A. 真菌症	1：カンジダ症（食道、気管、気管支、肺） 2：クリプトコッカス症（肺以外） 3：コクシジオイデス症 4：ヒストプラズマ症 5：ニューモシスチス肺炎（昔のカリニ肺炎）
B. 原虫症	6：トキソプラズマ症（生後1カ月以降） 7：クリプトスポリジウム症（1カ月以上続く下痢を伴ったもの） 8：イソスポラ症（1カ月以上続く下痢を伴ったもの）
C. 細菌感染症	9：化膿性細菌感染症（13歳未満で繰り返すもの） 10：サルモネラ菌血症（チフス菌以外で再発を繰り返すもの） 11：活動性結核（HIVによる免疫不全が明らかなもの） 12：非定型抗酸菌症
D. ウイルス感染症	13：サイトメガロウイルス感染症（生後1カ月以降） 14：単純ヘルペス感染症 15：進行性多巣性白質脳症
E. 腫瘍	16：カポジ肉腫 17：原発性脳リンパ腫 18：非ホジキンリンパ腫（大細胞型、バーキット型） 19：浸潤性子宮頸がん（HIVによる免疫不全が明らかなもの）
F. その他	20：反復性肺炎 21：リンパ性間質性肺炎／肺リンパ過形成 22：HIV脳症 23：HIV消耗性症候群

HIV感染症が明らかで、上記の指標疾患の1つ以上を認める場合にAIDSとする

4.HIV/AIDSの流行

　世界的には、2023年度の国連合同エイズ計画（UNAIDS）と世界保健機関（WHO）の報告によると、2022年末の時点で世界のHIV感染者総数は3,900万人、2022年の新規感染者数130万人、死亡者数63万人とされます。HIVが認知されて以来、約8,560万人が感染、約4,040万人が死亡しましたが、最近10年間はようやく減少傾向にあります。このうち、約70%の感染者はサハラ以南のアフリカ諸国に集中しています。続いて南・東南アジア、ラテンアメリカ、北米となっています。感染者の90%以上を占める発展途上国を中心に、今も毎日1,700〜1,800人がAIDSにて死亡しています。

　日本では、血液凝固因子製剤による感染を除いて、2022年末までに34,421件（HIV感染者23,863件、AIDS患者10,558件）の報告があり、最近10年間は毎年900〜1,500人前後の新規HIV/AIDSの報告があります。2022年にはHIV/AIDSは884件の新規例が報告されています。性別ではHIV感染者、AIDS患者のいずれにおいても男性が95%以上を占め、感染経路については、HIV感染者の70.1%、AIDS患者の50.4%が同性間性的接触と報告されています。男性同性間では、無防備な肛門性

交がリスク要因となっています。なお、報告例は、実際の感染者の一部であり、自らの感染を知らない人たちを含めると、感染者数はさらに多いものと思われます。

　また、2020 年初頭からの世界的な新型コロナ感染症（COVID-19）の大流行により、保健所や医療機関への受診控えが生じて、早期発見・早期治療の機会を逸し、見かけ上の感染報告数の減少や重症化症例の増加が懸念されています。

5.HIV はどのようにして感染するの？

　通常の日常生活では、HIV は感染しません。共に鍋を囲んで食事をしたり、温泉などの共同浴場を使用したり、握手や社交的なレベルの接吻などでは感染しません。従って、学校や職場での共同生活は全く問題がないのです。偏見視や差別を発生させないように正しい知識を持つことが重要です。

6.HIV/AIDS は不治の病？治療はできるの？

　HIV/AIDS は、不治の病と思われてきましたが、現在は薬物療法が進歩し、ほかの慢性疾患同様に長期にわたりコントロールができるようになりました。コントロールができるということは、健康人と同じように仕事をし、生活できるということです。良好にコントロールできている HIV 感染者の寿命は、ほぼ健常人に近いものとなっています。実際の治療は、HIV そのものを抑制する強力な抗 HIV 療法（cART）と、先に述べ

HIV の感染のリスクが高い行為

①性的接触
1) 感染している人とのコンドームを使用しない膣性交、肛門性交。
2) 感染している人の粘膜や傷口への濃厚な接触（オーラルセックス、リミングなど）。
出血を伴う性交渉は特に危険です。
②母子感染
1) 経胎盤感染（妊娠中の感染）
2) 産道感染（出産時の感染）
3) 母乳感染（授乳時の感染）
などがあります。事前に母体が感染していることがわかれば、胎児に感染させないようにする対策は可能です。
③血液による感染
感染している人の血液を輸血したり、注射器の使い回しや、麻薬・覚せい剤の常習なども血液による感染を生じます。血液の付着がありうる、かみそり・歯ブラシの共用も危険です。

た AIDS 期に発症する各種日和見感染症や悪性リンパ腫に対する治療に分かれます。

　HIV が無症候期に判明すれば、日和見感染などに罹患しないうちに cART を開始することができ、比較的速やかに HIV ウイルス量を抑制、CD4 リンパ球の低下も防ぐことができます。数年前までは、服用する薬剤量が非常に多かったり、副作用が強かったりして、cART の継続が困難な場合も少なくなかったのですが、最近では、薬剤量も減少、副作用も軽減でき、1 日 1 回 1 錠での治療も可能となり、さらに 2022 年からは 1 ～ 2 ヶ月に 1 回の注射製剤による治療も導入されました。むしろ、無症状かつ治療が容易であるがゆえに、服薬が不規則になったりすることが問題です。不規則な服薬は、ウイルスの薬剤耐性（薬が効かなくなること）を招きますので、cART を開始する際には十分な注意が必要です。

　HIV/AIDS の経過観察中には、定期的な採血により CD4 リンパ球（免疫能）と血漿 HIV-RNA 量（ウイルス量）をチェッ

クする必要があります。コントロール良好状態とは、安定したCD4リンパ球数が維持でき、ウイルス量が検査機械の測定限界未満に抑制できている状態です。通常は、HIV-RNA量が測定限界未満になれば、必然的にCD4リンパ球が維持できるようになります。現時点では、このcARTは、生涯にわたり継続する必要があります。従って、一生、完璧に治療を継続するためには、「自らHIVの増殖を制御」して、HIVとうまく付き合う「強い意志」が必要です。尚、cARTによりHIVウイルス量を十分に抑制できると他人への感染率も激減します。自分自身のためにも、他人のためにもHIVは早期発見が重要です。

7.HIV感染をいかに予防する？

　HIVのみならず、あらゆるSTIを予防する方法は、性交渉を持たないことです。あるいは、男女が生涯を通じて特定のパートナー1人のみとの性交渉を持つだけならば、STIは生じないことになります。実際は、性交渉がある限りはSTIのリスクは常に生じることになります。リスクを極力軽減する方法は、コンドームの着用です。ここで重要なことは、避妊を目的としているための使用とは異なる点にあります。すなわち、粘膜と粘膜あるいは体液の接触を完全に遮断することが必要なので、いわゆる避妊フィルムやピルなどではSTIの予防はできないのです。コンドームは、行為の最初から最後まで着用することが必要です。
　もう一点重要なことは、パートナーに対してコンドームの使用なしの性交渉に対して「ノー（No !）」と言う勇気を持つことです。どんなに誠実・まじめそうに見える相手であっても、その人が過去に交渉をもった人が感染していたかもしれません。絶対に大丈夫ということはないのです。一時期流行った言葉に「あなたは、元カレの元カノを知っていますか？」というのがありましたが、これこそがHIV感染の怖さを表現していると思います。目の前のパートナーだけでは判断できないのです。感染が多くの人を通して伝播するわけですが、怖いのはその人たちが、無症状であるがゆえに自らの感染に気付いていないことです。あなたのパートナーも本人が知らないだけで、実は感染者かもしれないのです。それだからこそ、コンドームは必須アイテムなのです。なお、コンドームは破損しやすいので、男性のズボンの後ろポケットでの携帯は避けましょう。
　上記のことが理解できますと、いわゆる風俗などで安価なセックスを求めることが、いかに危険なものであるか推測できると思います。

8.HIV以外のSTIについて

　表1に示したような感染症があります。古典的性病は、梅毒（ばいどく）、淋菌（りんきん）感染症（淋病）、軟性下疳（なんせいげかん）、鼠経（そけい）リンパ肉芽腫の4つとされてきて、いずれも性器およびその周辺に病変を認めますが、近年まん延するSTIは、HIV感染症もそうですが、性器病変が全く見られないものも多くあります。
①性器クラミジア感染症
　STIのうちで最も感染の頻度が高い

ものです。未成年女子における無症候の罹患率が高くなっています。セックスやオーラルセックスで感染、1～3週間の潜伏期間の後、男性では排尿痛や膿の混じった尿、時に咽頭炎などが見られます。女性は帯下（おりもの）が増加する程度で、症状が現れにくいですが、子宮頸管炎や卵管炎などを起こし、不妊症の原因にもなります。

② 淋菌感染症

　セックスやオーラルセックスで感染、1日～2週間の潜伏期間の後、男性では排尿痛や膿の混じった尿、咽頭炎、結膜炎などが見られます。女性はクラミジア同様に、無症状が多いですが、子宮頸管炎や子宮付属器炎、咽頭炎、結膜炎なども見られます。不規則な服薬による薬剤耐性（薬が効かない）の淋菌感染症が増加しています。

③ 性器ヘルペスウイルス感染症

　セックスやオーラルセックスで性器や口唇に感染、2～10日の潜伏期間の後、陰部に水疱、潰瘍ができ、痛み、時に発熱を伴うことがあります。

④ 梅毒

　2011年以降、爆発的な増加傾向（17倍以上）にあり、男性同性愛者や若年女性に多いことが注目されています。感染初期は、梅毒トレポネーマという病原菌の侵入局所（性器）に無痛性硬結が生じます。その後、全身に散布され発疹などの多彩な症状を呈します。未治療ですと数年後に重篤な合併症（心血管梅毒など）を呈することもありますが、現在は稀です。早期の治療により完治が可能です

が、再感染を繰り返すことも多いです。

　いずれのSTIも、感染を疑ったら早期に医療機関を受診することが必要です。また、1つのSTIを認めたら、ほかのSTIの存在も疑う必要があります。HIV感染症には、多くのSTIを併発している場合が多いです（特にB型肝炎と梅毒）。何らかのSTIにて性器などに傷や潰瘍があると、HIVを含むほかのSTIへの感染率は高まります。STIの予防は、HIVの項にて説明したとおりで、危険なセックスを避けることと、コンドームの確実な使用です。尖圭コンジローマなどでは、コンドームに覆われていない皮膚に感染することもあるので要注意です。

9. おわりに

　セックスとSTIについて正しい知識を持ちましょう。「この人に限って……」は成立しません。性犯罪被害を除けばSTIは自己責任です。悩んだら、速やかに医療機関に相談しましょう。

（岐阜大学・松波総合病院　鶴見寿）

＜もっと知りたい人のための本・URL＞
・安元慎一郎（編）：STD性感染症アトラス, 秀潤社, 2008
・今村顕史：HIV感染症, 診療マネジメント, 医療ジャーナル社, 2013
・診療に役立つ学べる感染症 -カラーイラストレイティッド-, 診断と治療社, 2012
・国立国際医療センター戸山病院 エイズ治療・研究開発センター：http://www.acc.go.jp
・抗HIV治療ガイドライン2023年3月：https://www.haart-support.jp/guideline.htm

第5章　大学生のための病気の知識

第16節　月経のトラブル・妊孕力

1. 性周期

●人間も自然の一部であり、リズムがあります

　約2,200年前の中国の東洋医学の古典には、女性には7年ごとの、男性には8年ごとの体の節目があると書かれていますが、現代でも初経・閉経の年齢をはじめ、大差ありません（図1）。自然界の四季などと同じように人間の体にもリズムがあります。この大いなる自然のリズムを大切にして生きていくことが健康の基本であると、東洋医学ではまず教えています。人生の四季を悔いなく謳歌してください。

図1 女性の七紀（黄帝内経 素問）

7 歳	腎気が活発になり永久歯が生え、髪がのびる。
14 歳	腎気が成熟し、月経が始まり、妊娠する能力が備わる。
21 歳	腎気が体のすみずみまで行き渡る。
28 歳	髪も豊かで、体の最も強壮な時期である。
35 歳	顔がやつれ始める。
42 歳	顔にしわがより、白髪が目立ち始める。
49 歳	月経が止まり、子どもを生むことができなくなる。

※腎気：生まれ持っての生命力や生殖器系のエネルギー

1）女性の性周期は精巧緻密（図2）
●基礎体温を測定しましょう！

　基礎体温は、必要最低限のエネルギーしか使っていないときの体温のことで、朝目覚めてすぐ、布団から出る前に、舌の下で測ります。

　基礎体温を測定したことがない女性は、薬局またはインターネットで婦人体温計を購入し、記録を始めましょう。心身の健康を守る第一歩です。低温相とそれより0.3〜0.5℃高い高温相とが交互にやってきて、体温が下がると月経が発来します。己の意志と関係なくリズムを刻んでいる自分の体の自然を知り、きっと感動を覚えることでしょう。

　男性の皆さん、人ごとと思わずに、将来のあるいは現在の大切なパートナーのため、この大人の必須知識に関心を持ちましょう。

図2. 精巧な女性の性周期のシステム

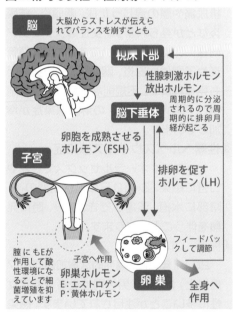

●性周期は大変システマティック

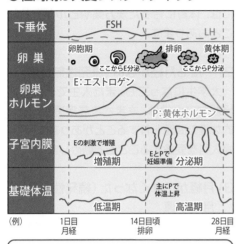

こんなに複雑なホルモン調節のしくみを持つのが女性の体。ホルモンを作るにも運ぶにも血流が重要。血流を良くすることは大切です。

2）月経に伴うさまざまな心身の変化

●気付きがいっぱい！基礎体温表とセルフモニタリング

　月経の時に、腹痛などのためにブルーになる人もいるでしょう。月経前にも体や心や行動の変化が図3のように、大なり小なりあることでしょう。これも多くは女性ホルモン（主に卵巣から分泌）に端を発するものです。

「私は落ち込みやすいの」

「乳房が痛いけれど何か悪い病気かしら」

そこで基礎体温表にこうした症状も記録しておくと…、毎月、周期的にあるこの現象は月経前の症状であると気付けることがあります。これでもう安心、考え過ぎる必要はありません。

図3. 始めてみましょう！　基礎体温表とセルフモニタリング

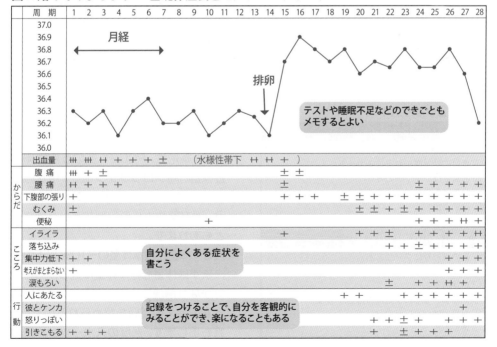

第5章　大学生のための病気の知識

こうした体の声に鈍感な生活を続けることも好ましくありません。心身の状況を知り、それに応じた望ましい食事、睡眠、運動、気晴らし、休養など、病に至る前に養生を心掛けましょう。

2. 月経の異常と女性特有の疾患

1) 月経時の痛みがつらい（月経困難症）

多くの未妊の女性の月経痛は1～2日目にみられ、そのときに鎮痛剤を時々服用する程度のことは、特に心配する必要はないでしょう。また、それより痛みの程度や期間が増す女性でも、**図4**のAまたはBにチェックが2つ以上ある場合は、まず、生活習慣を改善するだけで、痛みは和らぎ、鎮痛剤の必要量もかなり減ることがあります。

すなわち、温かい食事、暖かい衣服、入浴は浴槽に浸かる、適度な運動が大切です。

生活習慣を整えても痛みが強い場合は、婦人科を受診しましょう。子宮内膜症など

図4. 冷えと瘀血（微小な血行の不良）のチェックリスト

A: 冷え
□ 朝食を抜くことが多い
□ 素足にサンダルやミニスカート
□ お風呂はシャワーのみ
□ 冷たいものをよく摂取する
□ 運動不足
□ 手足が冷たい

B: 瘀血（微小な血行の不良）
□ 目のまわりにクマがある
□ 便秘
□ 痔がある
□ 知らないうちに手足に青あざがある
□ お風呂はシャワーのみ
□ 運動不足

の疾患が疑われることもあります。月経痛には、体質に合った漢方薬やピルが有効なこともあります。

2) 一度も月経がない（原発性無月経）

大学生になっても、まだ人生で一度も月経がない女性は、さまざまな疾患や、先天的な性の問題を有することがありますので、婦人科を受診することをお勧めします。

3) 月経がこなくなった（続発性無月経） 月経不順

月経が順調であったのに妊娠ではなくて、3カ月も月経がない、月経が不規則、周期が24日以下、または39日以上、こうした人たちも、自分の問題点を見つけ、解決する必要があります。まず、基礎体温をつけましょう。2カ月ほど記録し、婦人科受診時に持参するとよいです。

①体重が標準体重±10%以内である人（図5）

冷えや血行不良の傾向（**図4**）、またはストレスが原因であることが多いので、まずは、これらを生活の中で正します。それでも月経が改善しない場合は、ホルモン分泌異常をきたす病態が考えられるので（薬剤性、PCOS：多のう胞性卵巣症候群、高プロラクチン血症、甲状腺機能の異常など）、婦人科を受診しましょう。漢方薬やホルモン剤などが有効なこともあります。

②痩せ：体重が標準体重の−10%以下の人

まずは体重を標準体重に近づけることでかなり解決するでしょう。痩せているとAの冷えの問題も認められるので、これも正します。過度のスポーツが原因の

こともあります。婦人科にも相談してください。体重を少しでも増やすことが怖い人や、体重が標準体重の－20％以下の人は、心理的問題（摂食障害など）もあると思われますので、心療内科や精神科の受診もお勧めします。

③肥満傾向の人

少しでも標準体重に近づけ、Bの血行の不良もあるなら正します。それでも月経が改善しない場合、PCOSなどのホルモン異常の場合がありますので、婦人科を受診してください。

図5.標準体重（平田法：厚労省研究班採用）

身長 >160cm	（身長－100）× 0.9（kg）
150〜160cm	（身長－150）× 0.4+50（kg）
<150cm	身長－100（kg）

<例>

	標準体重	± 10％	－ 20％
160cm	54kg	48.6〜59.4kg	43.2kg
155cm	52kg	46.8〜57.2kg	41.6kg
150cm	50kg	45.0〜55.0kg	40kg

標準体重の20％以下が3カ月続くと神経性食欲不振症の診断基準を満たしますが、この時、多くは無月経になるか月経不順になります。

4) PMS（月経前緊張症）

月経前には、卵巣から分泌される黄体ホルモンの影響などもあり、図3に示したような体・心・行動の変化は約50％の女性に見られるといわれます。精神症状が強く、社会生活が困難な状態はPMDD（月経前不快気分障害）と診断されます。体質、性格、環境、心理的ストレスとも関係します。月経が始まると1〜2日で急速に改善します。

生活の改善（糖分を減らす、規則正しい食事、早寝早起き、十分日光を浴びる、運動、ストレッチ、ヨガなど）が大切です。それでも改善しない場合は、薬剤（漢方薬、安定剤、抗うつ剤、ピル）で改善の可能性がありますので、婦人科や女性外来を受診してください。

5) 女性の腫瘍性疾患と検診

近年20〜40歳代で増加傾向の子宮頸がんは、HPV（ヒトパピローマウイルス）感染が原因であり、ワクチン接種が可能となりました。後記HP（P.200）の資料を必ず確認しましょう。乳がんは現在日本の女性が罹患するがんのトップですが、欧米化した食生活との関わりが指摘されています。いずれも、定期的な検診（乳がんの場合は自己検診も併用）による早期発見が奏効しますので、20歳代から自覚して、検診を受けましょう。

3. 性交と避妊

1) 性交

東洋医学では、性交は陰陽のエネルギー（気）の尊い交わりとされています。人は愛し愛されるために生まれてきました。人生の中で生まれてきた幸せを享受する、愛に満ちた時を持つ権利は、すべての生けるものにあります。しかし、この幸福は、相手の意志を軽視した一方的欲望、力による支配や無知などから崩れることがあります。たった一度でも性交を行うことは、すぐさま望まぬ妊娠や性感染症のリスクを負うこ

第5章　大学生のための病気の知識

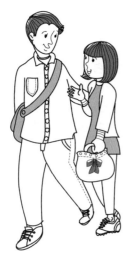

とになります。さらに、相手や自分の心にも傷を負わせるリスクもあります。今、大学生のあなたが性交を選択することは、どういう責任を引き受けることになるのか、いま一度考えてみてください。

2) 避妊

その上で、性交は、今の私たちには大切なことであると選択したならば、避妊は、免許証ともいえる必須知識であり実践すべき行動です。1回でも怠ると、妊娠の可能性は高いものとなります。

まず、膣外射精は避妊ではありません。失敗率は高く、女性の立場は不安定なものとなり、真の満足は望めないことでしょう。

コンドームは、性感染症予防のためには、唯一の方法です。性交前に正しく装着し、射精後はすぐに外す必要があります。この使い方を守らない場合や、保管が悪く傷がついていたり、破れることなどにより、失敗があり得ます。正しい使用で90%以上の避妊効果はあります。

ピル（経口避妊薬）は毎日確実に内服すれば、99%の避妊効果を期待できますが、性感染症の予防効果はありませんので、コンドーム法との併用がすすめられます。女性ホルモンの合剤で、排卵を抑制し、子宮においても精子を入りにくく、また着床をしにくくもします。現在、世界中で約1億人が使用しているといわれています。乳がん・子宮がん・高血圧・糖尿病・血栓症などのリスクのある人は使えず、喫煙者も血栓症のリスクが高くなります。婦人科を受診して処方してもらうものなので、よく相談してください。内服を中止すれば排卵は3カ月以内に再開します。1カ月の薬代は3,000円程度です。

基礎体温表で妊娠の可能性の高い時を知り、その時期を避ける方法は、それだけでは失敗率が高いので、コンドーム法と組み合わせる必要があります（妊娠しやすい時期は、性交自体をしない）。

緊急避妊法は、あくまで緊急的手段です。レイプやコンドームの破裂などの予期せぬ事態が発生した時、性交の72時間以内に、専用の女性ホルモン剤を内服する（婦人科で処方）ことで、排卵や着床を防ぐことができます。妊娠阻止率90%で、費用は自費負担です。望まぬ妊娠を阻止することは重要です。

4. 妊娠

1) 妊娠の成立

性周期の図にあるように、卵巣の中で十分に育った卵子が排卵され、卵管に吸い込まれて、中で生きているのは24時間以内。このときにタイミングよく精子と出合い受精すると、受精卵になって、妊娠に向けてスタートします（図6）。

大学生のあなたやあなたの彼女が、妊娠と診断されたならば、心から「妊娠おめでとう」と、私は言うでしょう。

命を宿すことは、何物にも代えがたい祝

第5章

大学生のための病気の知識

図6. 妊娠の成立と基礎体温表

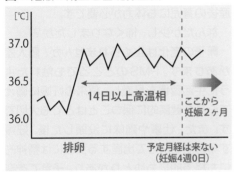

月経が遅れて高温相が2週間以上続くなら妊娠。この最初の妊娠4〜8週が、薬剤・放射線・ウイルス感染などの胎児への影響が最も高い時。基礎体温をつけていれば妊娠を早く確認できます。

福です。しかし、あなた方は言うかもしれません。「まだ早い、私にはやりたいことがある」「まだ早い、経済的に今は難しい」と。

20歳代前半は人工妊娠中絶数が全年代で最も多いという現実を、どう感じますか？

2) 人工妊娠中絶

母体保護法のもと、①妊娠の継続や分娩が、身体的もしくは経済的理由で、母体の健康を著しく害する恐れがある場合、②暴行もしくは脅迫により抵抗できずに妊娠した場合に、人工妊娠中絶は許可されます。原則、パートナーの同意書が必要です。心を決めた時や迷っている時、早めに母体保護法指定医の産婦人科医を受診して下さい。妊娠12週以降は、入院期間も長く、費用も高く、死産届けの提出の義務も生じます。妊娠22週以降は中絶手術そのものが許可されません。

意思決定のプロセスや、術後の心身のケ

アは大変重要です。よく考え、話し合い、相談していくことが大切です。

いったん妊娠してしまうと、中絶手術をしても、その女性にとって妊娠がなかったことにはなりません。人生の色が変わってしまいます。自己管理をして、意思決定のできる自立した女性になりましょう。

3) 適齢期

いまや、40代の新米ママも珍しくありません。「子供はいつでも産めるから、後回しでOK」と考えていませんか？でも「女性が妊娠するのに適した年齢」があります。20〜30代前半までが妊娠適齢期です。

女性は生まれたときには卵巣に約200万個もの卵子を持っています。ですが、**図7**のように、成長するにつれて卵子の数はどんどん減って、初経を迎えるころには20〜30万個位になってしまいます。その後年齢を重ねるごとに卵子の数は減り、老化するので、妊娠できる能力は低下します。この妊娠できる能力のことを妊孕力、または妊孕性と言います。

図7. 年齢による残存卵子数の変化

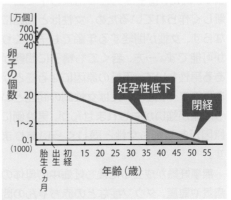

月経がある間は排卵があるので妊娠できると考えている人が少なくないようですが、現実には閉経の10年程前から妊娠は難しく、40歳を過ぎると妊娠率は極端に低下し、逆に流産率が著しく上昇します（図8）。子宮筋腫などの婦人科の病気も増加します。総合的に判断すると適齢期は35歳前後までです。不妊治療をする場合も、卵子の質が重要なのは同様で、年齢とともに成功率は下がります。

図8. 加齢（卵巣機能低下）と妊孕性

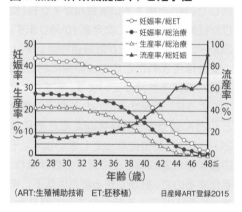

（ART:生殖補助技術　ET:胚移植）　　日産婦ART登録2015

男性も年齢を重ねるごとに、精子の数が減ったり、運動能力が落ちたり、質が落ちます。ただ、精子は男性の精巣の中で日々新しく作られているため、女性ほど問題にならず、女性が閉経する年齢でも子づくりが可能です。一方、若くても精子に問題がある男性もいて、不妊の原因になることがあります。不妊といえば女性側の問題という印象が強いかもしれませんが、男性側に原因がある例も女性と同じくらいあります。

無事妊娠が成立した後も妊娠中の母体の病気や難産、ダウン症などの赤ちゃんの問題も年齢と共に発生しやすくなります。出産後の育児にも体力が必要です。

なんだか少し、怖くなりましたか？

卵子の老化は止められませんが、個人差があります。PMSのところでも触れたように生活習慣を見直し、将来の妊娠に備えて心身を健康的に保つことはとても大切です。また、仕事や趣味に没頭した後、妊娠する時期を決めて出産する女性には精神的にも経済的にもゆとりがあり、子育てを楽しんでいる人が多いようです。適齢期を過ぎて妊娠した場合も自信を持って！しっかり自己管理をして乗り切りましょう。

妊娠は、さまざまなメッセージをもたらしてくれます。真剣に人生に向き合わせてくれます。ひとりで生きているわけではないことに気が付くでしょう。妊娠・出産の主役は女性ですが、特に出産後はパートナーの協力が必要です。さまざまな他者とも関わり、お世話になることになります。大学によっては、構内にある保育所に、学生も子どもを預けられる場合があります。

妊娠適齢期は勉強も仕事も頑張りどき、まさに人生の盛夏です。将来の夢をしっかり描き、今という時を大切に楽しく過ごしてください。

（岐阜大学　杉山三知代）

<もっと知りたい人のための本・URL>
・吉川景都・宋美玄（監）：踊る産科女医, 小学館, 2011 （コミック）
・日本産科婦人科学会HP：子宮頸がんとHPVワクチンに関する正しい理解のために「子宮頸がんとHPVワクチン」
http://www.jsog.or.jp/

第17節　性の悩み
（同性愛、性同一性障害などについて）

　皆さんは「LGBT」、「性同一性障害」といった言葉を耳にしたことがあるでしょうか。もしかしたら、ニュース番組やドラマなどを通して、既に知っている人もあるかもしれませんが、あらためて説明すると、「LGBT」とはレズビアン（女性同性愛者・Lesbian）、ゲイ（男性同性愛者・Gay）、バイセクシュアル（両性愛者・Bisexual）、トランスジェンダー（性別越境者・Transgender）の頭文字をとったもので、性的マイノリティ（少数者）と呼ばれることもあります。「性同一性障害」はその中のトランスジェンダーに含まれ、身体的性別（sex）と心理社会的性別（gender）の不一致を意味し、具体的には男性として生まれたのに、心は女性であり、女性として生きていきたいと願う、あるいは逆に女性として生まれたのに男性として生きていきたいと願うようなケースが該当します。

　こうしたLGBTに該当する人は周囲に公表していないだけで、実際はわれわれの思っている以上に多くいると考えられており、国内の大学生944名の調査（2016, 生田）では男性同性愛者0.5％、女性同性愛者2.7％、両性愛者（男女合計）5.3％、トランスジェンダー（男女合計）1.4％という結果でした。また、近年では欧米を中心に性的マイノリティの理解、権利擁護が進んできており、同性愛、両性愛に関しては個人の性指向の問題であり、精神疾患としてはとらえられておらず、性同一性障害に関しても、最新の診断基準（DSM-5）では「障害」という言葉を用いず、性別違和（Gender Dysphoria）という診断名に変更されています。

　法制度に関しても、2004年7月には性同一性障害者の性別の取り扱いの特例に関する法律が施行され、一定の条件を満たせば戸籍上の性別変更が可能となり、これまでに10,000名をこえる人たちが性別変更を行っており、その数は年々増加してきています。

Q&A

Q1：LGBTや性同一性障害になるのは親の育て方の問題でしょうか？
　A：いいえ、育て方の問題ではありません。同性愛、両性愛については世界中の多くの文化圏で古くから認められる普遍的なものですし、性同一性障害の原因についてはまだ完全には解明されていないものの、近年では胎児期の性分化における問題など、生来の生物学的要因が関わっているという意見もあり、親や本人が責任を感じる必要はありません。

Q2：LGBTや性同一性障害について周囲に知られると不利益をこうむるおそれがあるので隠したほうが良いですか？
　A：周囲に告白するかどうかは本人にゆだねられており、伝えても伝えなくても自由です。残念ながら、いまだに世界の国の中には、性的マイノリティであること自体が法律に触れる国もありますし、わが国でも偏見が完全にないとは言えませんが、近年は少しずつ理解が進んできており、性的マイノリティであることを公表

第5章　大学生のための病気の知識

して議員に当選したり、大企業で活躍する人、公務員や教職、医師・弁護士といった専門職などに就いている人も多くいますので安心してください。なお、海外では首相を務めたり、大企業のCEOや著名な俳優、アーティスト、スポーツ選手など、多彩な分野で性的マイノリティの人がその個性を生かして活躍しています。

活躍している性的マイノリティ

● エリオ・ディルポ
　（2011-2014年　ベルギー首相）
● ヨハンナ・シグルザルドッティル
　（2009-2013年　アイスランド首相）
● ティム・クック
　（アップルコンピュータCEO）
● イアン・ソープ
　（オリンピック競泳金メダリスト）
● ジョディ・フォスター
　（女優）
● エルトン・ジョン
　（音楽家）

Q3：性同一性障害の診療はどんな流れで行われますか？

A：現在、わが国では日本精神神経学会の定めたガイドラインに沿って治療を行うのが標準的であり、具体的には、まず専門の精神科医の診察を受け、社会的な利益のために症状を偽っていたり、統合失調症など他の精神疾患に影響された言動ではないこと、他の精神、身体疾患の合併の

有無について鑑別した上で、一年以上の時間をかけてカウンセリングを行います。そして、性同一性障害の診断に該当し、本人の治療の意思が固まっていることを確認したところで、二人目の精神科医の診察を受けてもらい、診断が一致した場合に、内科医、泌尿器科、産婦人科医や倫理学者など多領域にわたるメンバーで構成される治療チームで検討会議を行い、診断の是非や今後の治療方針について話し合うという手順になります。なお、岐阜大学でも年2回、検討会議を開いています。

検討会議で診断の確定と治療の承認が下った後で行うことのできる身体的治療としては性ホルモン治療と性別適合手術があります。性ホルモン治療はその名の通り、男性ホルモン、あるいは女性ホルモンを投与することで、2、3週に一回程度の間隔で注射薬を投与する方法が広く行われています。性ホルモンの投与によって自分の望む性別に身体を近づけることができます。ただ、ホルモン剤には肝機能障害や多血症、血栓症などの副作用もありますので、きちんと医療機関で検査を確認しながら使用することが大切です。あと、性別適合手術といって、乳房除去手術や豊胸手術といった乳腺の手術や、精巣、子宮・卵巣といった内性器の除去手術、外性器の除去、形成手術を受ける患者さんもおられます。手術は国内だけでなく、国外でも行われてい

ます。なお、性別適合手術については2018年から医療保険が適応されたものの、まだ国内の一部の医療機関でしか行えず、ホルモン治療を受けたことのない人しか適応にならないため、対象は限定されますし、ホルモン治療については自費診療となります。

そして、現在ではこうした治療を順番に進めていき、すべての条件を満たせば、家庭裁判所に専門医の診断書を提出することで法的に戸籍上の性別を変更することも可能となっています。私もこれまでに多くの戸籍変更に携わっておりますが、戸籍を変更することで改めて新しい人生を始めることができたと感謝されることも多いですし、中には自分の望む性別として正式にパートナーと結婚された方もおられます。

Q4：名前を変えたり、同性同士で結婚したりすることはできますか？

A：改名に関しては比較的、制限が緩やかで、専門医の診断書があれば、性同一性障害を理由に家庭裁判所で改名が可能であり、多くの人が自分の思う性別にふさわしい名前に改名しています。結婚については、日本では現在、同性婚は認められておらず、同性同士の結婚は法的にできません。性同一性障害の場合は戸籍の変更まで行えば可能ですが、戸籍の変更をしていない場合は、たとえ心は男性であったとしても戸籍上の女性は女性のパートナーと結婚することは認められていません。ただ、同性のカップルにパートナーである証明書を発行する試みを始めた自治体も出てきており、今後の進展が期待される分野です。なお、世界では2001年のオランダを皮切りに同性婚を認める国が増えており、サミットの主要7か国でも日本・イタリア以外の5か国で認められています。

Q5：身近な人に性の悩みを相談されたらどのように対応したらよいでしょうか。また参考になる情報源はありますか？

A：まずは「話してくれてありがとう」と相談してくれたことをねぎらい、最後までゆっくりと話を聞いてあげましょう。こうしたプライベートなことを相談するのは大変勇気のいることで、きっと相手もあなたのことを信頼しているのだと思います。告白する人も、告白をされるくらい信頼されているあなたもとても立派です。その関係を今後も大切にしていってください。話を聞いたうえで、わからない部分は後述の専門家に尋ねてみるのも良いでしょう。ただ、一点注意したいのは、本人の意向を確認せずに、聞いたことを他の人に伝えてしまうことで、これは「アウティング」と呼ばれ、重大なルール違反になります。相手の信頼を裏切ることになるのはもちろん、法的訴訟に発展することもありますし、

第5章　大学生のための病気の知識

過去には相手が自殺してしまった事例もあり、絶対にやめましょう。

参考となる信頼できる情報源としては世界的な性同一性障害の当事者団体である世界トランスジェンダー・ヘルス専門家協会（WPATH）の出している「トランスセクシュアル、トランスジェンダー、ジェンダーに非同調な人びとのためのケア基準（Standard of care）」が日本語に翻訳され、ネット上で読むことができます。「WPATH、SOC、日本語」などで検索してみてください。もちろん、私たちの病院に直接相談に来ていただければ専門医として精いっぱい、助言させていただきますし、学校の保健室に相談してみるのも良いでしょう。

その他、性同一性障害に関しては国内ではGID学会という学術団体や、一般社団法人日本性同一性障害と共に生きる人々の会（gid.jp）という当事者団体もありますので、そちらで相談してみることも可能と思います。同性愛・両性愛など、その他の性の悩みについても、同様に気軽に相談してもらえば良いですし、「性的マイノリティ」「当事者団体」などのキーワードでインターネット検索をして、近隣の支援団体にアクセスするのも良いでしょう。もちろんその際は、匿名で相談可能です。

Q6：性同一性障害の新しい治療について教えてください。

A：終わりに最近、新たに可能となった二次性徴抑制療法という治療についてご紹介します。これは二次性徴をきたす前の若年の性同一性障害の患者さんに対して、一時的に、二次性徴の進行を抑える注射を投与して、身体の変化を止めてやり、その間にカウンセリングや診断の確定を行い、改めて確定診断が下ったら性ホルモン治療に移行するという方法で、こうした場合、本人の望まない性別への体の変化、具体的には骨格の変形や声変わり、生理などを起こさずに、よりスムーズに望んでいる性別に近づけることができるという利点があります。こうした治療は二次性徴の始まる前でないと行えず、性同一性障害の患者さんの90％以上が中学生の時には症状の自覚があったという報告がありますので、思い当たる人がいれば、一人で悩まずに早めに相談するよう伝えてあげてください。

（各務原病院　天野雄平）

日本の医療制度

　「国はすべての生活面について社会福祉、社会保障及び公衆衛生の向上及び増進に努めなければならない」と憲法にあります。1950 年には社会保障制度審議会が「公衆衛生及び社会福祉の向上を図り、もってすべての国民が文化的成員たるに値する生活を営むことが出来るようにする」「疾病、負傷、分娩、疫病、死亡、老齢、失業、多子、その他困窮の原因に対し、保険的方法または直接公の負担において経済保障の途を講じ、生活困窮に陥った者に対しては、国家秩序によって最低限度の生活を保障する」と勧告し、今日に至るわが国の社会保障制度が整えられてきました（**表 1**）。ここでは、日本の医療制度を中心にお話しします。

表 1. 日本の社会保障制度

1. **所得保障**
   社会保険(年金保険、雇用保険、労働者災害保険)
   公的扶助(生活保護、社会手当)
   児童手当
2. **医療保障**
   医療保険(健康保険、共済組合、国民健康保険)
   老人保健
   医療扶助(生活保護法)
3. **公費負担（各種法律・予算に基づく医療負担）**
   公衆衛生
   一般保健サービス(健康増進、疾病別保健対策)
   医療供給(医薬品、医療供給体制)
   生活環境対策
   環境保全(自然環境保全、水質・大気汚染等防止)
   学校保健(学齢期の保健、給食、学校安全)
   労働衛生(職業病、作業環境、労働衛生)
4. **社会福祉**
   社会福祉事業(生活保護、老人福祉、母子・寡婦福祉、児童福祉、心身障害者福祉、その他の福祉、など)

　日本に住む皆さんには、近くに医療機関がなくて困ったとか、治療費がびっくりする程高額なため支払えなかったなどという経験はほとんど無いと思います。病気になったら安心してすぐに治療を受けることのできる日本の医療制度は、非常に優れたシステムとして世界でも高く評価されています。例えば、The World Health Report 2000 では、世界保健機構（WHO）が評価した「健康達成度」において、日本は WHO 加盟国 191 カ国中、第 1 位にランキングされています。健康寿命※、平均寿命、乳児死亡率など、ほとんどの健康指標において、日本は世界のトップだからです。

※健康寿命：「健康上の問題で日常生活が制限されることなく生活できる期間」

1. 診療報酬の仕組み（医療の三役）

　病気や事故で医療が必要となることは突然やってきます。大きな手術や長期治療が必要な場合は高額になるかもしれません。この全額を患者さん自身が負担するとなると、家計を圧迫し、本当は治療が必要なのに病院へ行くことを断念してしまうかもしれません。いつ、どのくらいのお金が必要か分かりませんから、前もって用意しておくことも難しいものです。

　そこで、日本をはじめ多くの先進国では医療サービスを受ける患者さんに代わって医療機関に医療費を支払う「サービス費用支払者（保険者）」を設けています。患者さんを含む一般国民は「サービス需要者（被保険者）」で、病院や医院などの医療機関は「医療サービス提供者」と言い、これらを「医療の三役」とも言います（**図 1**）。支払者は、必

図1. 診療報酬の仕組み（医療の三役）

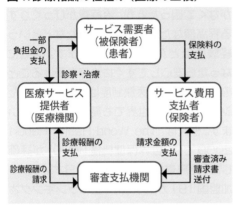

表2. 日本の医療保険制度の変遷

1938 年：国民健康保険法制定（市町村・職業を単位とする任意設立の保健組合）

1942 年：大政翼賛会主催「国民健康保険普及協力各種団体懇談会」「国民皆保険運動」

1943 年末：全国の市町村の95％の地域まで国民健康保険は普及（都市部を除くほぼ普及）

1948 年：市町村公営原則がとられる（任意設立・強制加入の制度）

1961 年：国民皆保険が完成（全市町村において国保が作られる）

要となる資金を調達し、需要者の代わりに提供者へ費用を支払います。日本は、全国民が職場や地域を通じて社会保険に全員が加入する公的医療保険が、支払者となっています。支払者は、国によって異なります。例えば、英国の支払い者は国で、その財源は税金です。この財源を確保するために税率が高く設定されています（消費税は20％以上など）。米国の支払者は民間保険会社で、その財源は加入者の支払いです。支払い能力がないと保険に加入できない人ができてしまいますし、提供者や需要者は保険会社の指定や制約を受けることもあります。

2. 日本の医療制度

　日本の医療制度には、「全ての国民に医療のサービス量とアクセスを公平に確保する」という理念が根幹にあります。これを達成するために、国は支払者を公的医療保険とし、全国民がそれに加入する国民皆保険制度を築き上げました（**表2**）。この制度により、全国民は費用の一部を支払うだけで医療サービスを受けることができます。国民の多くは3割の自己負担で医療サービスを受けることができ、残りの7割は各々が加入している保険者から支払われます。その主要な財源は保険加入者（被保険者）が保険者に納めている保険料です。尚、生活保護受給者や母子家庭、特定疾患患者には3割の自己負担を免除する社会保障制度もあります。

　日本の医療制度は、内外から高く評価されており、次のような5つの特徴があります。

①公平・平等性：内科・外科治療、処方薬、検査代などすべての医療サービスは、全国統一価格です。また、大病院と中小病院、公立病院と私立病院などの間で医療サービスの提供に差がありません。つまり、日本中の誰もが同じ価格で医療サービスを受けることができます。また、人々は収入レベルや健康リスクも違いますから、掛け金の徴収レートを変えて、全国民の恩恵が等しくなるようにされています。

第６章 日本の医療制度

②患者と医療者の自由：国民は誰でも医師や医療機関を自由に選べ、居住地域や加入保険の種類で制約を受けることはありません。保険証１枚で、いつでもどの医療機関にも受診できるのです（フリーアクセス）。一方、医師にも、科学的根拠に基づいた治療を自らの決断で行うことができるという自由が確保されています。

③質の高い医療の全国展開：政府は医療費や医療行為に関して制限を設定していないため、より良い治療法やより高度な治療法への進化がスムーズである特長があります。医療サービスに対する対価（診療報酬）は医療の結果に対してではなく、費やしたサービスに対して支払いがなされる（出来高制）ため、多くの小規模病院でも比較的高価な医療機器を購入しています。各県に医学部とその附属病院があり、地域医療を担う医師や医療専門職の養成や生涯教育を担い、どの県にも各種の専門医がそろっています。

④少ない自己負担：全国統一の価格の３割が自己負担ですが、３割でも高額になって支払えなくなるようなことがないように１カ月の自己負担限度額が定められています。とても高額な手術や薬が必要な場合でも、ある程度の自己負担でその疾患に対して最善の医療を選択できるのです。また、薬代も含めた外来診療費が入院費用に比べて実に安価に設定されています。従って、日本は先進国の中で外来受診率が最も高く、入院率は最も少ないという特長があります。

⑤安定性：1961年に「国民皆保険」が完成した後、60年以上、この制度は、安定的かつ信頼されて維持されてきました。

以上のような医療制度の特長は、世界のどの国も目指すべき目標ですから、世界標準の１つとして"日本型モデル"と称される程、高く評価されています。

3. 日本の医療制度の将来

世界に誇るべきわが国の医療制度ですが、今後の課題にも直面しています。わが国は世界で最も早く超高齢社会を迎えました。年齢と共に疾病のリスクは高くなりますから、医療費の支払いが大きくなることは容易に予測できます。しかし、わが国の経済は成熟期を迎えており、高度経済成長期のように医療費の増加分を経済成長で補填できる時代ではなくなりました。また、医療技術の進歩により、医療が高度に細分化されると、より多くの専門医や医療専門職と高度な先進治療薬を必要とし、高額な医療が増加します。このような医療費の増大に対して、さまざまな議論がなされています。

皆さんは、近い将来、保険料の支払者として間接的に日本の医療サービスを支える役割を担うことになります。日本の医療制度の優れた点を正しく理解すると同時に、大いに関心を持ってください。

（岐阜大学　山本眞由美）

<もっと知りたい人のためのURL>
・Health at a Glance 2021 OECD INDICATORS (OECD publishing)
　http://www.oecd.org/about/publishing/
・World Health Statistics 2021 (World Health Organization)
　reliefweb.int/report/world/
　world-health-statistics-2021-monitoring-health-sdgs

第6章

日本の医療制度

監修のことば ——————————————————

岐阜大学保健管理センター／山本眞由美

　本書は、「多様化する大学生の健康課題に応える質の高い保健パンフレットを届けたい」という保健管理担当職たちの強い想いで企画が始まりました。岐阜県下の高等教育機関が参加する岐阜県大学保健管理研究会が中心となって、「キャンパスライフの健康管理」という冊子を1998年に完成させました。その後、改訂を重ね、進化を続けてきました。大学生の皆さんが生涯に渡っての自己健康管理能力を身に付ける一助になることを期待しています。

大学生の健康ナビ
キャンパスライフの健康管理

2024年4月1日発行

企　　画　岐阜県大学保健管理研究会
監　　修　山本眞由美
発　　行　株式会社 岐阜新聞社
編集制作　岐阜新聞社 読者事業局　出版室
　　　　　〒500-8822 岐阜県岐阜市今沢町12
　　　　　岐阜新聞社別館4Ｆ
　　　　　TEL 058-264-1620（直通）
　　　　　FAX 058-264-8301（直通）
　　　　　shuppan@gifu-np.co.jp
制　　作　西濃印刷株式会社